MASSAGE
GANZ ENTSPANNT

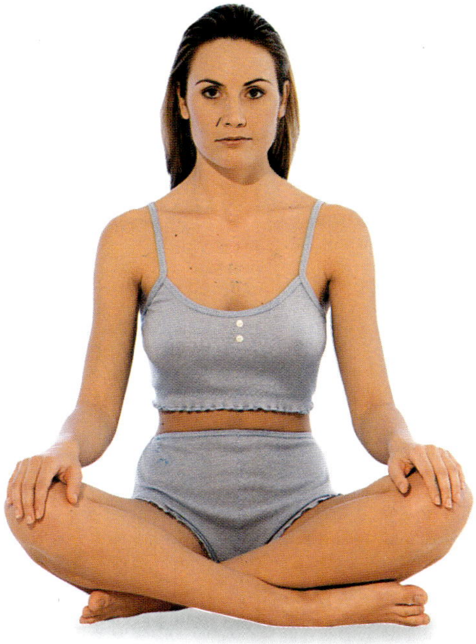

MARILYN ASLANI

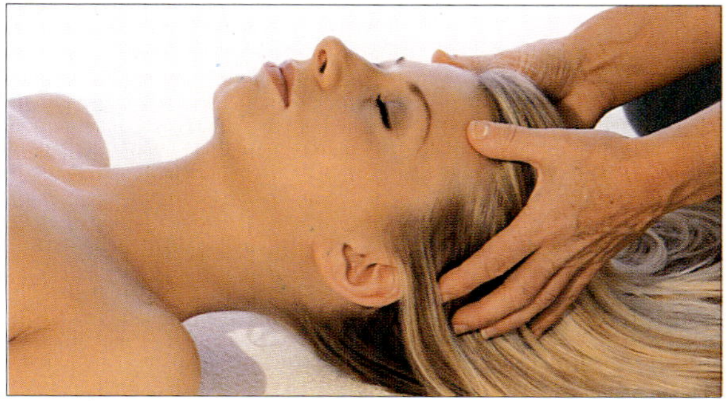

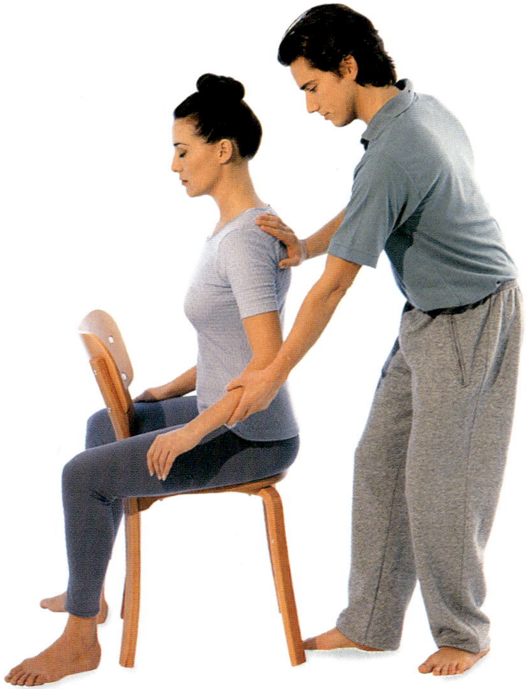

Aus dem Englischen von
Annemarie Döring

Oesch Verlag

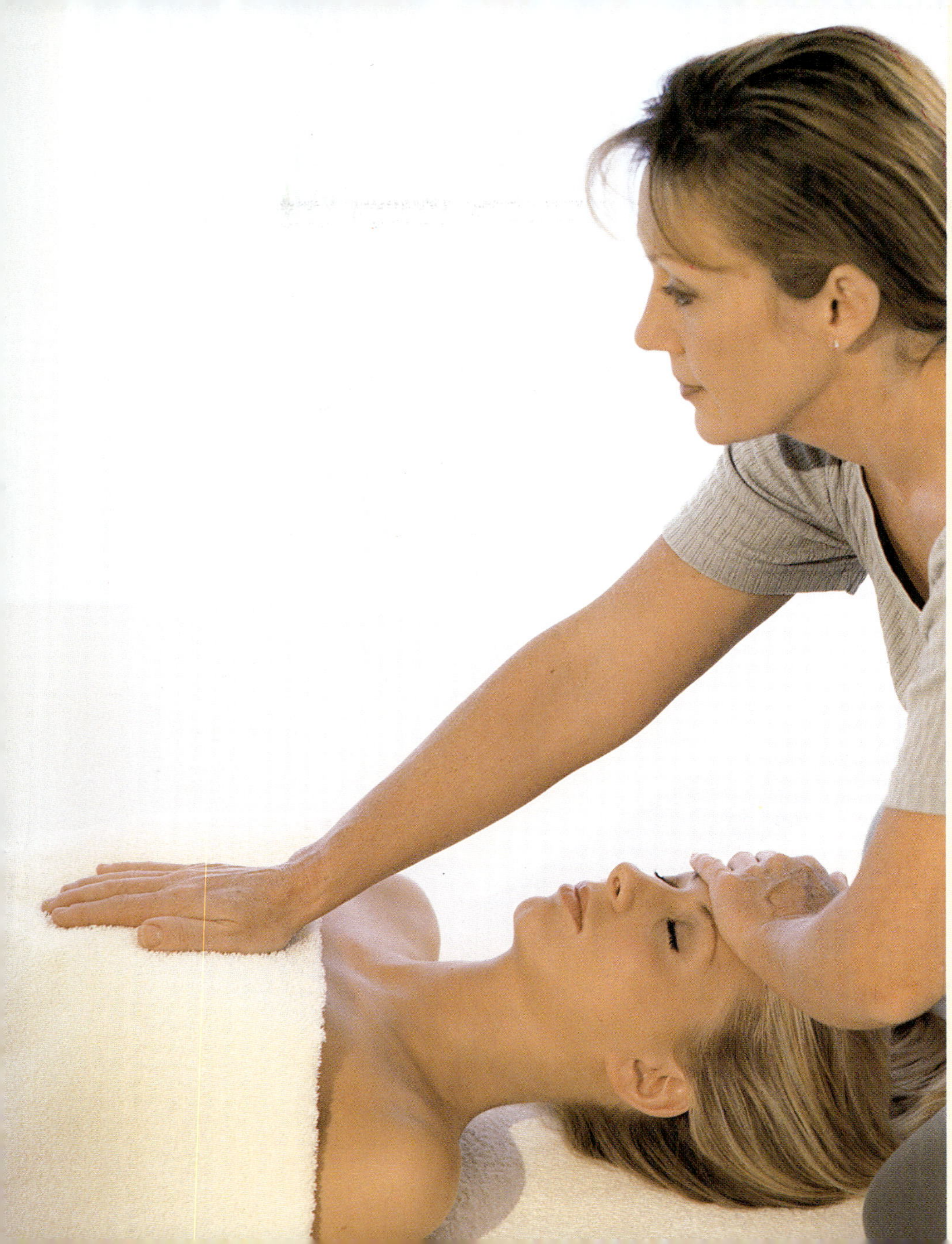

Die englische Originalausgabe erschien 2003
unter dem Titel *Healing Massage* bei
Carroll & Brown Ltd., 20 Lonsdale Road, Queen's Park, London NW6 6RD

Die Ratschläge in diesem Buch wurden von Autorin und Verlag sorgfältig erwogen und geprüft; dennoch kann eine Garantie nicht übernommen werden. Eine Haftung der Autorin bzw. des Verlags und seiner Beauftragten für Personen-, Sach- und Vermögensschäden ist ausgeschlossen.

1. Auflage Februar 2007

Druck und Bindung: Graphicom, Vicenza
Printed in Italy

ISBN 978-3-0350-3040-2

Gern senden wir Ihnen unser Verlagsverzeichnis:
Oesch Verlag, Jungholzstraße 28, 8050 Zürich
E-Mail: info@oeschverlag.ch
Telefax 0041/44 305 70 66 (CH: 044/305 70 66)

Unser Programm finden Sie im Internet unter:
www.oeschverlag.ch

INHALT

Vorwort V

Einführung
- Wie man mit diesem Buch arbeitet VI
- Was eine Massage bewirkt VII
- Aromatherapie VIII
- Massageöl mischen IX

Massagetechniken
- Streichung (Effleurage) X
- Knetung und Reibung XI
- Lymphdrainage XII
- Klopfmassage XIII

Vorbereitung auf eine Massage
- Die richtige Umgebung schaffen XIV
- Ins Gleichgewicht kommen XV

Partnermassage 1
- Rücken 2
- Hinterseite der Beine 11
- Vorderseite der Beine 16
- Füße 20
- Hände und Arme 24
- Bauch und Brustkorb 30
- Nacken, Kopf und Gesicht 33
- Gesicht und Kopf miteinander verbinden 38
- Die Körperteile von Kopf bis Fuß miteinander verbinden 39
- Massage im Sitzen 40

Selbstmassage 46
- Gesicht 47
- Kopf 49
- Nacken und Schultern 50
- Rücken 51
- Brust 52
- Arme 53
- Hände 54
- Bauch 55
- Beine 56
- Füße 59
- Schneller Energiespender 60

Therapeutische Massagen 64
- Streß, Nervosität und Schlafstörungen 65
- Kopfschmerzen 66
- Nasennebenhöhlenentzündungen, Erkältungen und Halsschmerzen 67
- Kreuzschmerzen 68
- Verstopfung 69
- Menstruationsprobleme 70
- Husten und Asthma 71
- Sportverletzungen 72

Dehnübungen 73
- Heilsame Dehnungen 74

Register

Glossar

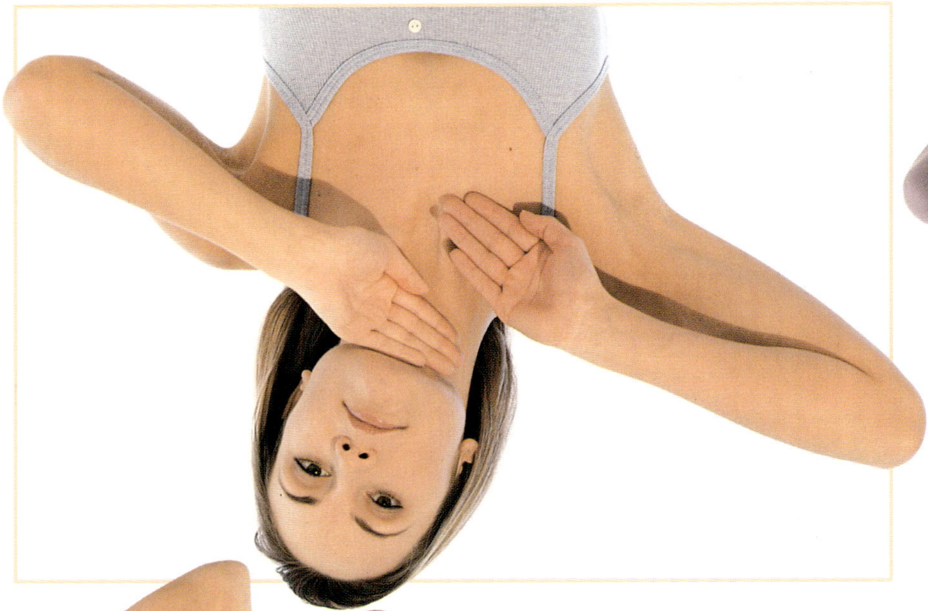
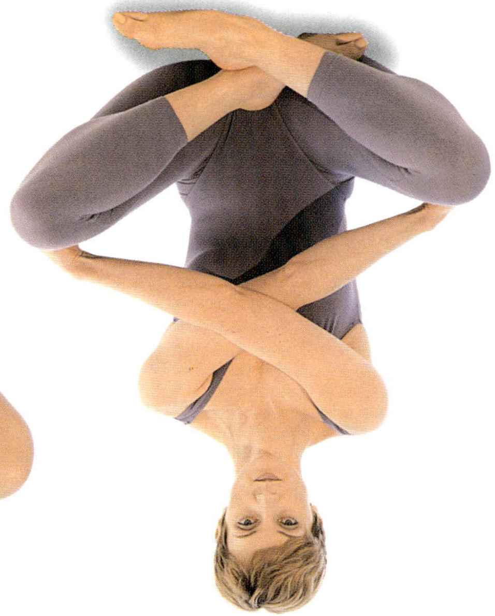
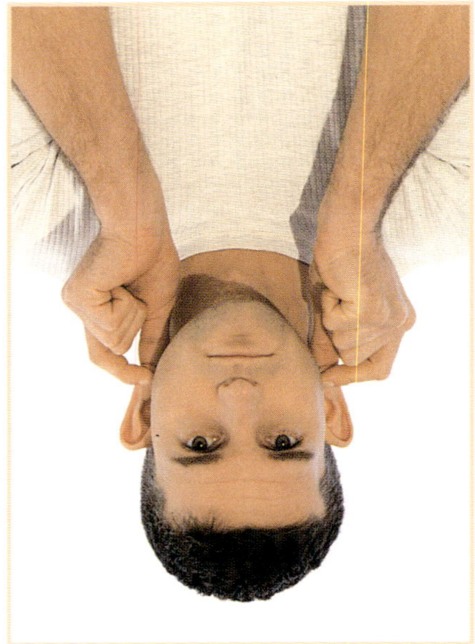
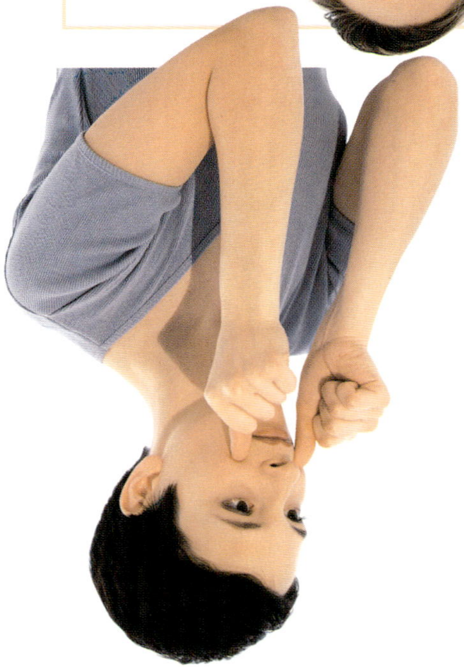
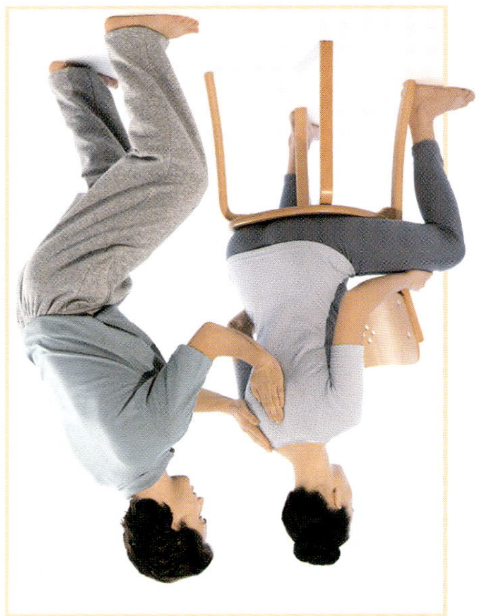
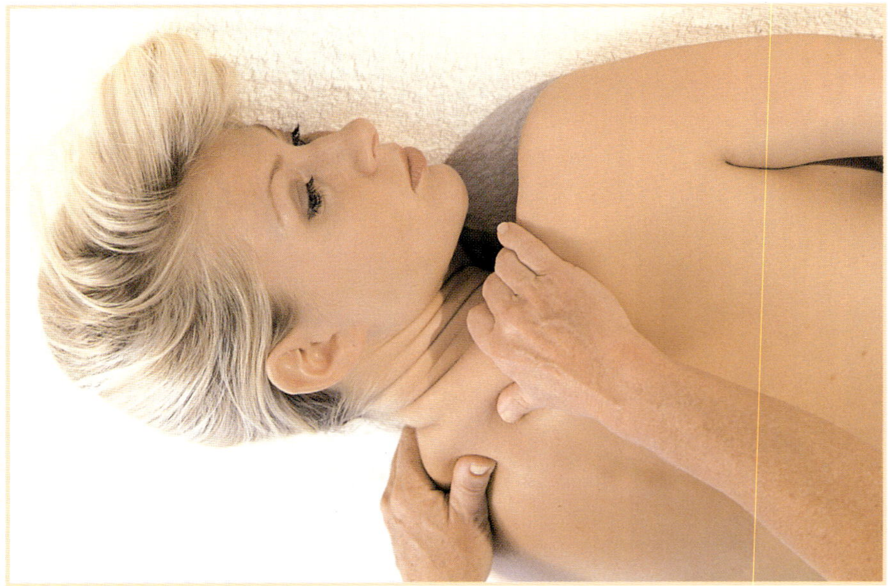

Vorwort

In unserem immer schnellebigeren Technologiezeitalter begegnet man Streß und streßbedingten Erkrankungen auf Schritt und Tritt. Als Reaktion darauf werden traditionelle Heilmethoden wieder neu entdeckt und in zunehmendem Maß als Ergänzung zur modernen Schulmedizin eingesetzt – mit wachsender Anerkennung.

Zu berühren und berührt zu werden ist ein Grundbedürfnis des Menschen, das die traditionellen Massagetherapien meist befriedigen. Es entsteht eine Verbindung zwischen Gebendem und Empfangendem, eine Art intensivere Bewußtheit. Der hypnotisch wirkende Rhythmus der Massagegriffe und die daraus resultierende Entspannung wecken in beiden ein Gefühl der Ruhe und des Wohlbefindens.

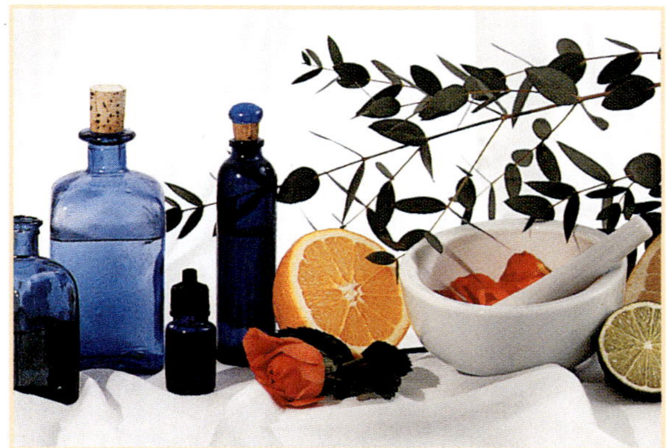

Viele Menschen anerkennen heutzutage, daß Heilung von innen heraus kommen muß. Wir müssen also selbst daran mitwirken, uns und anderen zu optimaler Gesundheit zu verhelfen. Dieses Buch vermittelt Ihnen einiges von dem Wissen und den Informationen, die Sie dazu brauchen. Ob Sie nun sich selbst, Ihren Freunden oder Familienangehörigen etwas Gutes tun möchten – dieser praktische Ratgeber zum Aufstellen zeigt Ihnen, wie es geht. Die Fotos veranschaulichen sämtliche Massagetechniken und -bewegungen ganz genau. Ausführliche Schritt-für-Schritt-Anleitungen sind fast ebenso hilfreich, wie einen Fachmann an der Seite zu haben, der alles erklärt.

Hier erfahren Sie, was Sie für eine Massage alles brauchen: von der Zubereitung der Massageöle bis hin zu professionellen Ratschlägen, wie und warum die Techniken ausgeführt werden. Sie werden lernen, wie man Muskelverspannungen und alle möglichen Alltagsbeschwerden lindert. Das geht sogar am Arbeitsplatz, ohne sich ausziehen oder Massageöl benutzen zu müssen. Egal, was für Vorkenntnisse oder Erfahrungen Sie auf dem Gebiet der Massage haben – Sie werden mühelos lernen, Spannungen zu lösen und häufige Beschwerden und Probleme zu lindern.

Wir sollten jedoch nicht nur anderen, sondern auch uns selbst etwas Gutes tun. Deshalb zeigt dieses Buch Ihnen auch einfache Selbstmassagetechniken, die Sie jeden Tag praktizieren können, wie beispielsweise den schnellen Energiespender und die heilsamen Dehnungen.

Ich hoffe, daß mein Buch Ihnen Genuß und Befriedigung schenken wird und daß Sie daraus neue Fähigkeiten erlernen werden, die Sie auf ganz persönlicher Ebene mit anderen Menschen teilen können. Sie beruhen auf meiner eigenen Erfahrung und der unzähliger Massagelehrer und -therapeuten, die ihr Wissen jahrhundertelang von Generation zu Generation weitergegeben haben. Ihre Nachkommen haben es praktiziert, adaptiert und immer weiter verfeinert – getragen von dem Wunsch, für ihre Mitmenschen da zu sein und ihre Gesundheit und ihr Wohlbefinden zu verbessern.

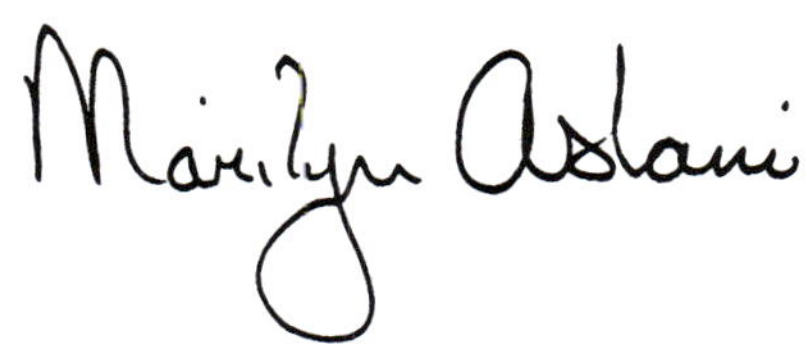

Wie man mit diesem Buch arbeitet

Dieses Buch hat eine aufklappbare Rückseite, so daß Sie es während des Massierens in Ihrer Nähe aufstellen können, ohne die Seiten aufgeschlagen halten zu müssen. Das Buch beginnt mit einer allgemeinen Einführung ins Thema, verschiedenen Massagetechniken und den notwendigen Vorbereitungen. Diese Seiten sind von VI bis XV durchnumeriert und sollten fortlaufend gelesen werden. Ab Seite 1, beginnend mit dem Kapitel über Partnermassage, lesen Sie das Buch dann jeweils in einer Richtung: Stellen Sie es auf und schlagen Sie einfach die Seiten um, so daß immer nur die untere Seite zu sehen ist. Arbeiten Sie das Kapitel durch bis Seite 39. Dann drehen Sie das Buch um und lesen beim Kapitel über Massagen im Sitzen ab Seite 40 weiter. In diesem Teil des Buches finden Sie die Selbstmassage, den schnellen Energiespender, Massagen gegen verschiedene Beschwerden sowie heilsame Dehnungen.

Falls Sie sich noch nie zuvor mit Massage beschäftigt haben, sollten Sie erst die auf Seite X bis XIII gezeigten Techniken üben, bis Sie das Gefühl haben, sie zu beherrschen. Es kann eine Weile dauern, bis diese Bewegungen Ihnen in Fleisch und Blut übergegangen sind. Beim Erlernen von Massagetechniken ist es wichtig, auf den Körper zu achten, an dem Sie arbeiten, nach verspannten Bereichen zu tasten und Ihren Partner um Rückmeldung zu bitten. Mit der Zeit werden Ihre Hände sich daran gewöhnen, automatisch nach schmerzenden oder verspannten Muskelpartien zu suchen.

Um zu lernen, wie Sie einem Partner eine entspannende, aber gleichzeitig anregende Massage geben können, lesen Sie das ganze Kapitel von Seite 1 bis 39. Für die Selbstmassage gehen Sie zu Seite 47 bis 59. Falls die Massage eher entspannend und beruhigend sein soll, lassen Sie die Klopftechniken (siehe Seite XIII) weg.

Die großen Massagen umfassen in sich abgeschlossene Massagesequenzen, die einzeln oder in verschiedenen Kombinationen durchgeführt werden können, je nach den momentanen Bedürfnissen. Wenn Sie eine Körperseite massieren (z. B. einen Fuß), denken Sie daran, auch die andere zu bearbeiten, um das Gleichgewicht im Körper aufrechtzuerhalten.

Bei den Partner- und Selbstmassageseiten finden Sie links oben ein kleines Foto, das zeigt, welche Position Sie für die Sequenz auf der jeweiligen Seite einnehmen müssen. Außerdem finden Sie folgende Symbole:

Uhr Dieses Symbol zeigt Ihnen, wie viele Minuten lang Sie den betreffenden Körperteil ungefähr massieren sollten. Wenn Sie die Sequenz an der entgegengesetzten Körperseite wiederholen sollen (z. B. an der Hinterseite der Beine), bezieht sich die angegebene Minutenzahl auf beide Beine. Die Zeitangaben gelten stets für die ganze Massagesequenz. Wenn Sie sich dagegen nur auf einen Körperbereich (z. B. den Rücken) konzentrieren möchten, können Sie dort ruhig länger verweilen. Die ganze Partnermassage sollte insgesamt 1–1½ Stunden dauern.

Öl Dieses Symbol sagt Ihnen, daß Sie Ihre Hände einölen sollten. Gießen Sie das Öl nie direkt auf den Körper; das ist für den Partner unangenehm. Geben Sie es in Ihre Hände und reiben Sie diese, bis das Öl gleichmäßig verteilt ist. Dann verteilen Sie es mit langen, gleitenden Massagestrichen über den Körperbereich, an dem Sie arbeiten möchten. Es erfordert etwas Übung, bis Sie ein Gefühl dafür bekommen, wieviel Öl Sie brauchen. Sie sollten mit den Händen mühelos über die Haut gleiten, ohne daß diese so rutschig ist, daß Sie die Muskeln nicht mehr richtig greifen können.
Manchmal steht neben dem Ölsymbol »Nach Wunsch«. Dann funktioniert die betreffende Technik auch ohne Öl.

Vorsicht Dieses Symbol warnt Sie vor möglichen Kontraindikationen, d. h. Fällen, in denen Sie eine bestimmte Körperregion nicht massieren sollten. Es ist wichtig, diese Warnhinweise zu beachten.

Tip Manchmal wird ein praktischer Tip gegeben, durch den Sie Ihre Massagetechnik verbessern können.

◁◁ **Wiederholen** Dieses Symbol bedeutet, daß Sie einige Massageschritte wiederholen müssen (normalerweise an der anderen Körperseite).

Was eine Massage bewirkt

Die Sprache der Berührung ist uns allen gemeinsam. Instinktiv reiben wir uns an Stellen, die weh tun, oder streicheln andere Menschen, um sie zu beruhigen und zu trösten. Die Massage ist eine der ersten Techniken, deren die Menschen sich bedienten, um etwas für ihre Gesundheit zu tun. Aus vielen alten Kulturen (z. B. dem alten Ägypten, Griechenland, Rom, Indien und Japan) ist belegt, daß die Massage dort bereits bekannt war. Anfang des 19. Jahrhunderts entwickelte der Schwede Per Henrik Ling (1776–1839) eine Massagetheorie – eine Kombination aus chinesischen, ägyptischen, griechischen und römischen Techniken – und eröffnete die erste Massageschule in Stockholm.

Heute ist die Bedeutung von Berührungstherapien allgemein anerkannt. Man weiß, daß eine Massage physiologische Prozesse wie Verdauung und Atmung anregt und reguliert. Sie verbessert den Muskeltonus, die Beweglichkeit der Gelenke und die Haltung, aktiviert den Blut- und Lymphfluß und bringt Hormon- und Nervensystem ins Gleichgewicht. Eine Massage tut uns nicht nur in physischer Hinsicht gut, sondern baut uns auch psychisch auf: Sie gibt uns das Gefühl, geliebt, umsorgt und akzeptiert zu werden. Sie hilft, uns mit unserem innersten Selbst verbunden zu fühlen und ein positiveres Eigenbild zu gewinnen. Massage und andere Berührungstherapien lassen unsere Lebenskraft wieder frei fließen und geben uns unser harmonisches Gleichgewicht zurück.

Wenn Sie einen anderen Menschen massieren, erklären Sie ihm stets genau, was Sie als nächstes mit ihm tun werden, und fragen Sie ihn, ob er irgendwelche Verletzungen hat, die Sie bei der Massage umgehen sollten. Bitten Sie ihn, es Ihnen sofort zu sagen, wenn er während der Massage Schmerzen oder sonstige Beschwerden bekommt.

Massieren Sie niemals jemanden, der an Fieber, ansteckenden Hauterkrankungen, sonstigen ansteckenden Krankheiten oder Infektionen und Herz-Kreislauf-Beschwerden wie z.B. Thrombose oder Venenentzündung leidet. Massieren Sie auch nicht über Krampfadern, frischem Narbengewebe, blauen Flecken, Tumoren, Knoten oder entzündeten Gelenken. Falls Ihr Partner während der Massage akute Rückenschmerzen bekommt, die in die Arme oder Beine einschießen, brechen Sie die Behandlung sofort ab.

Bei schwangeren Frauen sollten Sie den Bauch in den ersten vier Monaten nur ganz leicht massieren. In den späteren Schwangerschaftsmonaten sollte die Frau sich bei der Massage auf die Seite legen. Massieren Sie auch dann nur ganz sanft.

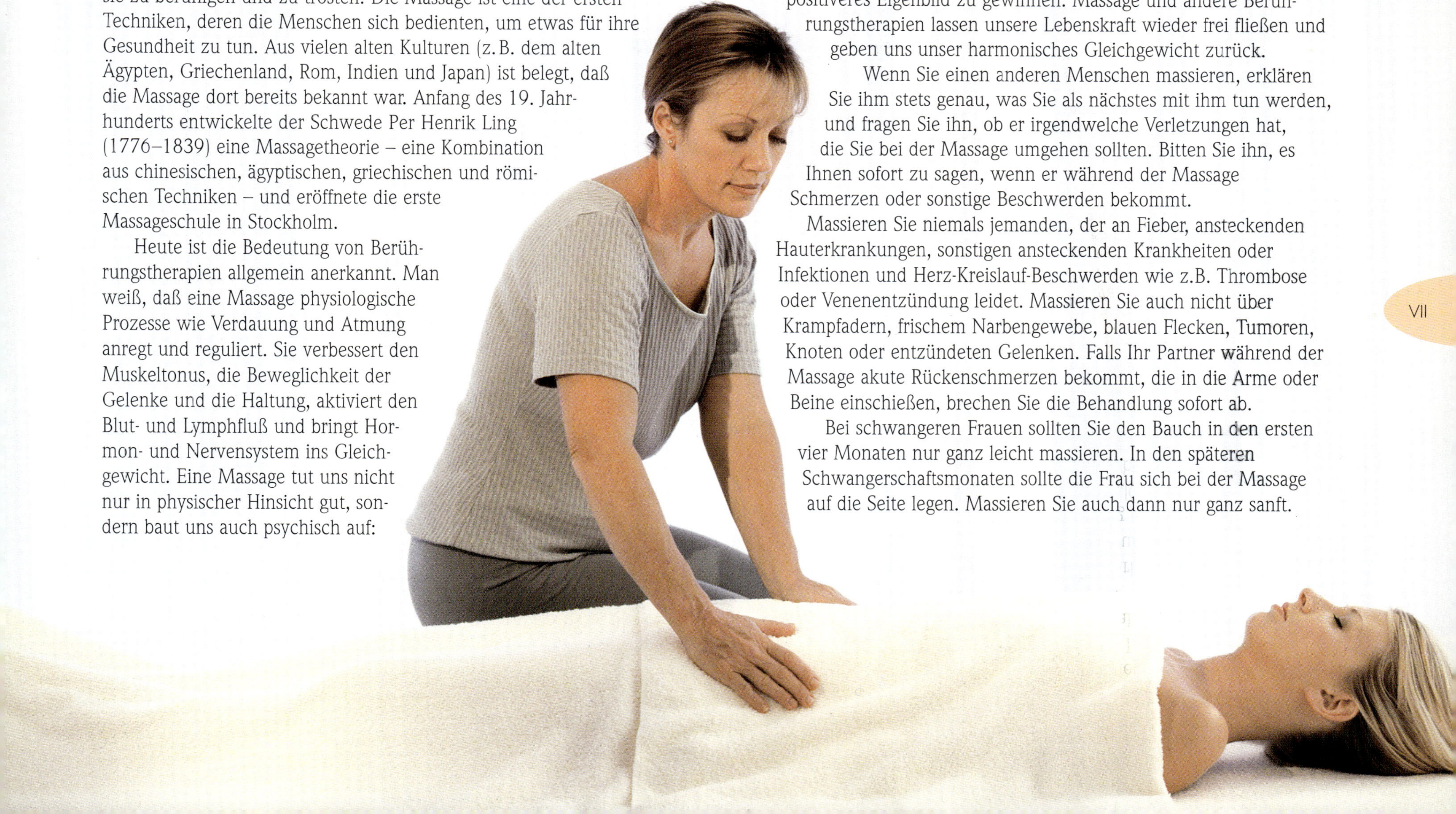

Aromatherapie

Die therapeutische Wirkung ätherischer Öle ist schon seit Jahrhunderten bekannt, obwohl der Begriff Aromatherapie erst in den zwanziger Jahren des letzten Jahrhunderts geprägt wurde.

Ätherische Öle sind die Lebenskraft aromatischer Pflanzen und werden aus deren Blüten, Blättern, Stielen, Rinde und Wurzeln gewonnen. Bei der Massage werden diese Öle über die Haut aufgenommen und rufen einen Zustand harmonischen Gleichgewichts und Wohlbefindens in Körper und Seele hervor. Man kann ätherische Öle auch inhalieren, im Zimmer verdampfen oder als Badezusatz, Raumspray, Parfüm und für Kompressen benutzen.

Ätherische Öle werden in folgende Kategorien eingeteilt: Kopfnoten (z. B. Bergamotte, Muskatellersalbei, Eukalyptus, Zitronengras) verdunsten am schnellsten und haben die anregendste, aufbauendste Wirkung auf Körper und Geist.

Mittelnoten (z. B. Kamille, Lavendel, Rosmarin, Schwarzpfeffer) verdunsten langsamer und tragen zur Verbesserung von Körperfunktionen wie beispielsweise Verdauung und Menstruation bei.

Basisnoten (z. B. Sandelholz, Jasmin, Neroli [Orangenblüte], Ylang-Ylang) verdunsten am langsamsten und wirken beruhigend und entspannend.

Kopfnoten

Bergamotte
Erfrischend, stimmungsaufhellend
Verwendung: gegen fettige Haut, Akne, Depressionen, als Antiseptikum und zur Insektenabwehr

*Muskatellersalbei**
Stimmungsaufhellend, wärmend, entspannend
Verwendung: gegen Menstruationsschmerzen, Bluthochdruck, als Adstringens

Eukalyptus
Kühlend (senkt die Körpertemperatur)
Verwendung: gegen Erkältung, Kopfschmerzen, Asthma, Husten, Bronchitis, als Desinfektionsmittel

Zitronengras
Anregend, reinigend und erfrischend
Verwendung: gegen Muskelschmerzen, Verdauungsbeschwerden, Akne, als Antiseptikum und Adstringens

Mittelnoten

Schwarzpfeffer
Wärmend, anregend, tonisierend
Verwendung: gegen Muskelschmerzen und -kater, Zahnschmerzen, Verdauungsstörungen

Geranium
Ausgleichend, entspannend, emotional stabilisierend
Verwendung: gegen Depressionen, Wechseljahrsbeschwerden, Neuralgien, als Adstringens und Diuretikum

Lavendel
Ausgleichend, regenerierend, entspannend
Verwendung: gegen Schlaf- und Verdauungsstörungen, Depressionen, Bluthochdruck, Migräne, Nasen- und Racheninfektionen, Rheumatismus, Verstauchungen, Akne, Bisse, Verbrühungen, als Desinfektionsmittel

*Rosmarin**
Anregend, belebend, verbessert das Gedächtnis
Verwendung: gegen Verdauungs- und Atemwegsbeschwerden, Schuppen, kleine Alltagsbeschwerden, als Desinfektionsmittel und Diuretikum

Basisnoten

*Jasmin**
Sinnlich, entspannend, beruhigend, stimmungsaufhellend, emotional erwärmend
Verwendung: zur Hautpflege, gegen Schmerzen, Depressionen, Atembeschwerden

Neroli
Stimmungsaufhellend, beruhigend, entspannend
Verwendung: gegen alternde und unreine Haut, Ängste, Schlafstörungen, Depressionen

Sandelholz
Entspannend, beruhigend, sinnlich
Verwendung: gegen trockene Haut, Akne, Husten und Schnupfen, Übelkeit, als Antiseptikum

Ylang-Ylang
Exotisch, sinnlich, beruhigend, entspannend, stimmungsaufhellend
Verwendung: zur Hautpflege, gegen Ängste, Depressionen, Bluthochdruck

Kaufen Sie reine, unvermischte Öle. Nur ein paar Tropfen in Ihr Massage-Basisöl oder ins Badewasser geben. Die mit * gekennzeichneten Öle während der Schwangerschaft nicht verwenden.

Massageöle mischen

Sobald Sie die passenden ätherischen Öle ausgewählt haben, geben Sie sie in ein Trägeröl. Traubenkernöl eignet sich hervorragend dazu und ist zudem am billigsten. Sie können aber auch Soja-, Süßmandel-, Pfirsich- oder Avocadoöl verwenden. Die Öle sollten möglichst völlig unraffiniert und kaltgepreßt sein. Um die Mischung haltbar zu machen, geben Sie ein paar Tropfen Weizenkeimöl dazu (reich an antioxidativem Vitamin E).

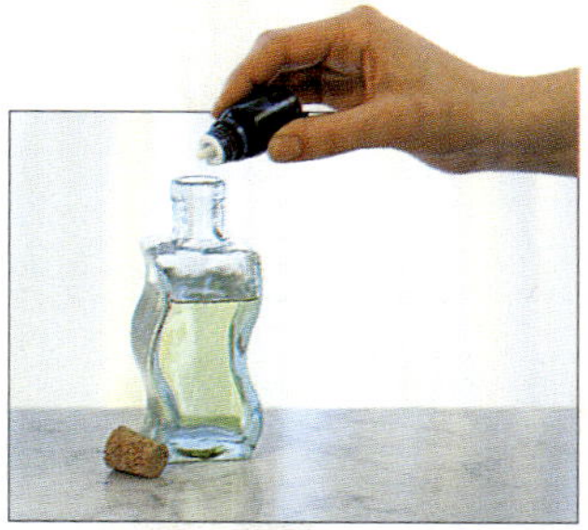

1 Für eine Ganzkörpermassage 15 Tropfen ätherisches Öl in 30 ml Trägeröl geben.

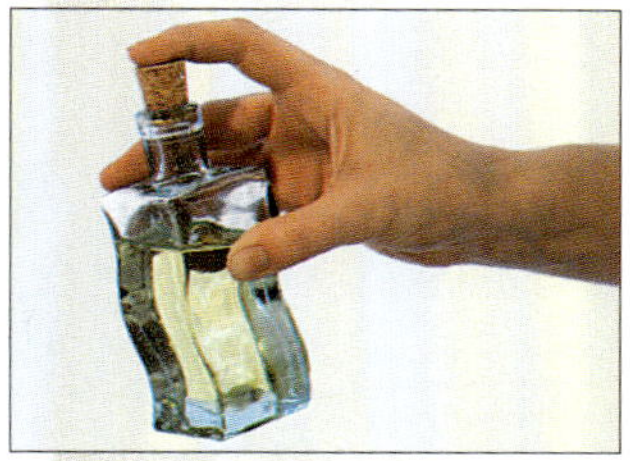

2 Die Mischung in eine luftdichte Flasche gießen und kühl und dunkel lagern.

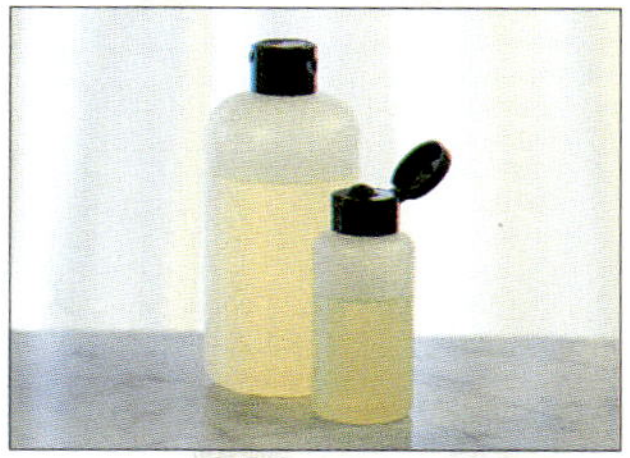

3 Für die Massage das Öl am besten in eine Plastikflasche mit Klappverschluß geben.

Zur Beruhigung und Entspannung

Ideal gegen Streß, Verspannungen und Schlafstörungen

5 Tropfen Neroliöl
3 Tropfen Römisches Kamillenöl
6 Tropfen Lavendelöl
30 ml Trägeröl

Als Aphrodisiakum

Optimal für eine romantische Massage

6 Tropfen Sandelholzöl
4 Tropfen Muskatellersalbeiöl
5 Tropfen Rosen-, Jasmin- oder Ylang-Ylang-Öl
30 ml Trägeröl

Gegen Muskelschmerzen

Zur Regeneration schmerzender Muskeln

6 Tropfen Lavendelöl
5 Tropfen Rosmarinöl
4 Tropfen Schwarzpfefferöl
30 ml Trägeröl

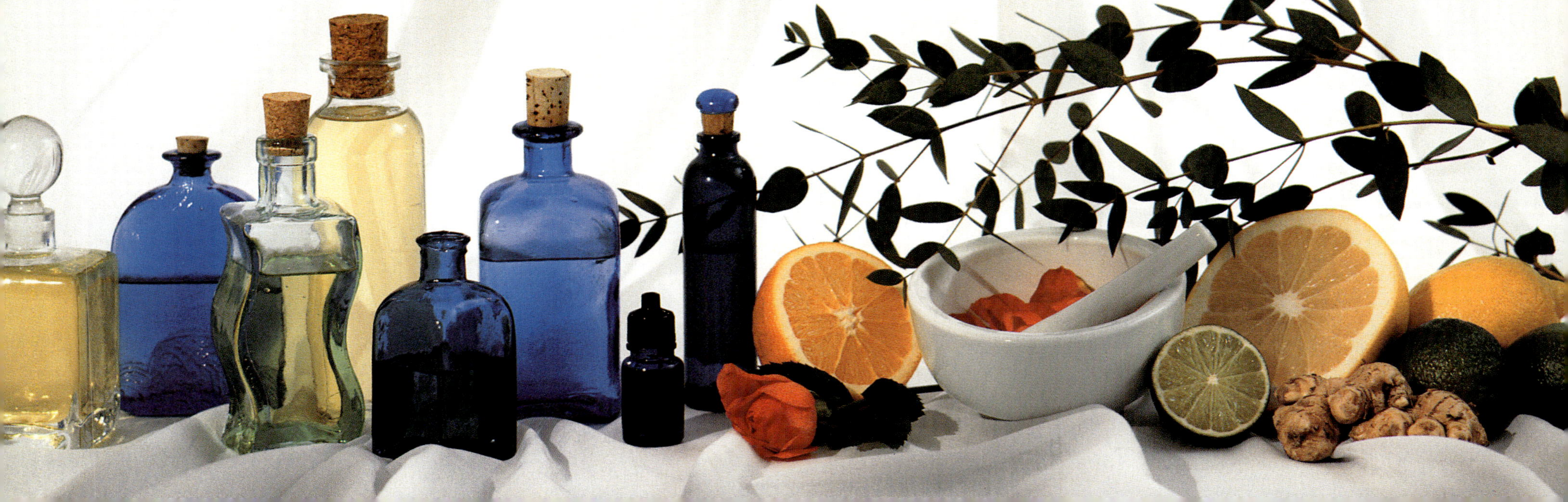

Streichung (Effleurage)

Als Effleurage bezeichnet man die leichten, beruhigenden Striche, mit denen eine Massage beginnt und endet. Damit verteilt man das Massageöl über den Körper, wärmt die Muskeln auf und entspannt sie. Die Streichung wird meist mit der flachen Hand und geschlossenen Fingern ausgeführt. Die Hände folgen dabei den natürlichen Körperkonturen.

Die streichenden Bewegungen sollten ununterbrochen fließen und verschiedene Massagestadien miteinander verbinden. Zum Herzen hin verstärkt man den Druck normalerweise, um den venösen und den Lymphfluß zu unterstützen. Vom Herzen weg werden die Streichungen leichter und sanfter ausgeführt.

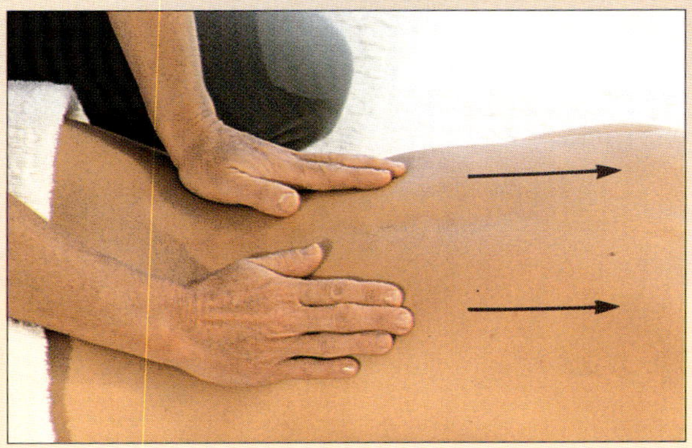

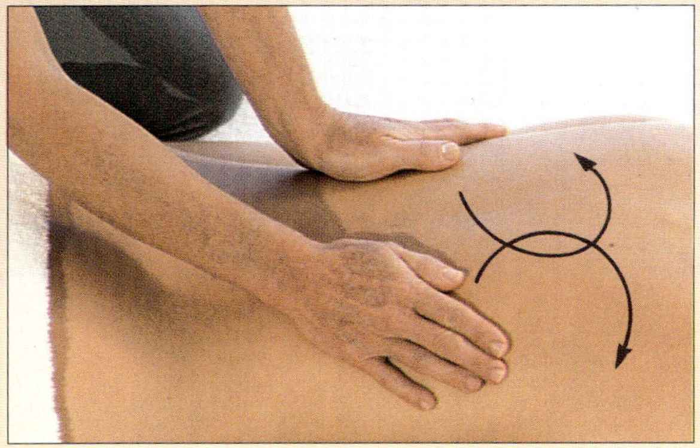

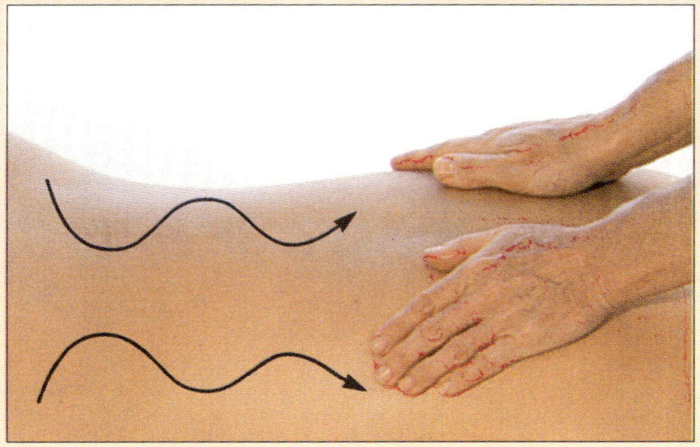

Leichte Streichbewegung

Legen Sie beide Hände mit leicht angehobenen Fingerspitzen flach auf den Körper. Schieben Sie sie in einer ununterbrochenen Streichbewegung bis ans obere Ende des Körperbereichs, den Sie massieren möchten. Dann lassen Sie sie auseinandergleiten und nach unten in die Ausgangsposition zurückkehren. Decken Sie mit dieser Streichbewegung möglichst viel von der zu massierenden Körperregion ab.

Weite Kreise

Führen Sie – wieder mit flachen Händen und geschlossenen Fingern – »Schwimmbewegungen« aus. Ziehen Sie mit beiden Händen abwechselnd weite, überlappende Kreise, die die ganze zu massierende Körperregion (auch die Seiten) umspannen. Sobald Sie am unteren Ende angelangt sind, schieben Sie Ihre Hände wieder nach oben.

Gleitende Wellen

Nachdem Sie eine leichte Streichbewegung nach oben (z. B. am Rücken) ausgeführt haben, lassen Sie Ihre Hände nach unten in einer welligen Zickzacklinie gleiten – abwechselnd zur Körpermitte und nach außen zu den Seiten hin. Decken Sie dabei auch hier wieder möglichst viel von der betreffenden Körperregion ab.

Knetung und Reibung

Nach den leichten Streichbewegungen folgt das Ausüben von Druck mit Daumen, Fingern oder Handballen in die Tiefe der Muskulatur. Mit Hilfe Ihres Körpergewichts können Sie stärkeren Druck ausüben.

Massagetechniken, bei denen die Muskeln gegen den darunterliegenden Knochen gedrückt werden, bezeichnet man auch als Petrissage. Tiefe Massagestriche wie Petrissage und Kneten wirken anregend und kräftigend; sie verbessern den Blutkreislauf, unterstützen die Ausscheidung von Giftstoffen, erhöhen die Stoffwechselrate und lösen Muskelverspannungen. Das Daumenkreisen und -rollen kann man auf weichem Gewebe über Knochen praktizieren, doch kneten sollte man nur sehr fleischige Körperteile, unter denen kein Knochen zu spüren ist, wie die Gesäßbacken. Die Menschen sind unterschiedlich druckempfindlich; verstärken Sie Ihren Druck allmählich und achten Sie auf die Reaktion Ihres Partners. Wenden Sie auf blauen Flecken oder Krampfadern keine Druck-Massagetechniken an.

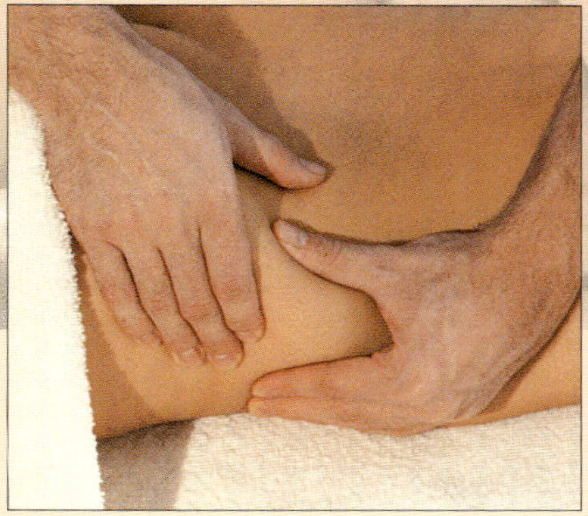

Kneten
Drücken Sie mit einer Hand auf das Fleisch, während Sie mit der anderen ein Stück Gewebe abheben und wegrollen. Dann lassen Sie es los und fassen es mit der anderen Hand. So massieren Sie abwechselnd mit beiden Händen in rhythmischen Bewegungen, als wollten Sie Brotteig kneten oder ein nasses Tuch auswringen. Bewegen Sie Ihre Hände dabei langsam, um den Partner nicht zu kneifen.

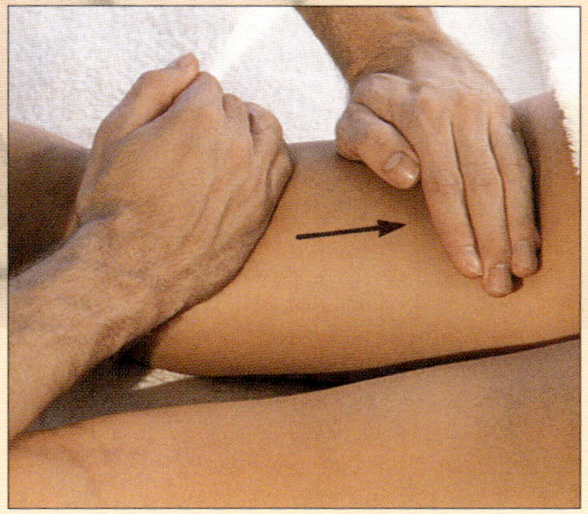

Drücken
Drücken Sie Ihre Handkante in den Muskel und gleiten Sie dann langsam daran hoch. Ihre andere Hand sollte dicht darauffolgen. So drücken Sie abwechselnd mit beiden Handkanten in den Muskel hinein. Sie können das auch mit den Handballen tun, wobei Ihre Finger nach oben zeigen sollten. Diese Druckmassage ist an Vorder- und Rückseite von Beinen und Armen sehr wirksam.

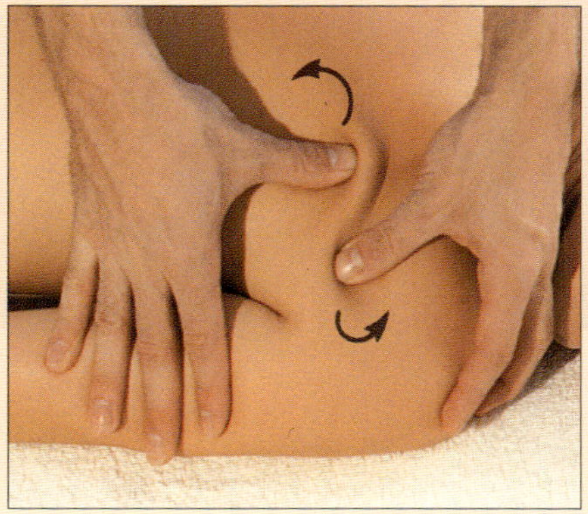

Daumenkreisen
Drücken und mahlen Sie das Fleisch mit den Daumenballen in einer kreisenden Bewegung und pressen Sie es dabei gegen den darunterliegenden Knochen. Die anderen Finger bleiben entspannt und folgen den Daumen.

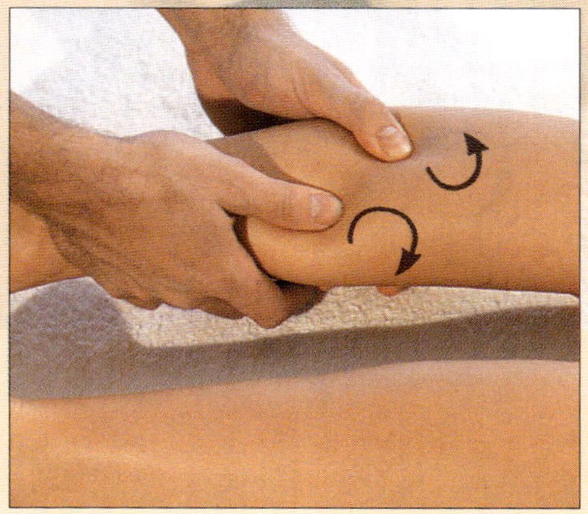

Daumenrollen
Drücken Sie das Fleisch mit den Daumen abwechselnd in Halbkreisen oder geraden Linien von sich weg, und zwar in rhythmischer Bewegung. Beide Daumen rollen das Fleisch abwechselnd vom Körper weg. Vertiefen Sie den Druck mit Ihrem Körpergewicht und führen Sie die Reibebewegungen langsam und mit festem Druck aus, um Ihren Partner nicht zu kitzeln.

Lymphdrainage

Lymphe ist eine lebenswichtige Körperflüssigkeit, die aus Gewebsflüssigkeit entsteht. Der größte Teil davon gelangt durch die Kapillaren in den Blutstrom; der Rest fließt in die Lymphgefäße ab und wird dort mit Abfallprodukten und Mikroorganismen wie beispielsweise Bakterien angereichert. Während die Flüssigkeit durch diese Gefäße fließt, filtern die Lymphknoten krankmachende Organismen heraus und zerstören sie. Dann strömt die Flüssigkeit in die Venen. Unser Lymphsystem verhindert also, daß Infektionserreger in die Blutbahn eindringen.

Da Lymphgefäße nicht pulsieren, gerät die Lymphe nur in Bewegung, wenn die umliegenden Muskeln sich zusammenziehen und die Gefäße zusammendrücken. Deshalb sind Bewegung und Massage für die Verbesserung der Lymphdrainage im Körper und für die Stärkung der Immunabwehr so wichtig. Die folgenden Techniken unterstützen den Fluß der Lymphe aus den Körpergeweben in die Blutbahnen, wo sie dann durch den Körper gepumpt werden kann.

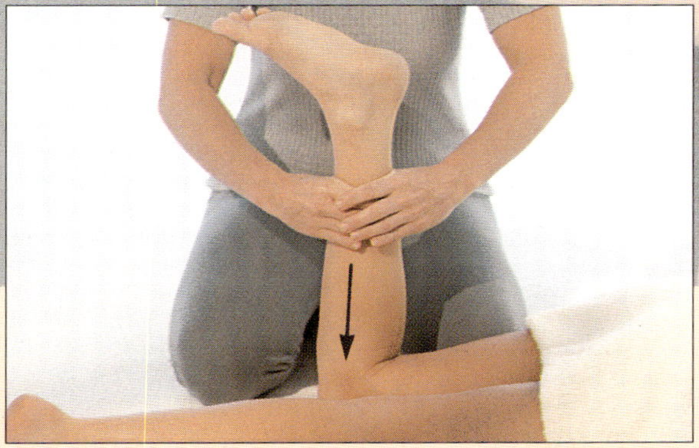

Unterschenkel

Heben Sie den Unterschenkel mit der linken Hand an und bringen Sie ihn in einen rechten Winkel zum Oberschenkel. Umfassen Sie den Fußknöchel mit abgespreizten Daumen und geraden Fingern und schieben Sie Ihre Hände nach unten zum Knie hin. Üben Sie dabei festen Druck aus. Dann lassen Sie Ihre Hände zum Knöchel zurückgleiten und wiederholen das Ganze ein paarmal.

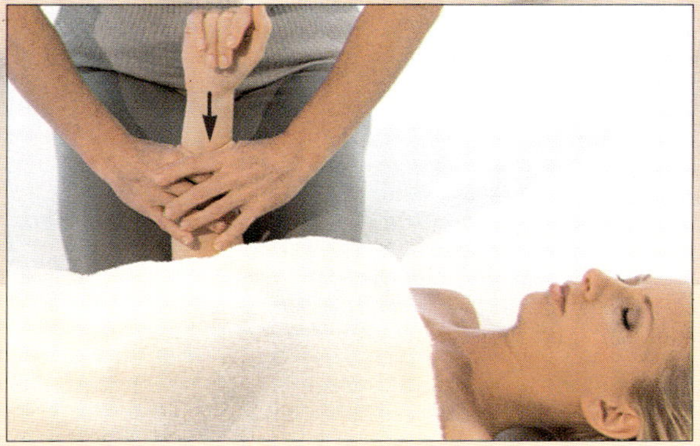

Unterarm

Heben Sie die Hand Ihres Partners so an, daß sein Unterarm einen rechten Winkel zum Oberarm bildet. Umklammern Sie mit Fingern und Daumen beider Hände sein Handgelenk. Dann schieben Sie Ihre Hände mit kräftigem Druck zu seinem Ellbogen hinunter. Anschließend lassen Sie sie wieder zum Handgelenk hochgleiten. Einige Male wiederholen.

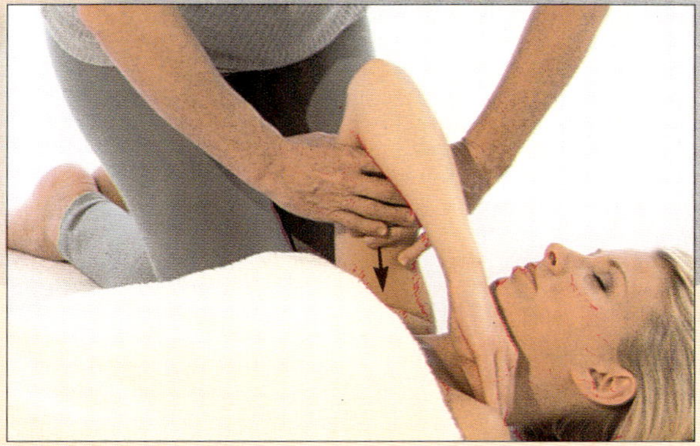

Oberarm

Knien Sie sich neben die Schulter Ihres Partners. Heben Sie seinen Arm am Ellbogen mit beiden Händen an und beugen Sie seinen Unterarm so, daß seine Hand auf seiner gegenüberliegenden Schulter zu liegen kommt. Nun umfassen Sie seinen Oberarm in der Nähe des Ellbogens. Lassen Sie Ihre Hände mit festem Druck zur Schulter hinabgleiten. Ein paarmal wiederholen.

Klopfmassage

Diese raschen, federnden Massagegriffe wirken belebend, regen die Durchblutung an und fördern die Ausscheidung von Schlackenstoffen. Außerdem helfen sie beim Abbau von Fettgewebe und lösen Muskelverspannungen.

Die Schläge sollten nicht schwer oder hämmernd, sondern leicht und federnd sein und Ihrem Partner keine Schmerzen bereiten. Bitten Sie ihn, Ihnen während der Massage Rückmeldung zu geben, um sicherzugehen, daß Sie alles richtig machen.

All diese Massagetechniken sollten schnell und mit beiden Händen abwechselnd ausgeführt werden, so daß eine rhythmische Bewegung entsteht. Sie eignen sich für den Mittelteil einer Massage, wenn die Muskeln schon gut aufgewärmt sind. Falls Ihr Partner im Anschluß an die Massage schlafen gehen möchte, sollten Sie sie lieber weglassen.

Wenden Sie diese Massagegriffe niemals auf blauen Flecken, Krampfadern oder an empfindlichen Stellen an, sondern nur auf weichem, fleischigem Gewebe wie Oberschenkeln, Gesäßbacken und den Oberseiten der Arme.

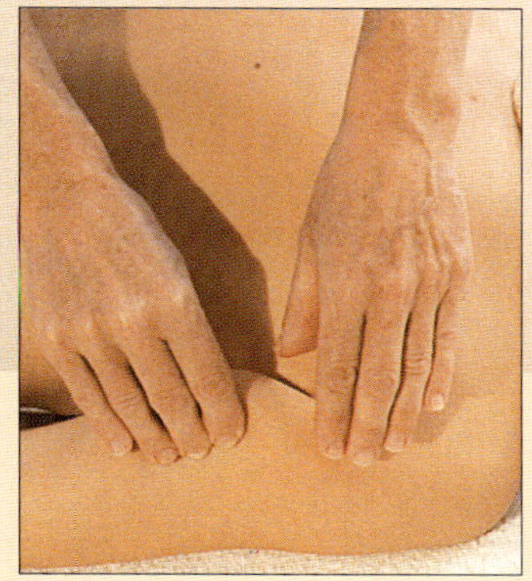

Zupfen
Zupfen und kneifen Sie das Fleisch Ihres Massagepartners zwischen Fingern und Daumen. Halten Sie die Finger dabei fest geschlossen; Ihre Hände sind leicht gewölbt.

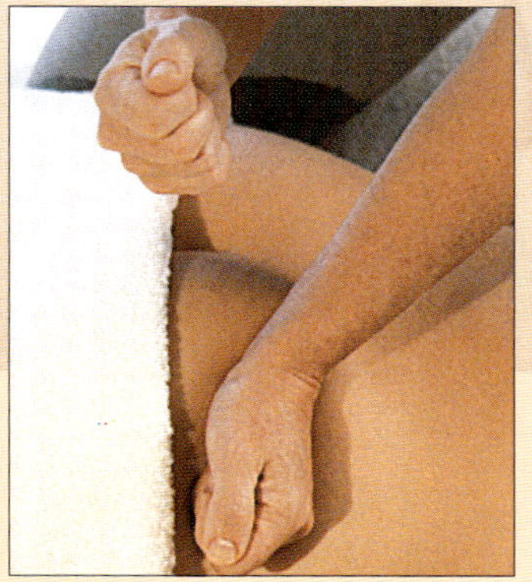

Trommeln
Ballen Sie Ihre Hände locker zu Fäusten und trommeln Sie damit seitlich auf das Fleisch. Lassen Sie Ihre Fäuste elastisch vom Körper Ihres Partners abfedern.

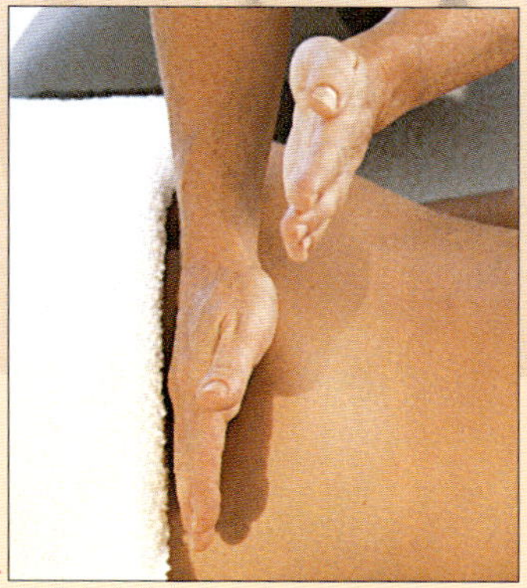

Hacken
Entspannen Sie Ihre Handgelenke und halten Sie die Finger locker. Schlagen Sie mit den Handkanten in »Karate-Manier« auf das Fleisch und lassen Sie Ihre Hände dabei schnell vom Körper Ihres Partners abfedern.

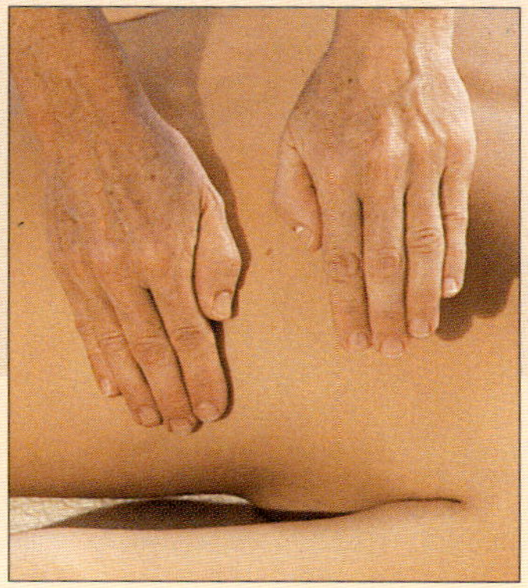

Schlagen mit hohler Hand
Pressen Sie Ihre Finger fest aneinander und formen Sie hohle Hände, als wollten Sie daraus trinken. Dann trommeln Sie mit den Händen auf die Haut. Dabei sollte ein Vakuum und ein saugendes Geräusch entstehen.

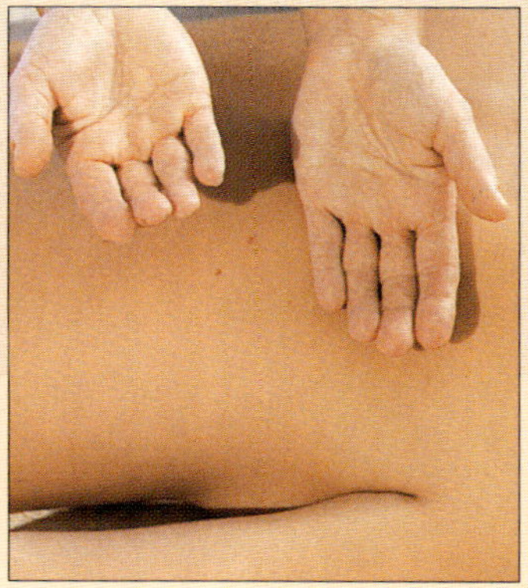

Klatschen mit dem Handrücken
Entspannen Sie Ihre Hände und klatschen Sie mit den Handrücken leicht auf die Haut. Halten Sie Finger und Hände dabei nicht starr, sondern ganz locker.

Die richtige Umgebung schaffen

Die Massageumgebung sollte zur Entspannung und zum Wohlbefinden des Masseurs und seines Partners beitragen. Wählen Sie einen Zeitpunkt, zu dem Sie beide frei von Ablenkungen sind, und sorgen Sie dafür, daß Sie während der Massage nicht gestört werden. (Sie können z. B. das Telefon ausstecken oder -schalten.)

Im Zimmer sollte es angenehm warm sein und keine Zugluft herrschen. Da die Körpertemperatur während einer Massage normalerweise leicht sinkt, empfiehlt es sich, Handtücher und eine Decke bereitzulegen.

Die Beleuchtung sollte sanft und beruhigend sein, ohne daß Lampen Ihrem Partner direkt ins Gesicht scheinen. Kerzen und leise Musik schaffen eine entspannende Atmosphäre; frische Blumen und Räucherstäbchen oder eine Aromalampe sorgen für angenehmen Duft.

Als Arbeitsfläche eignet sich am besten ein Massagetisch mit verstellbarer Höhe. Wenn Sie auf dem Boden arbeiten, muß die Fläche gepolstert sein, aber dennoch festen Halt bieten. Eine Schaumgummimatte oder eine gefaltete Decke auf einer Teppichunterlage eignet sich sehr gut dazu; aber legen Sie Tücher oder ein altes Bettlaken darüber, damit die Unterlage nicht mit Massageöl verschmutzt wird.

Gießen Sie etwas Öl in eine Plastikflasche mit Klappdeckel. Eine solche Flasche hat den Vorteil, daß sie nicht zerbrechen kann und sich die benötigte Ölmenge genau abmessen läßt. Sie können auch ein kleines Schälchen verwenden.

Sie und Ihr Partner sollten zu Beginn der Massage ganz locker und entspannt sein und es bequem haben. Achten Sie auch während der Massage auf Ihre Körperhaltung und die Ihres Partners.

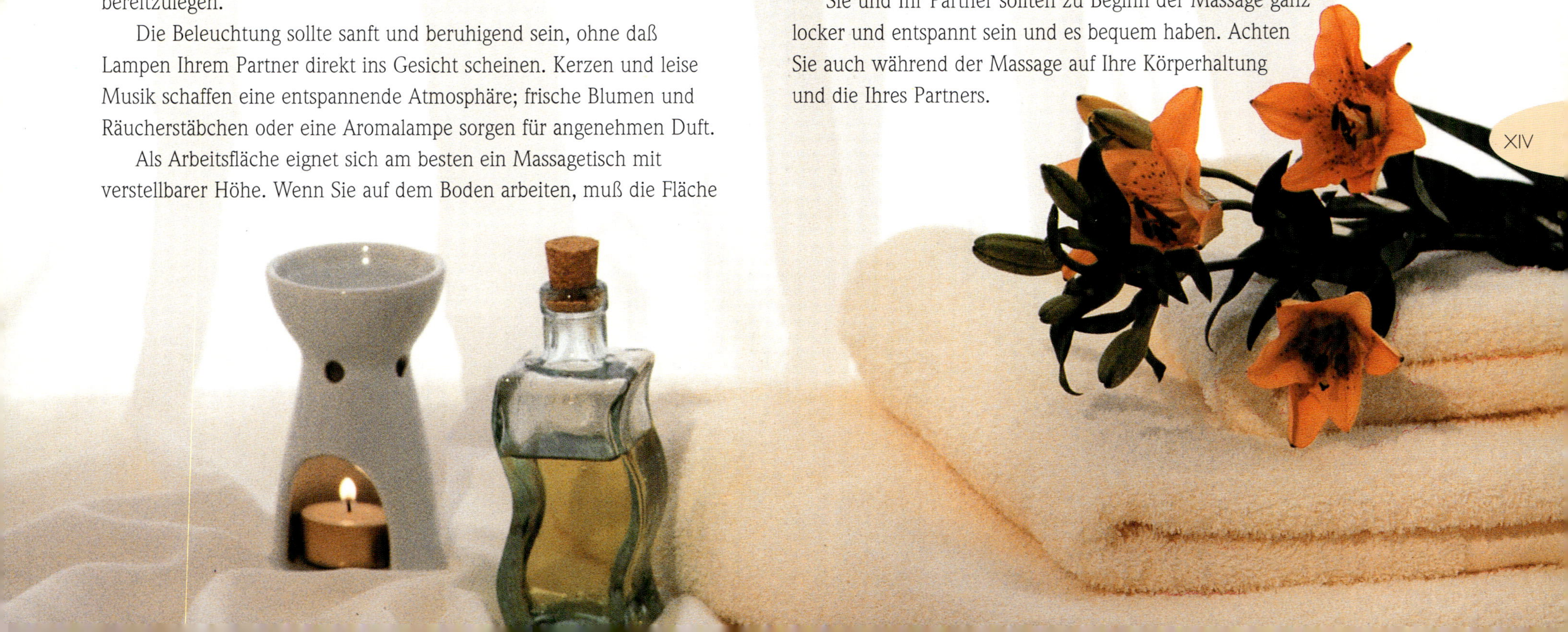

Ins Gleichgewicht kommen

Um eine gute Massage geben zu können, müssen Sie entspannt sein und sich wohl fühlen. Tragen Sie daher bequeme Kleidung: am besten eine Trainerhose mit gutsitzendem T-Shirt (ein loses würde Sie bei der Arbeit behindern) und dazu flache oder gar keine Schuhe.

Falls Sie lange Haare haben, binden Sie sie zusammen. Nehmen Sie allen Schmuck (Ringe, Armbänder und Armbanduhr) ab. Bitten Sie auch Ihren Partner, Schmuck, Brille oder Kontaktlinsen und Make-up zu entfernen.

Um sich geistig und körperlich auf die Massage vorzubereiten, müssen Sie geerdet und gesammelt sein. Befreien Sie sich von ablenkenden Gedanken und konzentrieren Sie sich ganz auf den Augenblick. Richten Sie Ihre Energie auf einen zentralen Punkt; dadurch werden Sie ausgeglichen und gelassen. Entspannen Sie beim Massieren stets Ihren Bauch – Ihre Mitte –, dann benötigen Sie weniger Muskelkraft. Dadurch wird Ihr Vorgehen intuitiver und die Verbindung zu Ihrem Partner stärker.

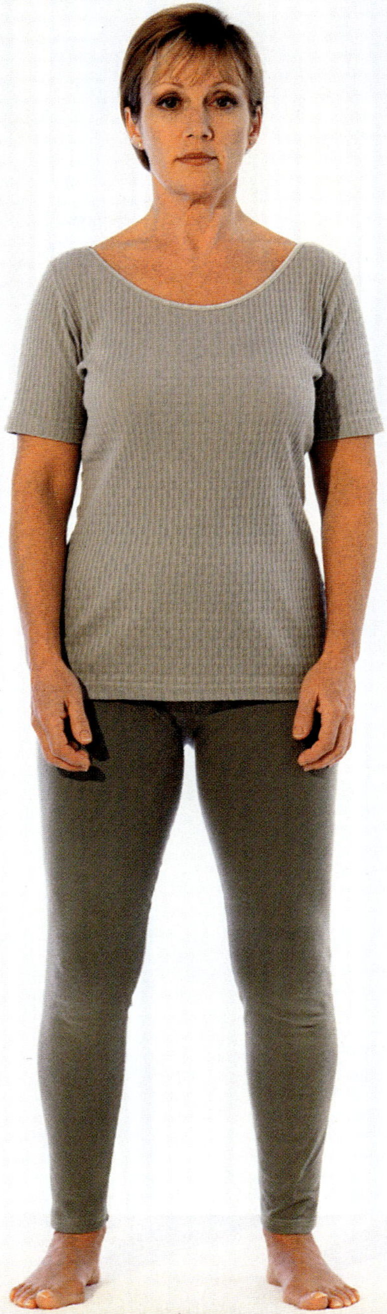

1 Die folgende Übung dauert nur ein paar Sekunden und ist eine gute Vorbereitung auf eine Massage. Stellen Sie sich gerade hin. Ihr Gesicht schaut nach vorn, Ihre Füße stehen schulterbreit auseinander, die Knie sind leicht gebeugt. Halten Sie die Wirbelsäule gerade und Arme, Schultern und Bauch locker und entspannt. Atmen Sie tief und gleichmäßig und machen Sie sich bewußt, daß Ihre Beine und Füße fest auf dem Boden stehen. Das erdet Sie.

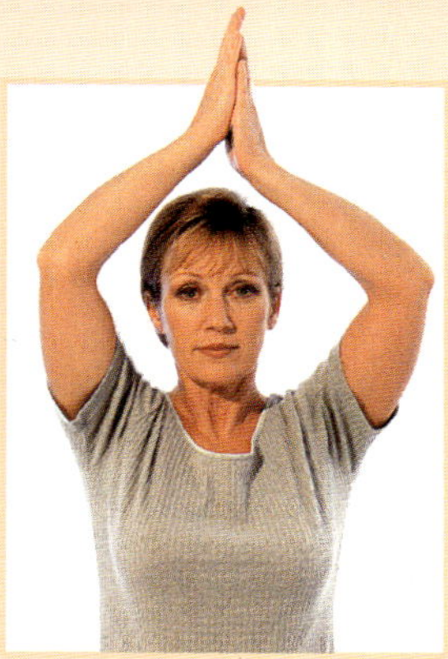

2 Nun heben Sie Ihre Hände über den Kopf und reiben die Handflächen, bis sie warm werden.

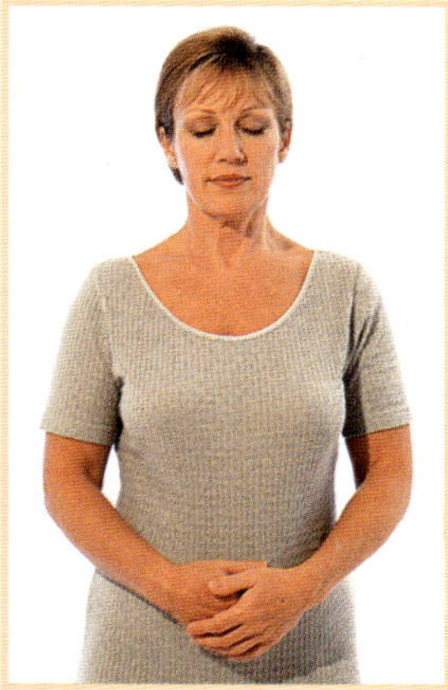

3 Legen Sie Ihre Hände übereinander auf den Bauch, unterhalb des Nabels. Schließen Sie die Augen und konzentrieren Sie sich auf diesen Bereich. Spüren Sie, wie die Wärme aus Ihren Händen in Ihre Mitte hineinfließt, und werden Sie ganz still. Dann schlagen Sie die Augen wieder auf.

Heilsame Dehnungen

21 Knien Sie sich so auf einen Teppich oder eine Gymnastikmatte, daß Ihr Gesäß zwischen den Füßen auf dem Boden oder zumindest auf Ihren Fersen ruht. Legen Sie die Handflächen hinter den Fersen auf den Boden. Neigen Sie Kopf und Körper nach hinten und strecken Sie Ihre Arme.

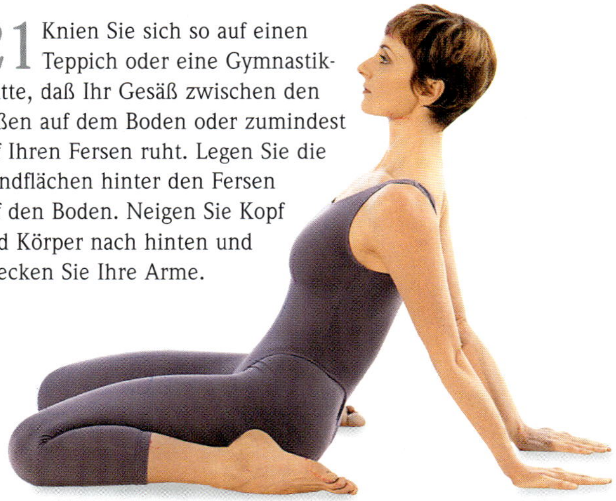

22 Nun heben Sie das Becken vom Boden ab, so daß die Vorderseite Ihres Körpers und Ihrer Oberschenkel gedehnt wird. Bleiben Sie ein paar Atemzüge lang in dieser Position.

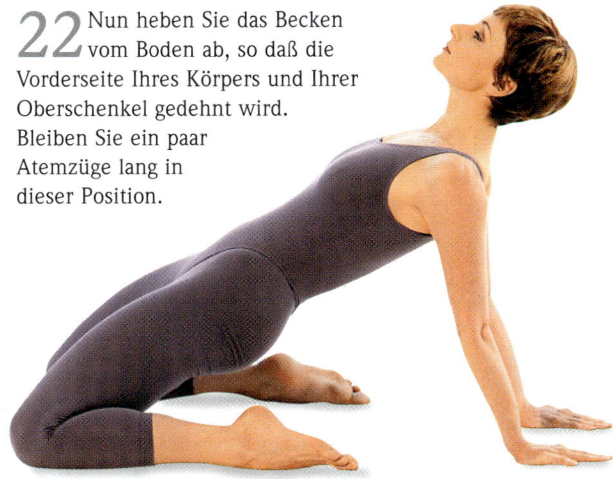

23 Lassen Sie Ihr Becken auf den Boden sinken, beugen Sie die Arme und verlagern Sie Ihr Gewicht auf die Ellbogen. Bleiben Sie ein paar Atemzüge lang so. Falls Sie nicht weiter nach hinten kommen, zwingen Sie sich nicht dazu, sondern kehren beim Ausatmen in die Ausgangsposition zurück und stützen sich dabei mit den Händen ab.

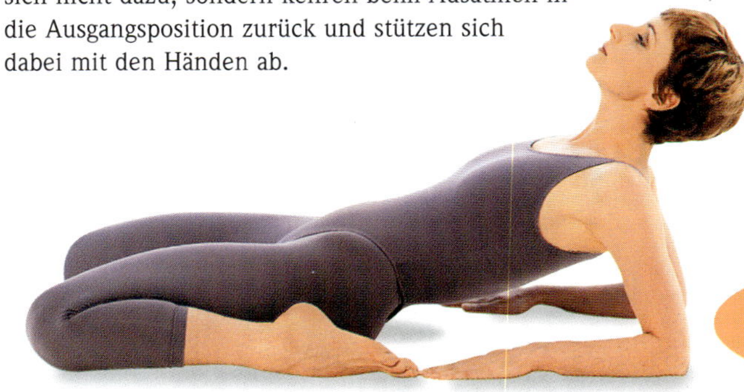

24 Falls Sie noch weiter hinunterkommen, atmen Sie ein und lassen Ihren Körper beim nächsten Ausatmen auf den Boden hinabsinken. Strecken Sie die Arme über den Kopf. Entspannen Sie sich ein paar Atemzüge lang und spüren Sie die Dehnung an der Vorderseite der Oberschenkel, der Hüften und des ganzen Körpers. Wenn Sie Ihre Knie zusammendrücken, wird die Dehnung noch intensiver. Beim Ausatmen kehren Sie langsam in die Ausgangsposition zurück und stützen sich dabei mit den Händen ab.

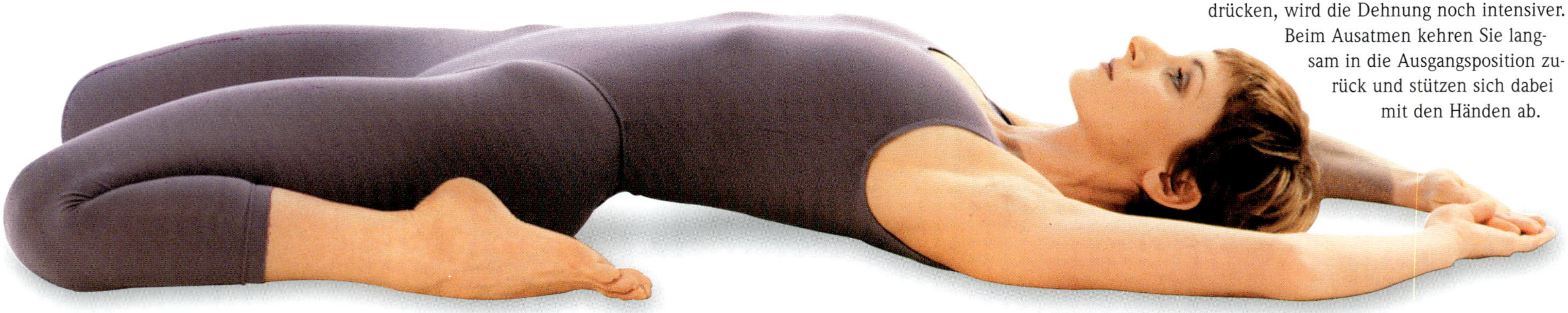

Partnermassage

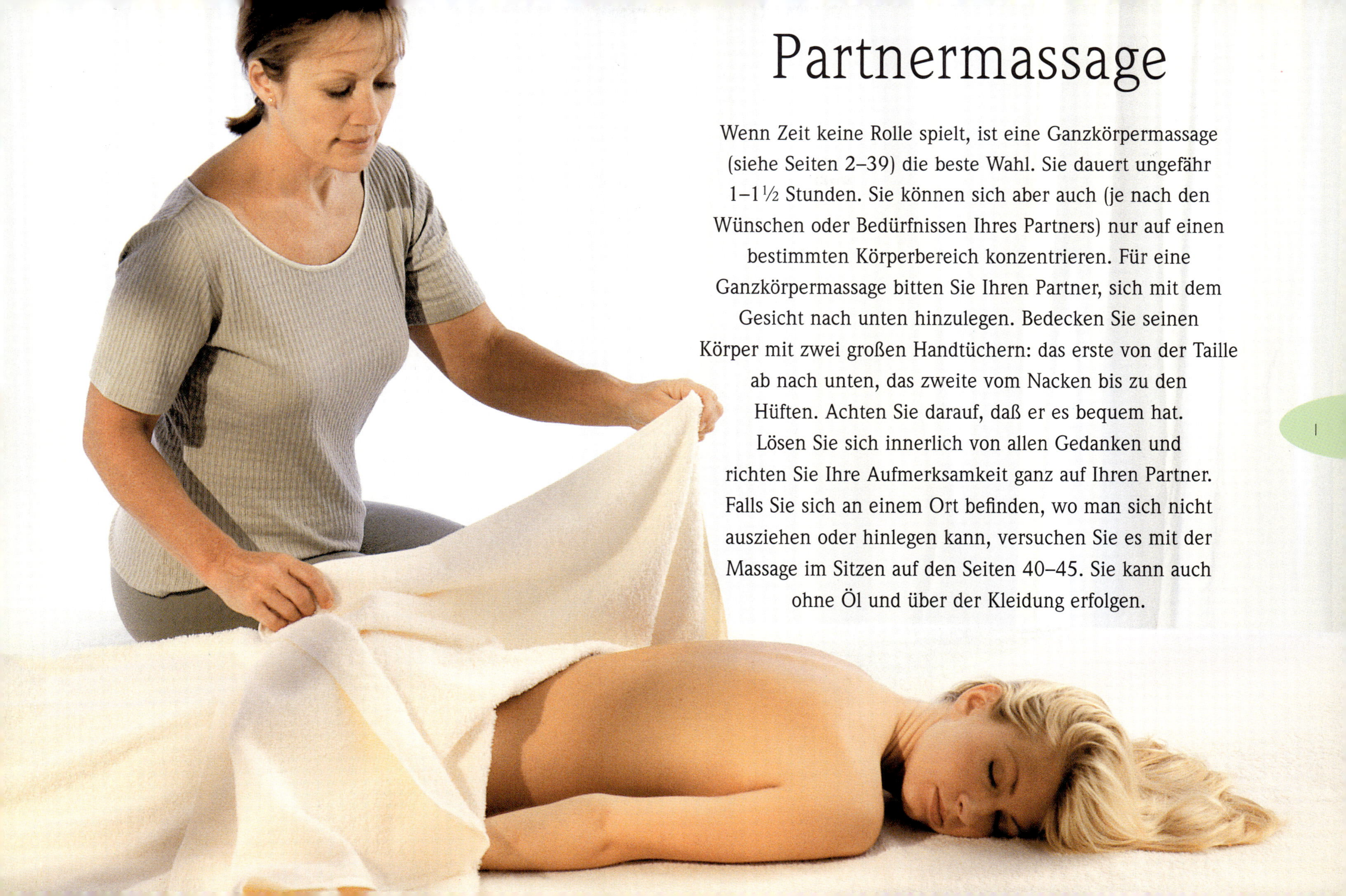

Wenn Zeit keine Rolle spielt, ist eine Ganzkörpermassage (siehe Seiten 2–39) die beste Wahl. Sie dauert ungefähr 1–1½ Stunden. Sie können sich aber auch (je nach den Wünschen oder Bedürfnissen Ihres Partners) nur auf einen bestimmten Körperbereich konzentrieren. Für eine Ganzkörpermassage bitten Sie Ihren Partner, sich mit dem Gesicht nach unten hinzulegen. Bedecken Sie seinen Körper mit zwei großen Handtüchern: das erste von der Taille ab nach unten, das zweite vom Nacken bis zu den Hüften. Achten Sie darauf, daß er es bequem hat. Lösen Sie sich innerlich von allen Gedanken und richten Sie Ihre Aufmerksamkeit ganz auf Ihren Partner. Falls Sie sich an einem Ort befinden, wo man sich nicht ausziehen oder hinlegen kann, versuchen Sie es mit der Massage im Sitzen auf den Seiten 40–45. Sie kann auch ohne Öl und über der Kleidung erfolgen.

Heilsame Dehnungen

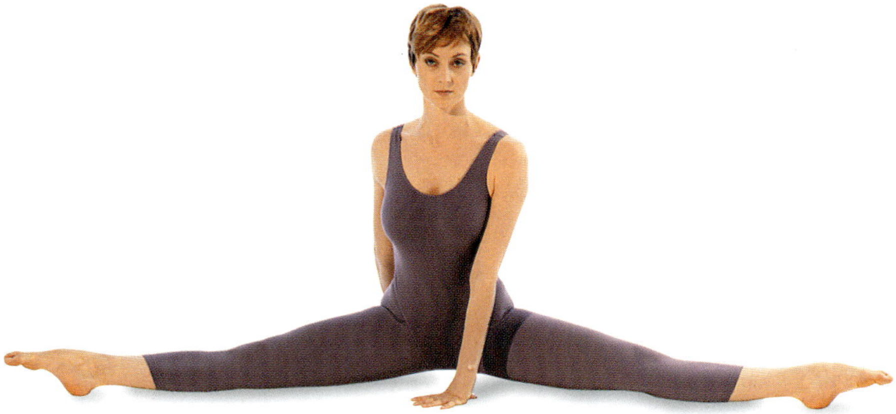

16 Spreizen Sie die Beine, so weit Sie können, und legen Sie eine Hand vor und die andere hinter sich. Neigen Sie den Körper leicht nach vorn und spreizen Sie Ihre Beine dabei noch weiter.

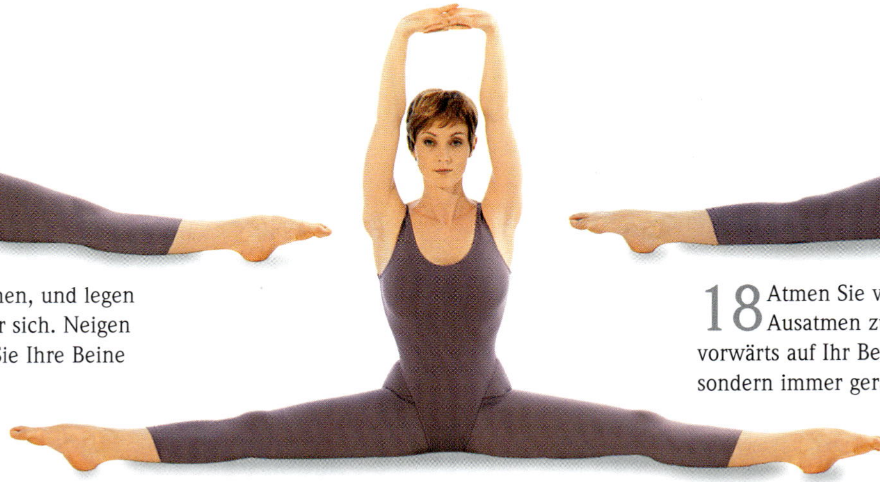

17 Beim Einatmen strecken Sie die Arme über den Kopf. Verschränken Sie die Finger, so daß Ihre Handflächen gedehnt werden, und atmen Sie dabei aus.

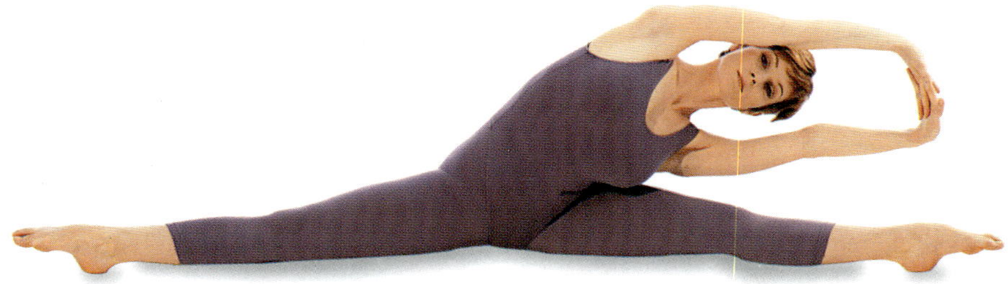

18 Atmen Sie wieder ein und neigen Sie Ihren Körper beim Ausatmen zu einer Seite; aber beugen Sie ihn nicht vorwärts auf Ihr Bein und schauen Sie auch nicht nach unten, sondern immer geradeaus. Dadurch bleibt die Seite Ihres Körpers gestreckt, ebenso die Innenseiten Ihrer Beine. Bleiben Sie ein paar Atemzüge lang so. Beim Ausatmen richten Sie Ihren Körper wieder auf und wiederholen das gleiche zur anderen Seite hin.

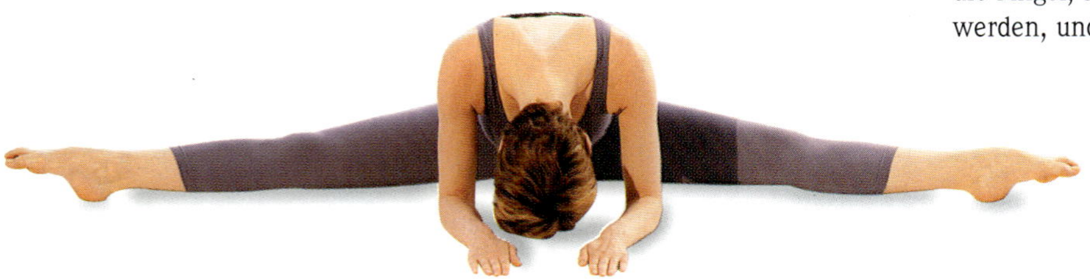

19 Strecken Sie Ihren Körper nun nach vorn. Beugen Sie sich so weit vor, wie Sie können, und legen Sie Ihre Hände oder sogar Ihre Ellbogen auf den Boden. Spüren Sie dabei die Dehnung an den Innenseiten Ihrer Oberschenkel. Bleiben Sie ein paar Atemzüge lang in dieser Position, dann machen Sie bei Schritt 20 weiter oder setzen sich aufrecht hin.

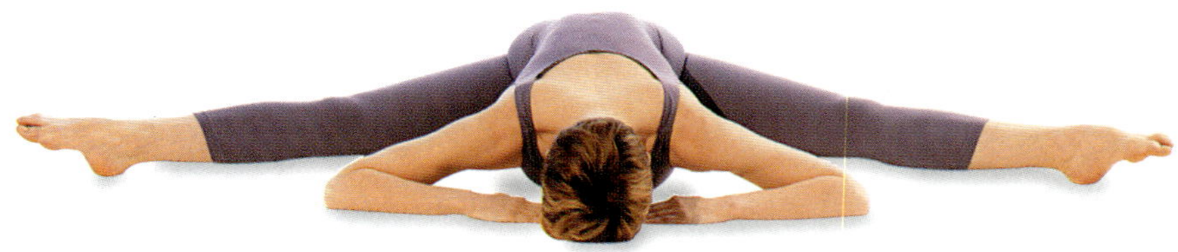

20 Wenn Sie können, strecken Sie Ihren Körper noch weiter nach vorn, bis er flach auf dem Boden liegt und Ihre Arme entweder nach vorn ausgestreckt oder Ihre Ellbogen seitlich abgewinkelt sind. Bleiben Sie ein paar Atemzüge lang in dieser Position und setzen Sie sich dann aufrecht hin.

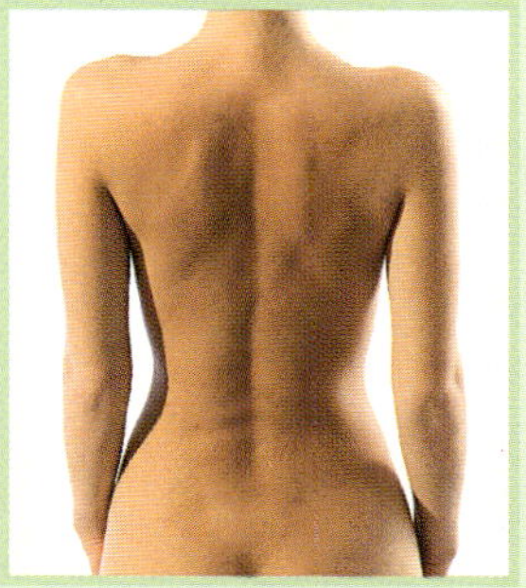

RÜCKEN

Mit einer Massage beginnt man am besten am Rücken. Dieser Bereich ist weniger empfindlich als die Vorderseite des Körpers. Außerdem stauen sich dort normalerweise die meisten Verspannungen an, vor allem in der Muskulatur zwischen und über den Schulterblättern sowie Kreuz und Gesäß. Massieren Sie stets in Richtung der Muskelfasern (siehe Abbildung rechts). Beginnen Sie mit leichtem Druck und steigern Sie diesen langsam, sobald die Muskeln sich aufwärmen.

Der Rücken ist der größte und zeitaufwendigste Körperbereich, an dem Sie arbeiten werden. Doch diese Massage wird Ihrem Partner großen Genuß bereiten und viele Beschwerden lindern.

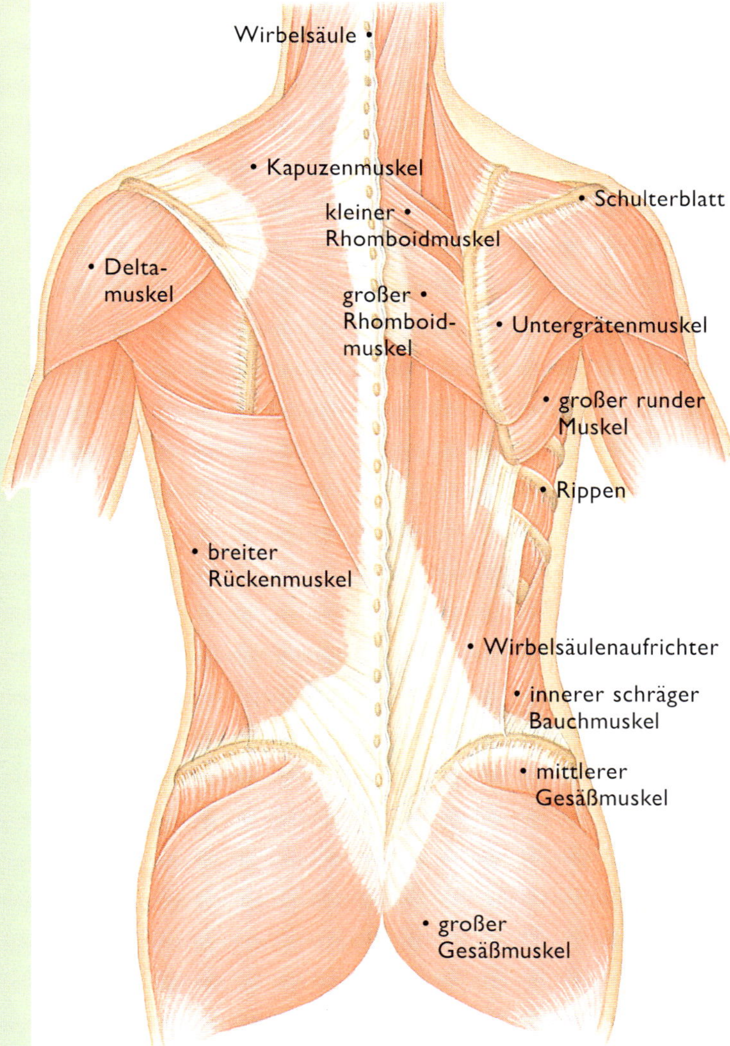

◄ Die Wirbelsäule
besteht aus 24 Wirbeln (kleinen Knochen), die durch Bandscheiben abgepolstert sind. Niemals über den Wirbeln massieren!

◄ Die Schulterblätter
sind Ansatzstelle für viele Muskeln, in denen sich häufig Verspannungen anstauen. Hier können Sie ruhig Druck ausüben.

◄ Das Rückenmark
zieht sich durch die Wirbelsäule hindurch. Nerven, die durch Zwischenwirbellöcher nach außen abzweigen, verbinden das Gehirn mit anderen Körperteilen. Durch Massieren an beiden Seiten der Wirbelsäule bringen Sie das Nervensystem ins Gleichgewicht.

◄ Kreuzbein und Steißbein
bestehen aus mehreren miteinander verwachsenen, starren Wirbeln am unteren Ende der Wirbelsäule. Hier können Sie ruhig etwas Druck ausüben, sofern Ihr Partner in diesem Bereich keine Verletzung hat.

◄ Die Nieren
liegen auf Taillenhöhe zu beiden Seiten der Wirbelsäule hinten an der Bauchwand. Üben Sie in diesem Bereich immer nur leichten Druck aus.

◄ Das Gesäß
und seine Muskeln können Sie ruhig mit tiefem Druck bearbeiten.

Beachten Sie: Die linke Seite der Grafik zeigt oberflächliche Muskeln, die rechte Seite tiefer liegende Muskeln.

Heilsame Dehnungen

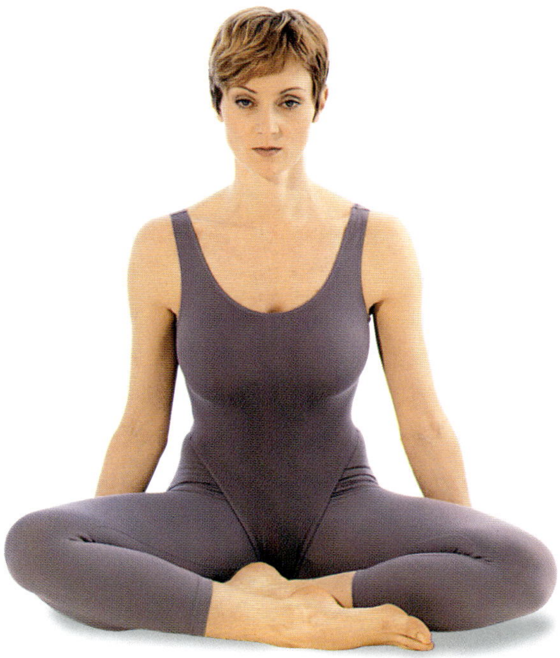

13 Überkreuzen Sie Ihre Beine nun so, daß Ihr rechter Fuß vor den linken zu liegen kommt. Richten Sie Ihre Wirbelsäule gerade auf.

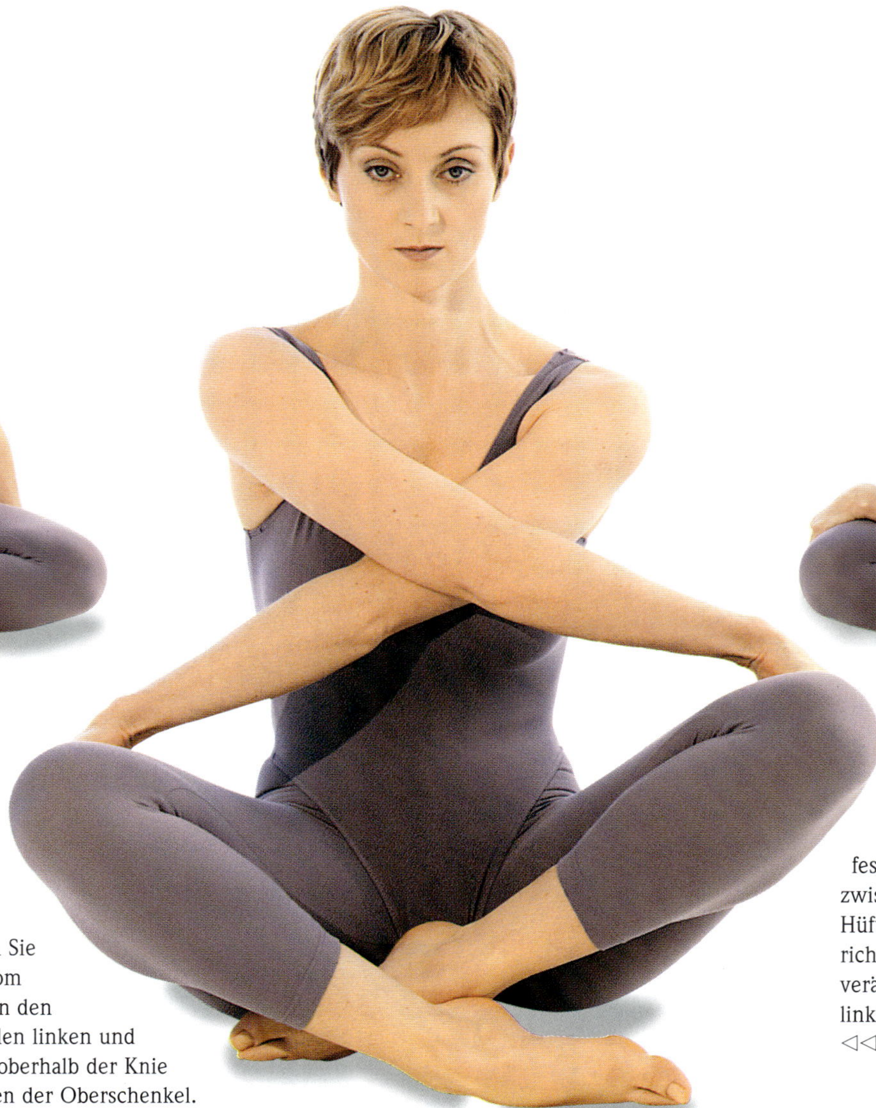

14 Nun heben Sie die Knie vom Boden ab, schieben den rechten Arm vor den linken und legen Ihre Hände oberhalb der Knie auf die Außenseiten der Oberschenkel.

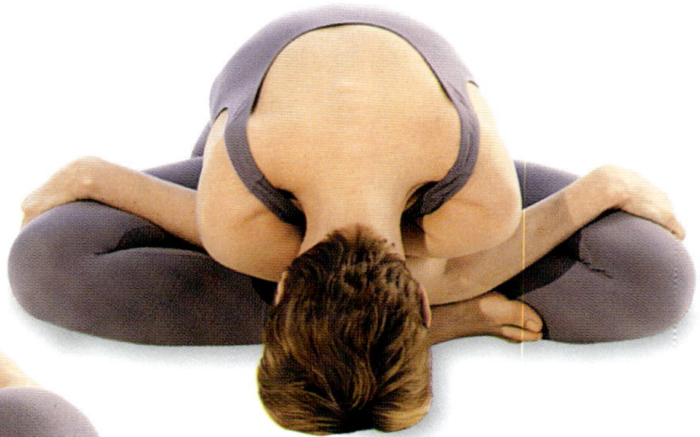

15 Atmen Sie tief ein und neigen Sie Ihren Körper beim Ausatmen zum Boden hin. Gleichzeitig drücken Sie die Knie nach außen und unten. Ihr Gesäß bleibt dabei fest auf dem Boden. Spüren Sie die Dehnung zwischen Ihren Schulterblättern, in Rücken und Hüften. Bleiben Sie ein paar Atemzüge lang so und richten Sie sich beim Ausatmen wieder auf. Dann verändern Sie Ihre Position so, daß linkes Bein und linker Arm vorne zu liegen kommen.

◁◁ Wiederholen Sie Schritt 13–15.

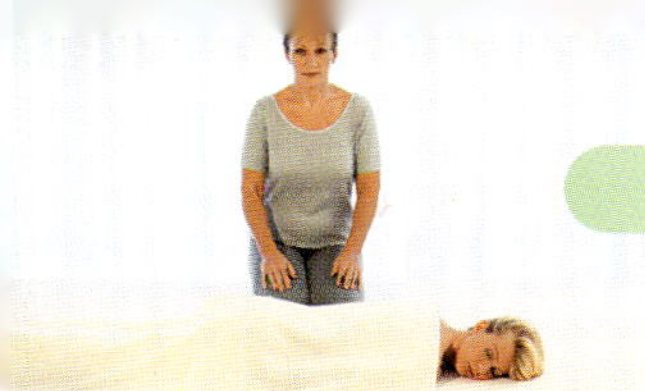

Rücken

Nehmen Sie sich vor der Massage Zeit, sich zu entspannen und sich auf den Körper Ihres Partners einzustellen

1 Legen Sie Ihre rechte Hand auf das Kreuz und die linke oben auf den Rücken Ihres Partners. Schließen Sie die Augen und atmen Sie tief durch. Konzentrieren Sie sich auf Ihre Hände und entspannen Sie sich.

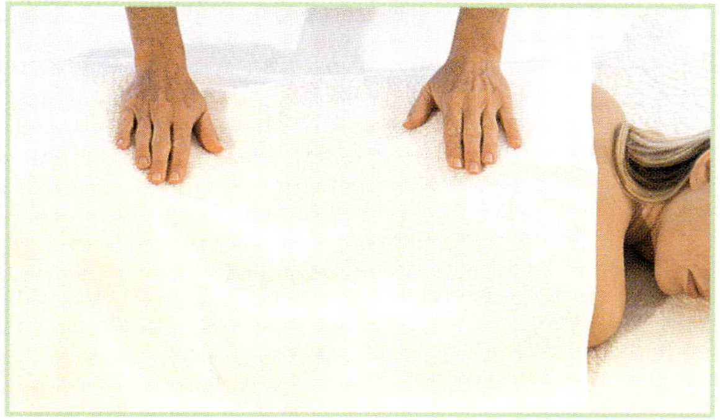

2 Nun schieben Sie Ihre rechte Hand seitlich an die linke Gesäßbacke Ihres Partners. Die andere Hand bleibt oben auf dem Rücken. Machen Sie mit ganz leichtem Druck der Handballen schaukelnde Bewegungen, um den Körper Ihres Partners sanft von sich wegzudrücken.

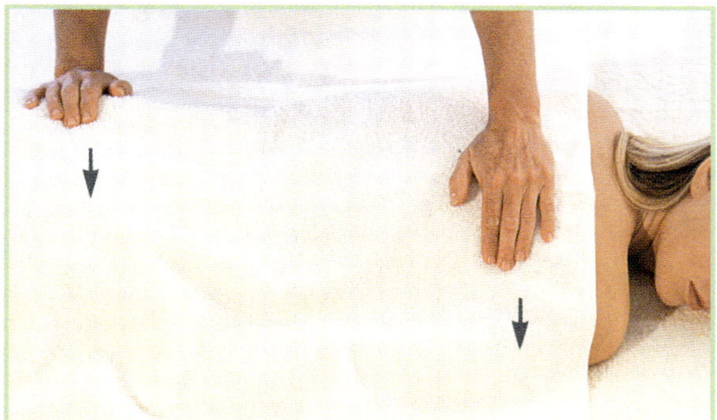

3 Setzen Sie die sanft wiegenden Bewegungen fort und plazieren Sie Ihre linke Hand dabei neben die rechte.

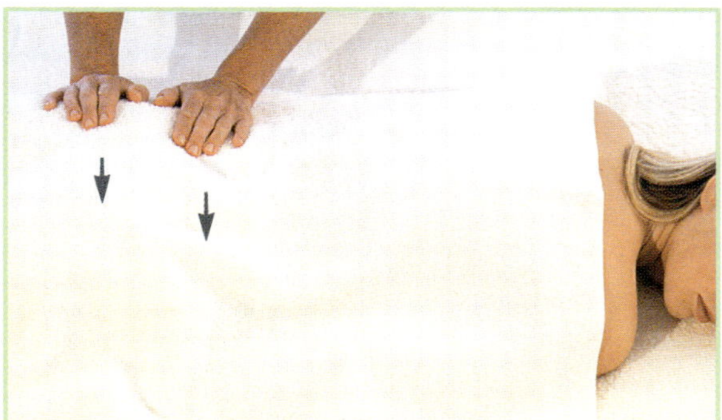

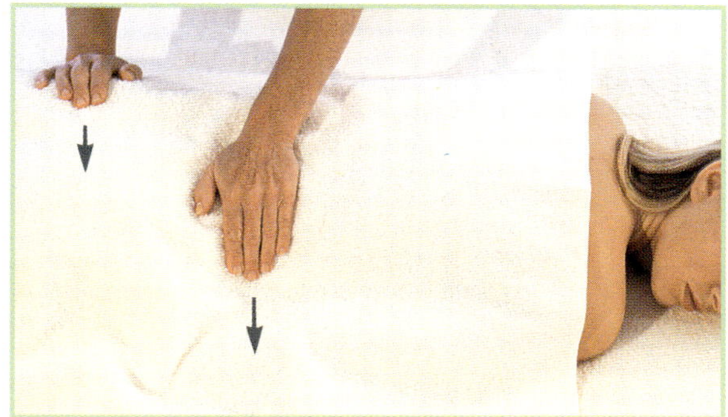

4 Wandern Sie, während Sie weiter schaukeln, mit der linken Hand über den ganzen Rücken – erst an der linken Seite nach oben, dann an der rechten nach unten. Lassen Sie die Schaukelbewegung langsam abebben.

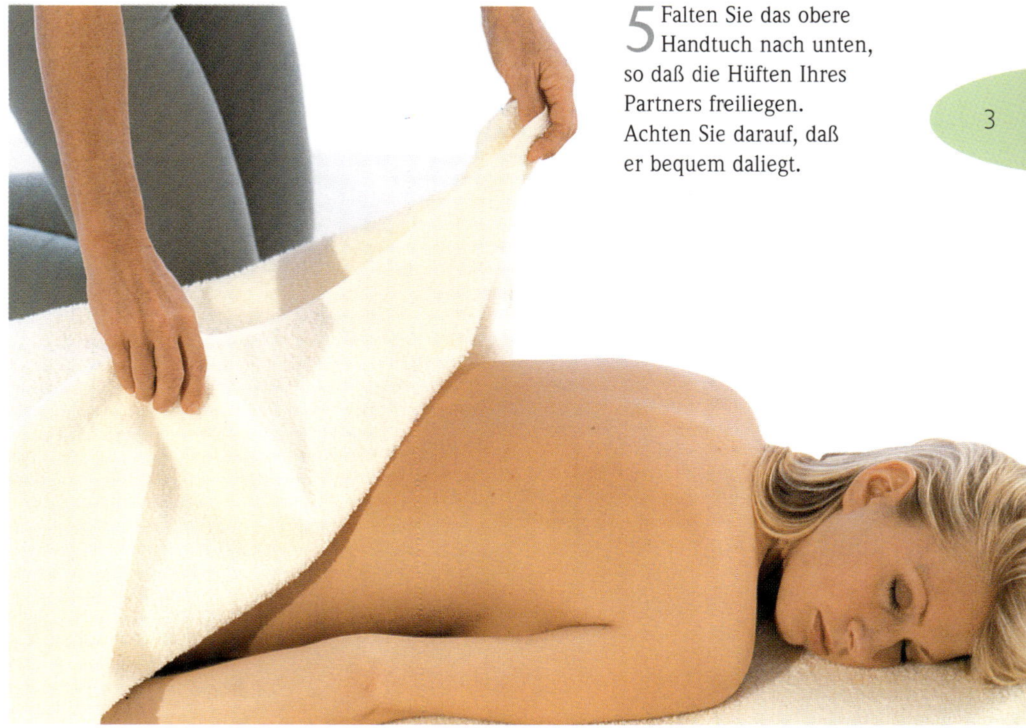

5 Falten Sie das obere Handtuch nach unten, so daß die Hüften Ihres Partners freiliegen. Achten Sie darauf, daß er bequem daliegt.

Heilsame Dehnungen

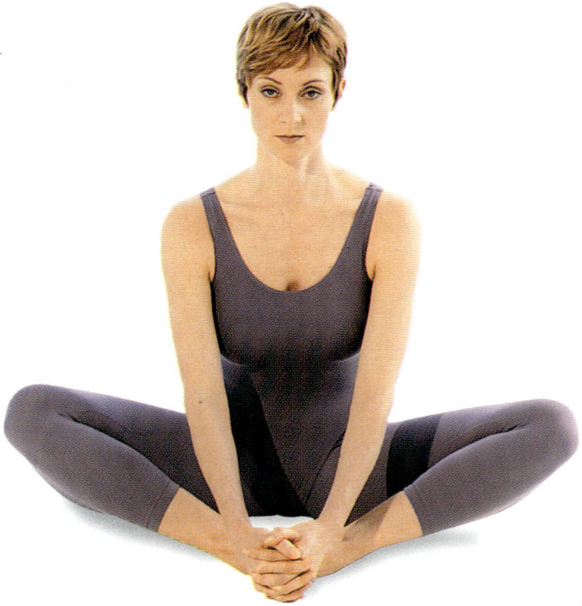

10 Setzen Sie sich im Schneidersitz auf den Boden und legen Sie Ihre Füße so aneinander, daß die Fußsohlen sich berühren. Lassen Sie Ihre Knie nach unten in Richtung Boden sinken, richten Sie die Wirbelsäule gerade auf und atmen Sie ein. Dann umfassen Sie Ihre Zehen mit den Händen.

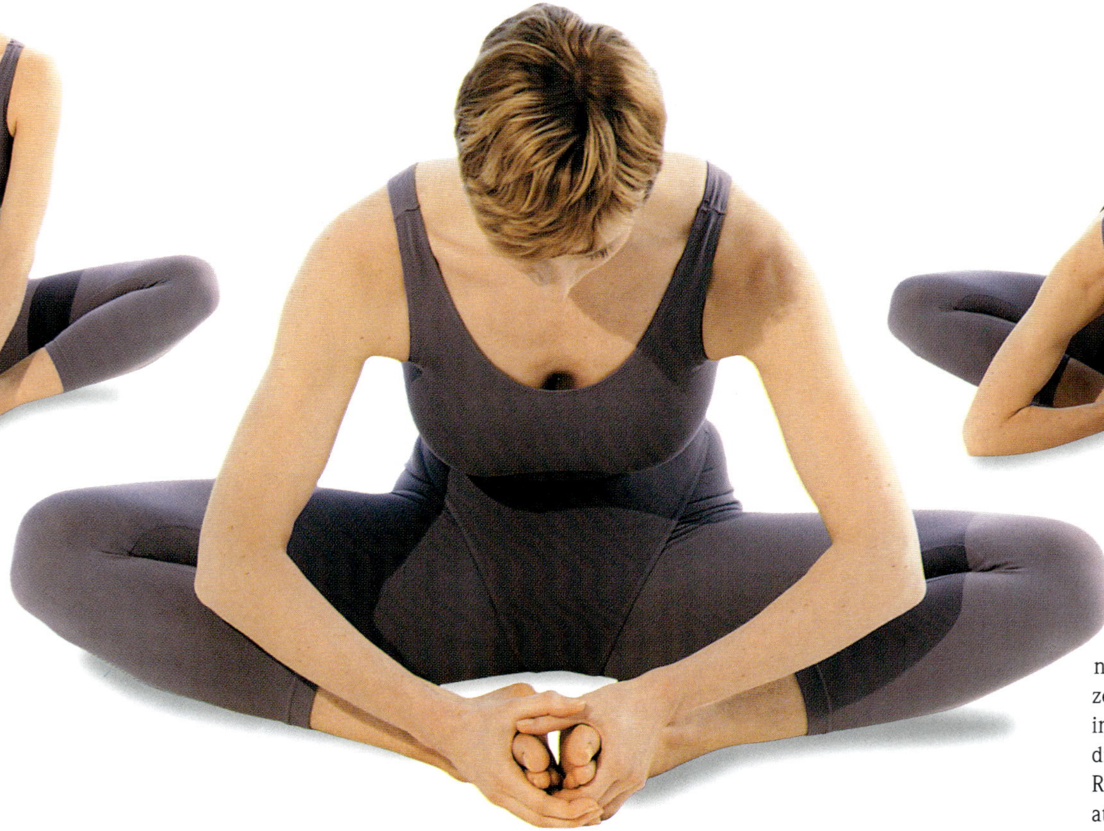

11 Beim Ausatmen lassen Sie Kopf und Körper locker nach vorn sinken. Ihr Gesäß bleibt fest auf dem Boden, während Sie den Kopf nach unten zu den Füßen neigen. Lassen Sie auch Ihre Ellbogen in Richtung Boden sinken.

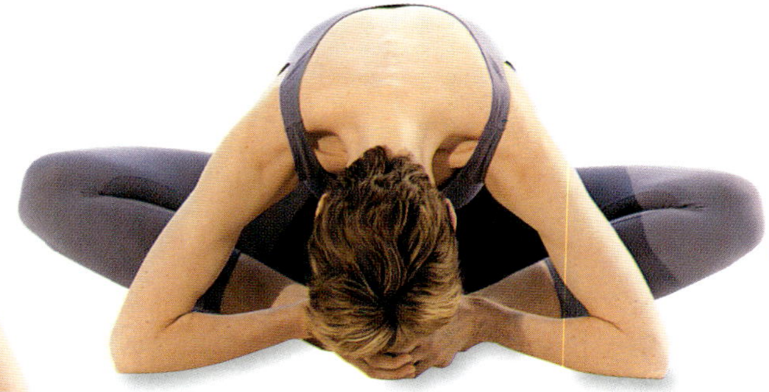

12 Bleiben Sie vier Atemzüge lang in dieser Position und krümmen Sie Ihren Körper bei jedem Ausatmen weiter nach vorn, so daß Kopf und Ellbogen noch tiefer zu Boden sinken. Gleichzeitig drücken Sie die Knie nach außen in Richtung Boden. Spüren Sie dabei die Dehnung in Schultern und Armen, Rücken und Leistengegend. Dann atmen Sie ein und richten sich beim Ausatmen langsam wieder auf.

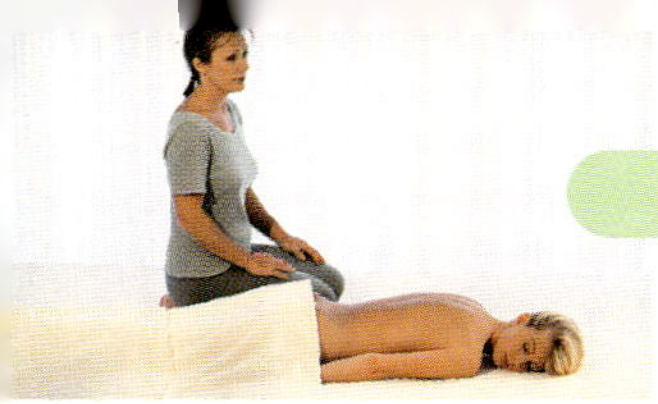

Rücken

Üben Sie über den Nieren keinen Druck aus

Verstärken Sie die Tiefe Ihres Drucks allmählich, während der Rücken sich aufwärmt

6 Legen Sie Ihre Hände links und rechts neben der Lendenwirbelsäule auf den Rücken. Lassen Sie sie langsam bis zur Nackenwurzel hochgleiten, dann nach außen zu den Schultern und seitlich am Rücken hinab.

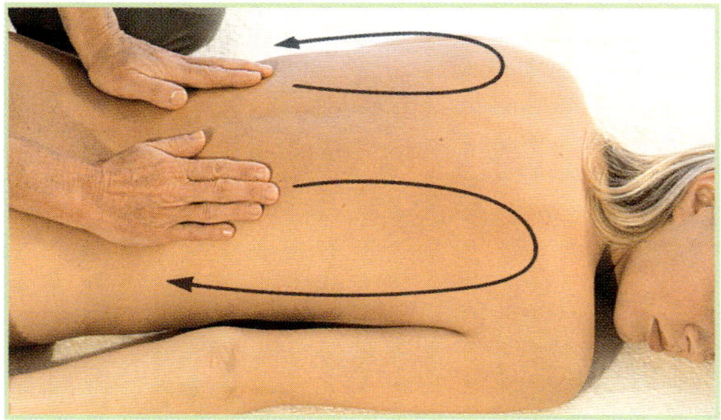

7 Sobald Ihre Hände unten an der Taille angelangt sind, ziehen Sie sie nach oben und innen. ◁◁ Wiederholen Sie Schritt 6 und 7 so lange, bis der Rücken gut eingeölt ist und sich warm anfühlt.

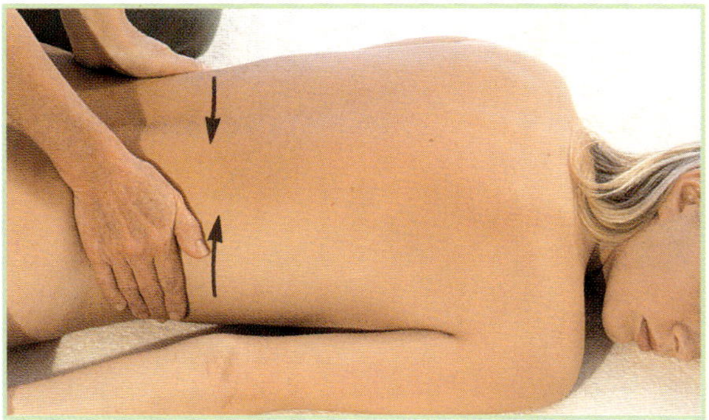

8 Nun ziehen Sie an beiden Seiten des Rückens in Schwimmbewegungen weite, überlappende Kreise. Beginnen Sie im Lendenwirbelsäulenbereich, massieren Sie nach oben zu den Schultern und entlang der Seiten nach unten. Mehrere Male wiederholen.

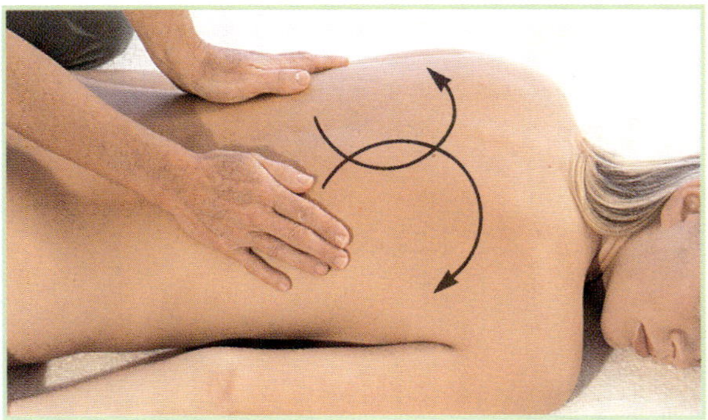

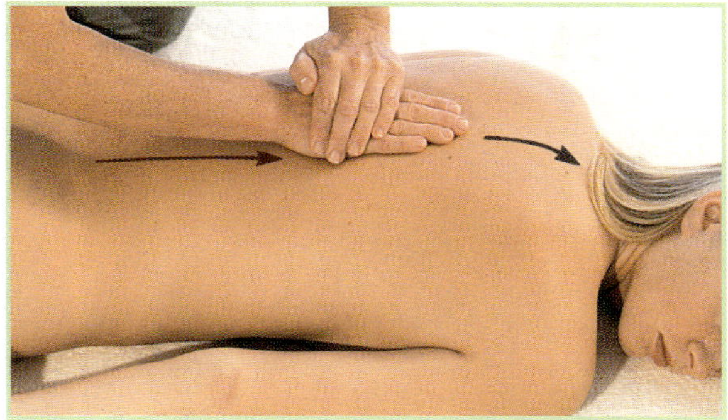

9 Legen Sie Ihre rechte Hand unten an die Wirbelsäule, die Finger zeigen zum Kopf Ihres Partners. Nun legen Sie die linke Hand quer über die rechte und streichen mit verstärktem Druck zum Nacken hin.

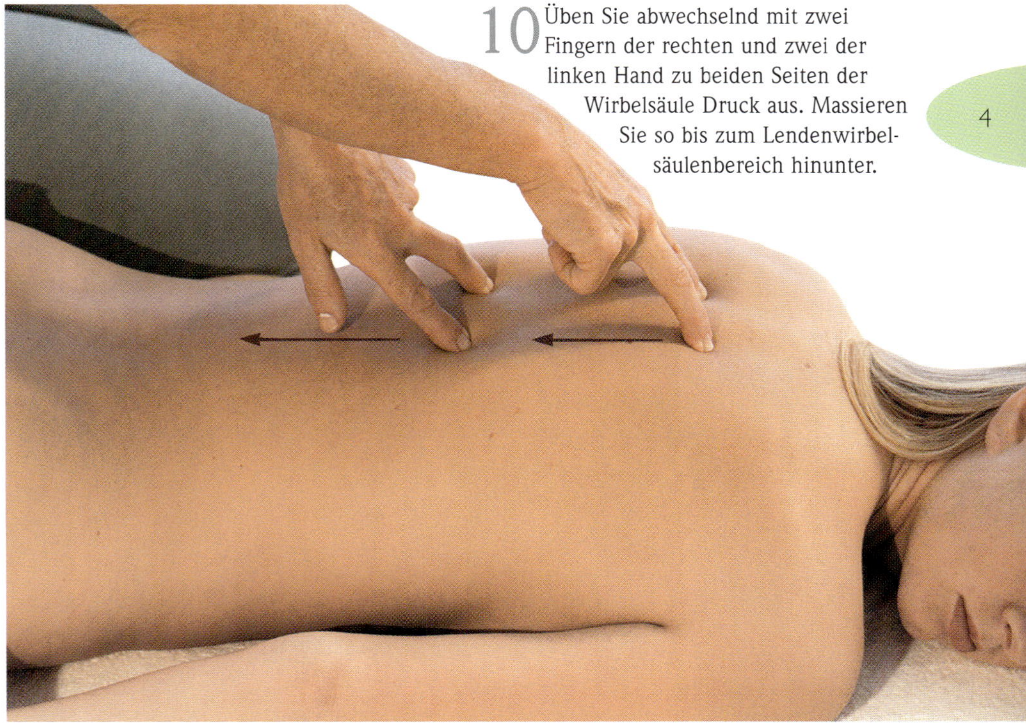

10 Üben Sie abwechselnd mit zwei Fingern der rechten und zwei der linken Hand zu beiden Seiten der Wirbelsäule Druck aus. Massieren Sie so bis zum Lendenwirbelsäulenbereich hinunter.

◁◁ Wiederholen Sie Schritt 9–10. Kauern Sie sich weiter oben neben Ihren Partner.

Heilsame Dehnungen

4 Setzen Sie sich mit gestreckten Beinen auf den Boden.

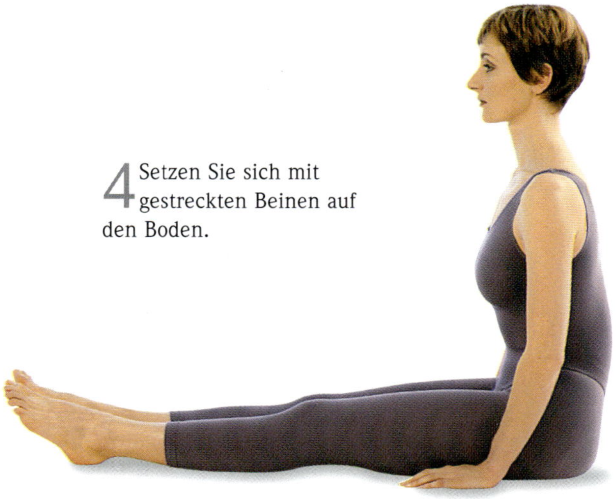

5 Strecken Sie beim Einatmen die Hände über den Kopf, so weit Sie können, um Ihre Wirbelsäule zu dehnen. Ihre Handflächen zeigen dabei nach außen.

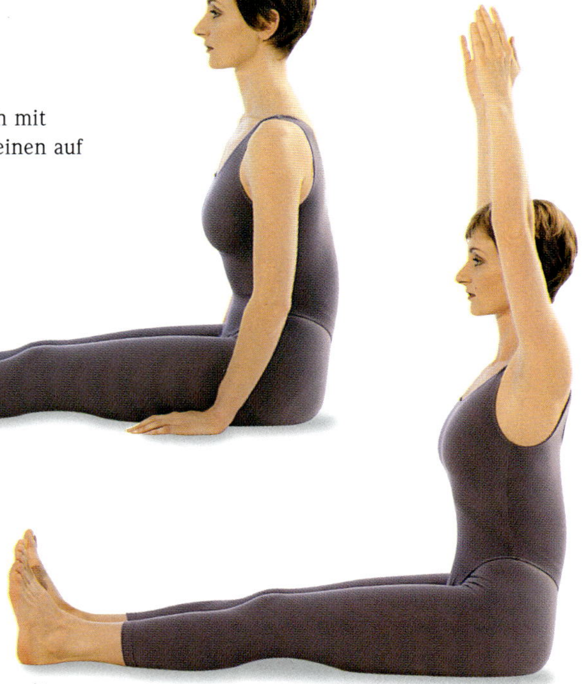

6 Beim Ausatmen beugen Sie sich langsam nach vorn, senken die Arme auf Schulterhöhe und strecken sie zu Ihren Füßen. Rücken und Beine bleiben dabei gerade; Ihr Blick ist geradeaus gerichtet.

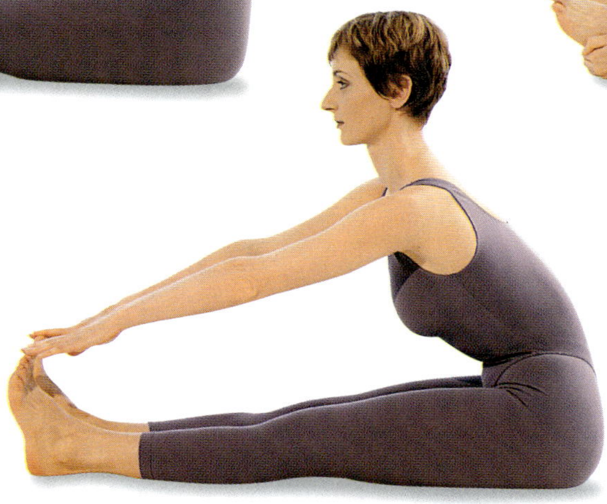

7 Atmen Sie tief ein. Beim Ausatmen beugen Sie sich nach vorn und versuchen, Ihre Hände noch weiter vorzustrecken.

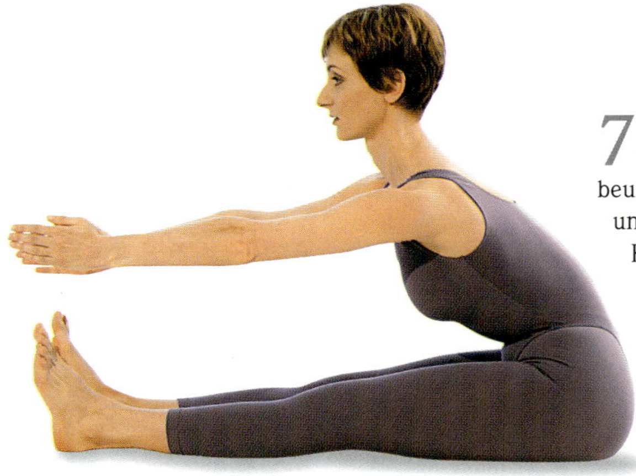

8 Atmen Sie wieder ein und lassen Sie Kopf und Körper ein paar Atemzüge lang auf Ihre Beine sinken, sofern Sie beweglich genug dazu sind. Wenn nicht, machen Sie bei Schritt 9 weiter.

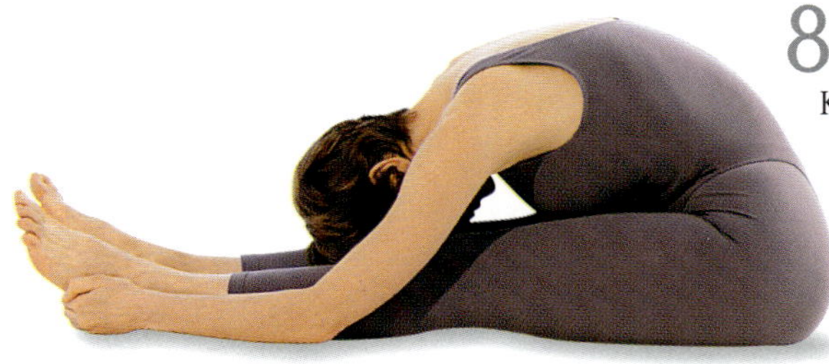

9 Kehren Sie während des Ausatmens langsam in die aufrechte Position zurück.

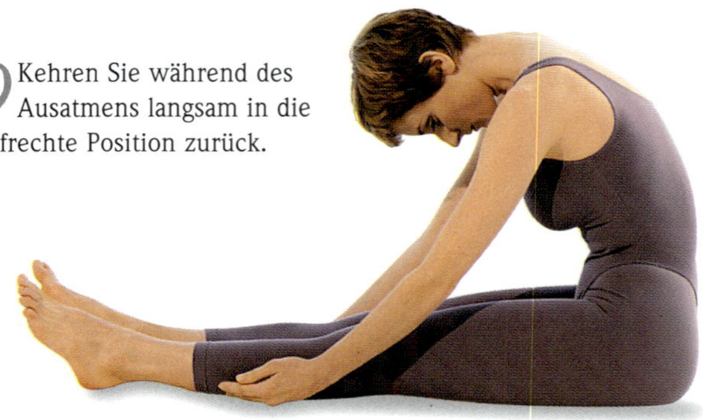

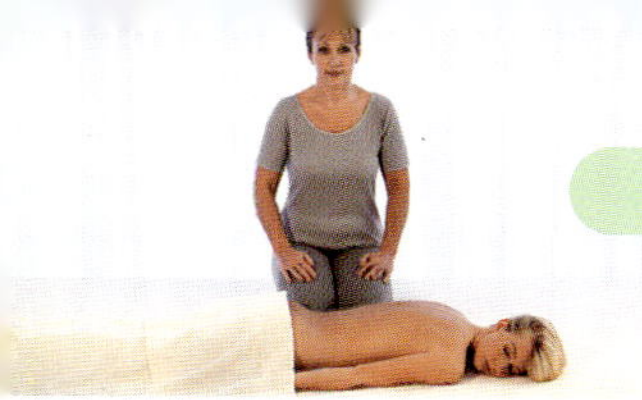

Rücken

Üben Sie über den Nieren keinen Druck aus

Mit sehr tiefem Druck sollten Sie nur an fleischigen Körperbereichen arbeiten

11 Beginnen Sie am Gesäß und ziehen Sie das Fleisch Ihres Partners abwechselnd mit beiden Handflächen von den Seiten zum Rücken hin. Folgen Sie den Konturen seines Körpers nach oben. Hier ziehen Sie Ihre Finger quer über seine Schulter zum Nacken hin. Dann massieren Sie wieder nach unten zur Hüfte. Ihre Hände sollten dabei dicht aufeinanderfolgen, so daß der Körperkontakt zum Partner nicht abbricht.

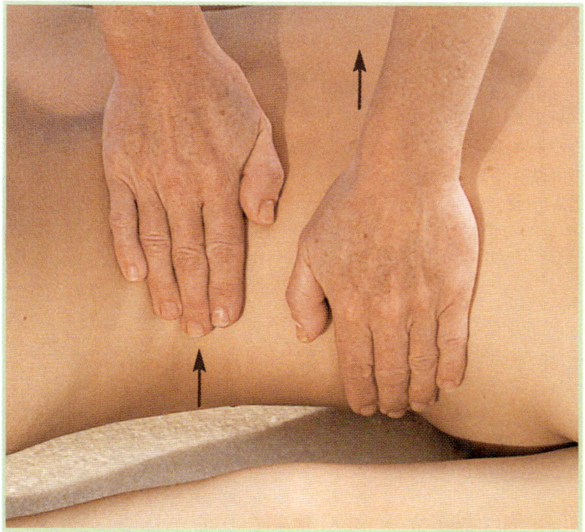

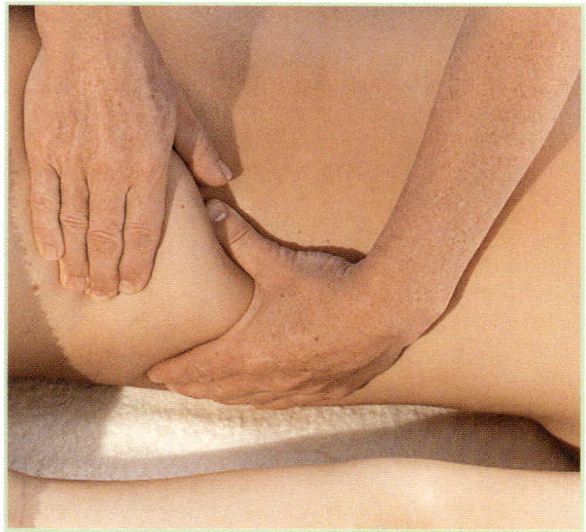

13 Nun kneten Sie das Gesäß. Greifen Sie das Fleisch abwechselnd mit beiden Händen und verstärken Sie den Druck allmählich. Arbeiten Sie sich am Rücken hoch bis zur Oberseite des Armes. Rollen Sie das Schulterfleisch zwischen Daumen und Zeigefingern. Dann kneten Sie leicht den Nacken und massieren zwischen Wirbelsäule und Schulterblatt abwärts.

12 Legen Sie beide Hände dicht nebeneinander auf seine Hüften. Strecken Sie Ihre Finger und heben Sie die Fingerspitzen leicht ab. Nun reiben Sie mit den Händen vor und zurück, um die Muskeln aufzuwärmen, und arbeiten auf diese Weise bis zur Schulter. Konzentrieren Sie sich besonders auf das Schulterblatt und den Bereich zwischen Schulterblatt und Wirbelsäule. Dann massieren Sie wieder zum unteren Ende der Hüfte hin.

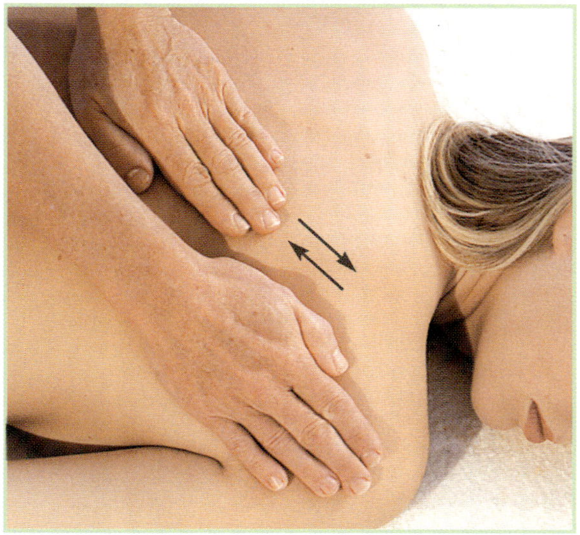

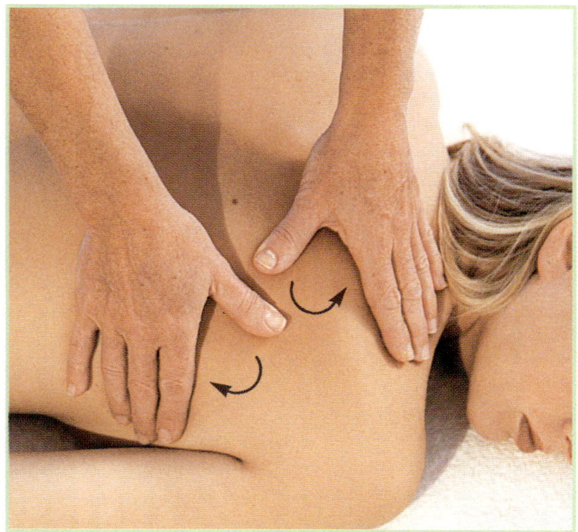

14 Rollen Sie Ihre Daumen abwechselnd in Kreisen nach außen. Arbeiten Sie dabei von der Wirbelsäule zum Schulterblatt hin. Bitten Sie Ihren Partner um Rückmeldung, während Sie den Druck verstärken. Meist erzeugt diese Technik einen »angenehmen Schmerz« und das willkommene Gefühl, daß Verspannungen sich lösen. Massieren Sie auf diese Weise das ganze Schulterblatt.

Massieren Sie mit knetenden Bewegungen zum Gesäß hinunter.

Heilsame Dehnungen

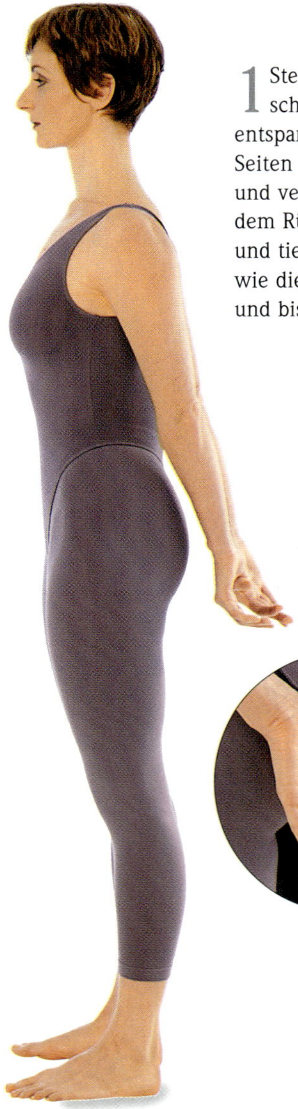

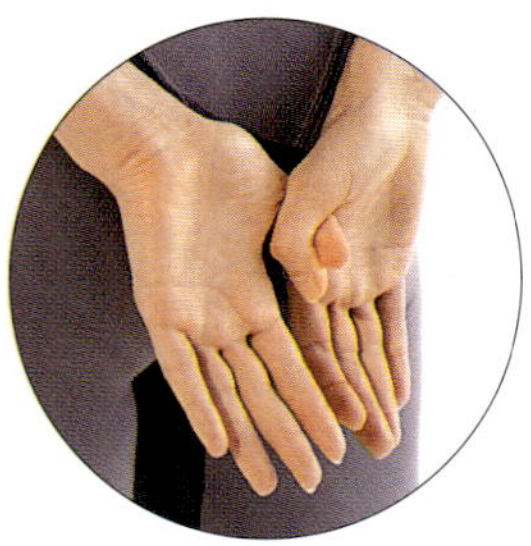

1 Stellen Sie sich hin. Ihre Füße sind schulterbreit auseinander, die Knie entspannt, die Arme hängen locker an den Seiten herab. Entspannen Sie Ihren Bauch und verschränken Sie Ihre Daumen hinter dem Rücken ineinander. Atmen Sie langsam und tief ein und stellen Sie sich dabei vor, wie die Atemluft Brust und Bauch ausfüllt und bis in Ihre Fingerspitzen strömt.

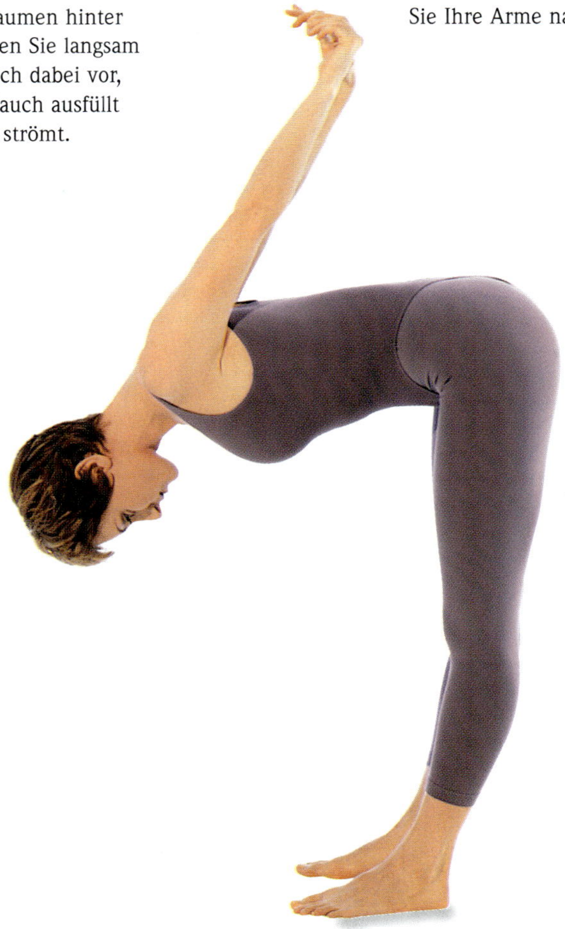

2 Nun atmen Sie langsam aus, beugen sich vor und senken den Kopf zu den Knien herab. Gleichzeitig strecken Sie Ihre Arme nach oben.

3 Entspannen Sie sich und atmen Sie ein paarmal tief ein und aus. Bei jedem Ausatmen lösen Sie sämtliche Anspannungen in Ihrem Körper, strecken Ihre Arme noch weiter nach hinten und drücken den Kopf so weit nach unten, wie es geht.

Beim Einatmen kehren Sie langsam in die aufrechte Position zurück und verschränken die Daumen nun in der anderen Richtung ineinander.

◁◁ Wiederholen Sie Schritt 1–3.

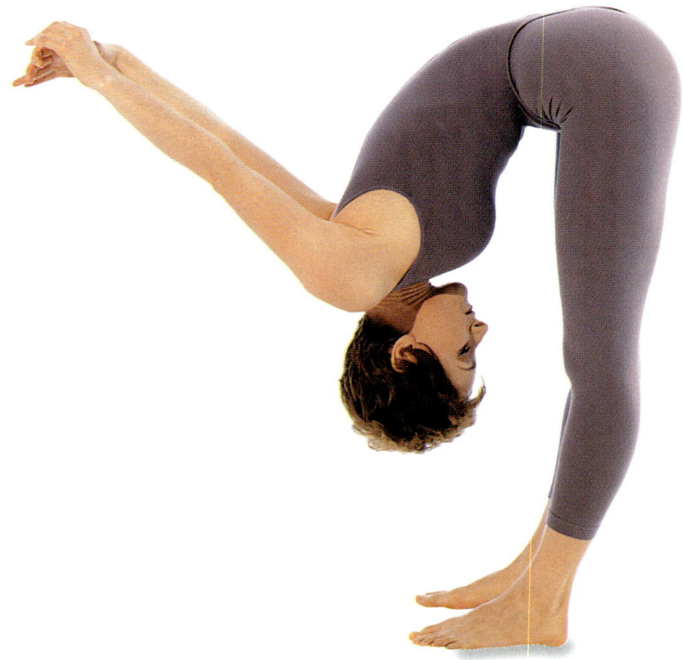

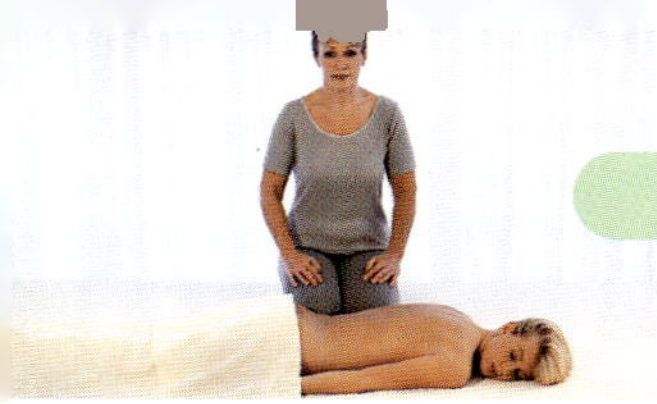

Rücken

Üben Sie über den Nieren keinen Druck aus

15 Legen Sie Ihre Unterarme quer über die Rückenmitte Ihres Partners. Ihre Handflächen berühren sich dabei.

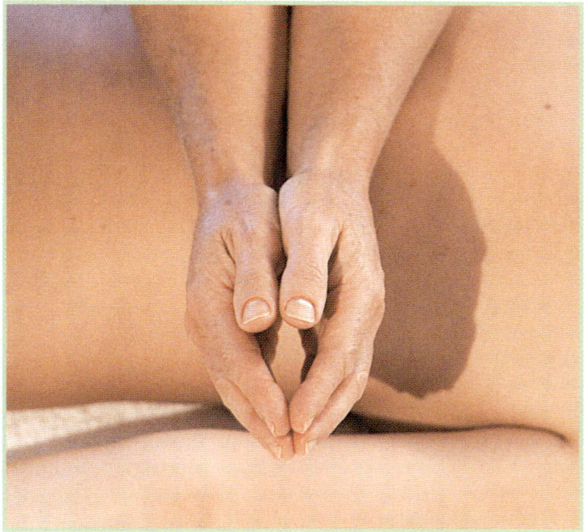

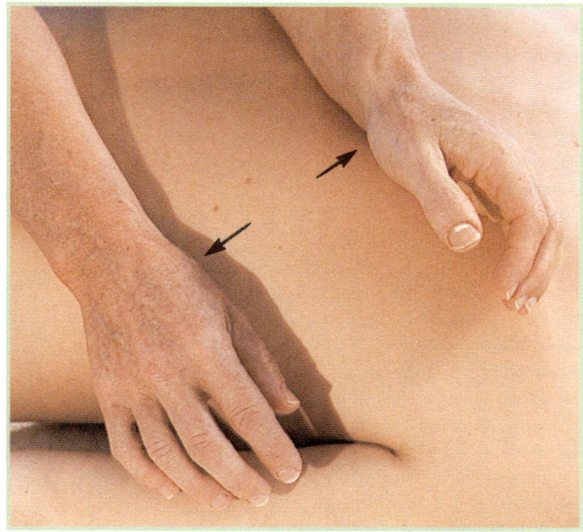

17 Wiederholen Sie diese Bewegung diagonal an beiden Seiten. Schieben Sie den linken Arm dabei zur Schulter hoch, während Ihr rechter Arm an der gegenüberliegenden Gesäßbacke hinabgleitet.

16 Nun drücken Sie Ihre Arme langsam auseinander und drehen sie so, daß die Handflächen nach unten zeigen. Ihr rechter Arm sollte am unteren Ende der Wirbelsäule zu liegen kommen, der linke Arm oben am Nacken. Üben Sie mit Ihrem Körpergewicht Druck aus.

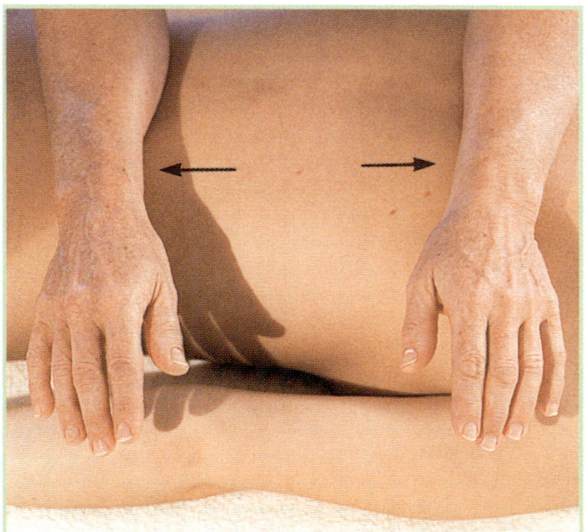

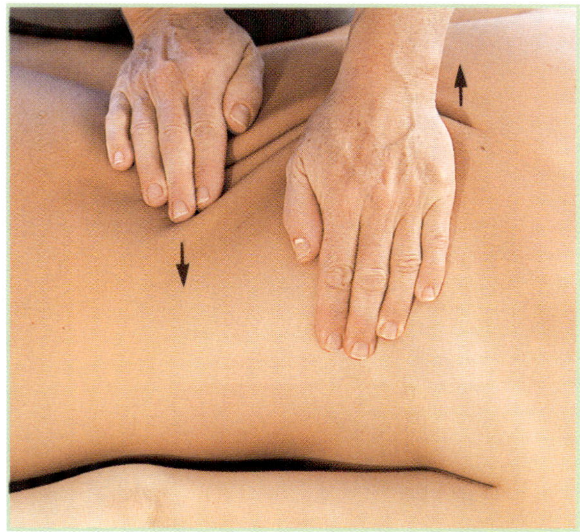

18 Legen Sie beide Hände so auf das Gesäß, daß sie in die gleiche Richtung zeigen, und massieren Sie mit einer gegenläufigen, wringenden Bewegung am Rücken entlang nach oben. Wenn Sie das Fleisch mit einer Hand nach vorn schieben, ziehen Sie es mit der anderen nach hinten. Arbeiten Sie dabei mit den Ballen und Fingern beider Hände.

Knien Sie sich rechts neben Ihren Partner. ◁◁ Wiederholen Sie Schritt 11–18 an der rechten Rückenhälfte.

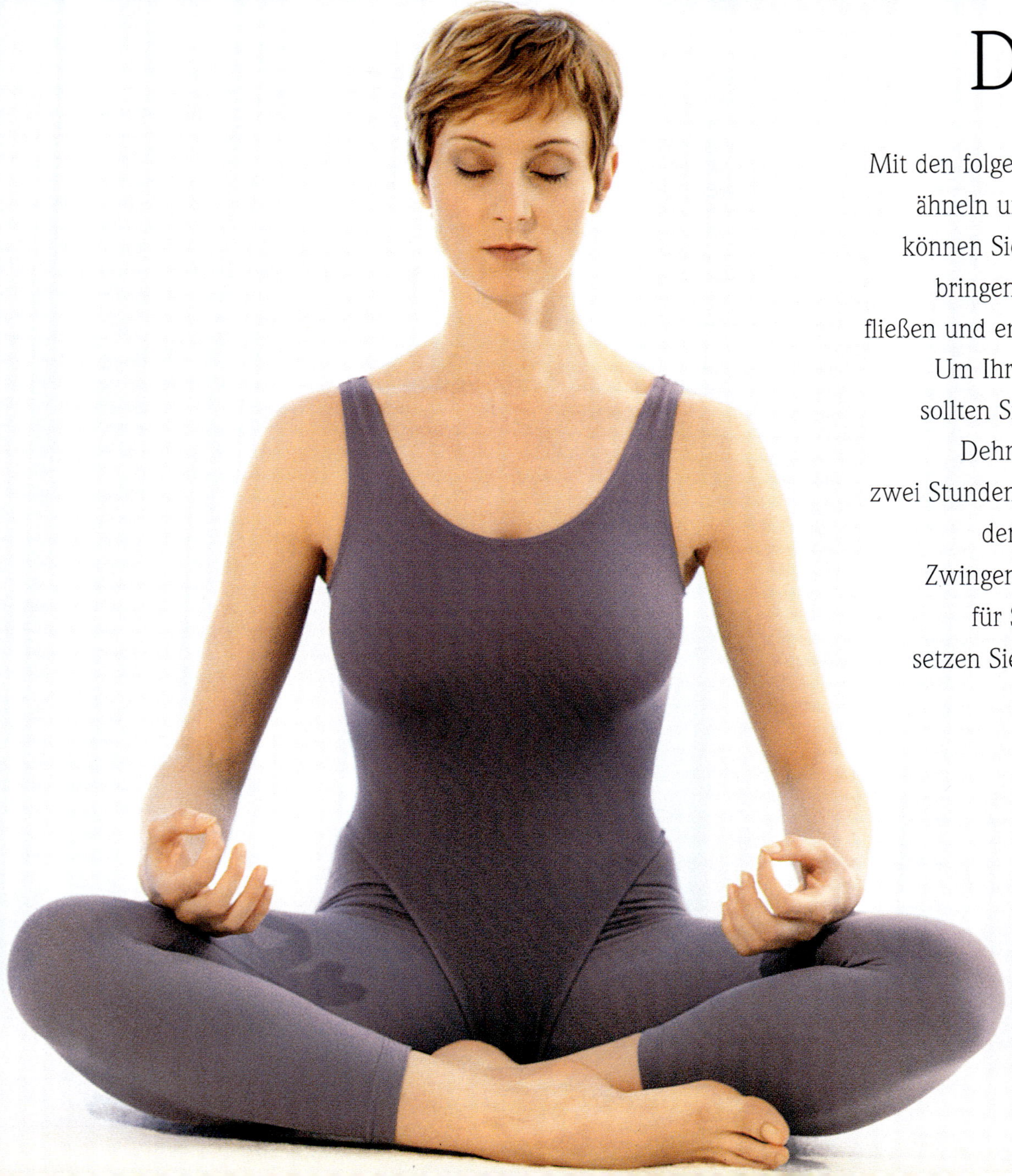

Dehnübungen

Mit den folgenden heilsamen Dehnungen, die Yoga-Übungen ähneln und auf uralten östlichen Praktiken basieren, können Sie Ihren Körper wunderbar ins Gleichgewicht bringen. Sie lassen blockierte Energie wieder frei fließen und erfüllen Sie mit neuer Energie und Wohlbefinden. Um Ihre Beweglichkeit und Vitalität zu erhöhen, sollten Sie sich jeden Tag 10 Minuten Zeit für diese Dehnungen nehmen (am besten mindestens zwei Stunden nach dem Essen). Entspannen Sie sich in jeder der Positionen und atmen Sie dabei aus. Zwingen Sie sich nie zu Stellungen, die unbequem für Sie sind. Im Anschluß an die Übungen setzen Sie sich ruhig hin, atmen tief ein und aus und konzentrieren Ihre Energie.

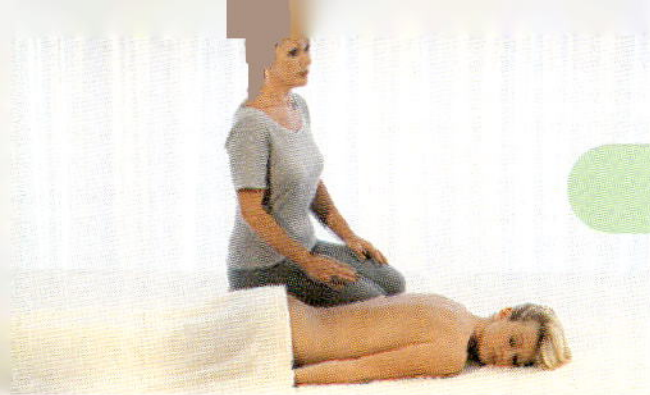

Rücken

19 Kauern Sie sich wieder links neben Ihren Partner. Gleiten Sie mit beiden Händen nach oben über seine Schultern. Kneten Sie Schultern und Nackenwurzel leicht. Drücken und »rollen« Sie das Fleisch dabei zwischen Daumen und Fingern.

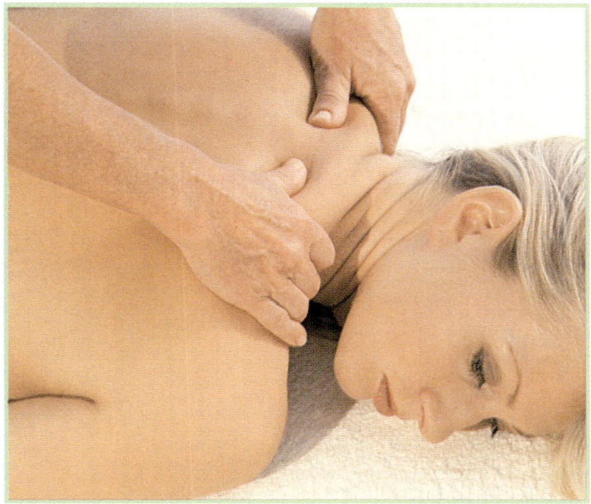

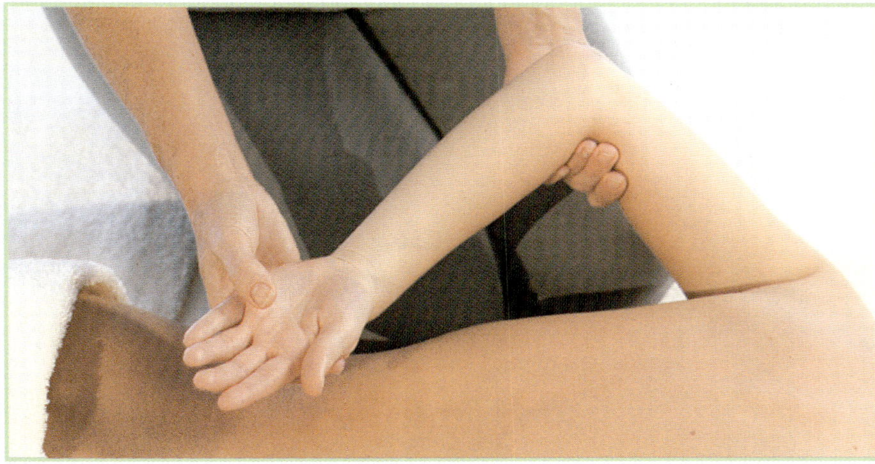

20 Schieben Sie Ihre linke Hand nach unten zum linken Ellenbogen Ihres Partners. Mit der rechten fassen Sie seine Hand, beugen seinen Ellbogen, heben den Unterarm quer über seinen Rücken und legen ihn dort ab.

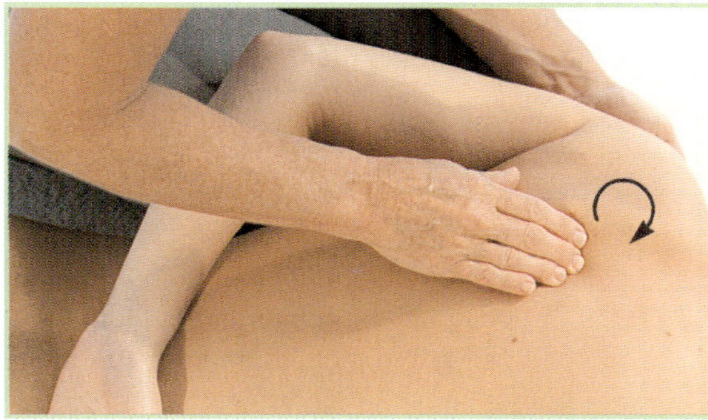

21 Legen Sie Ihre linke Hand unter die linke Schulter Ihres Partners und massieren Sie mit geschlossenen Fingern und kreisförmigen Bewegungen das Schulterblatt und die Muskeln zwischen Schulterblatt und Wirbelsäule.

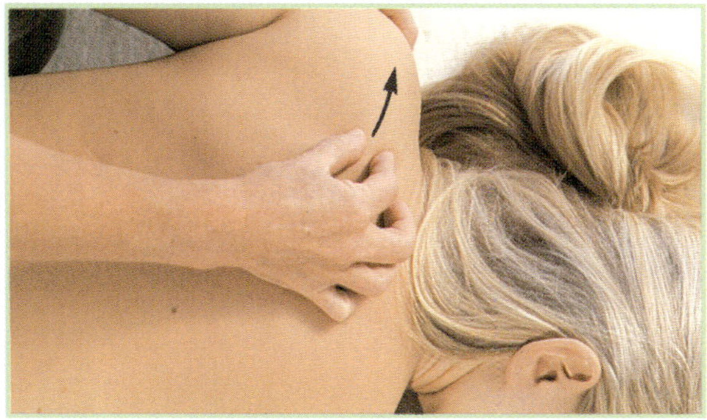

22 Suchen Sie den Knochenkamm, der sich quer über den oberen Teil des Schulterblatts zieht. Drücken Sie das Fleisch entlang dieses Kamms zwischen Daumen und Fingern. Arbeiten Sie dabei vom Nacken nach außen.

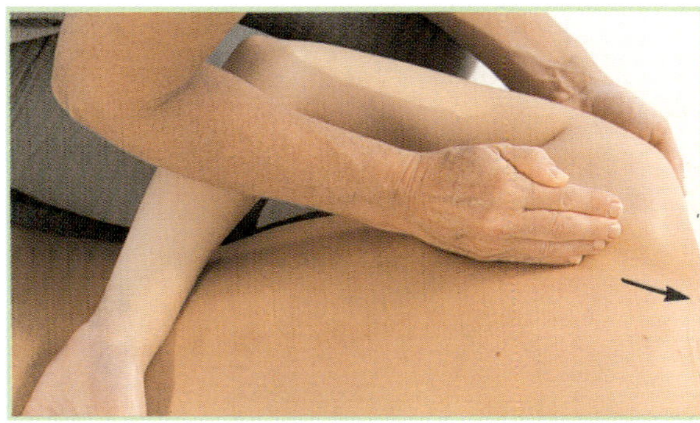

23 Legen Sie Ihre Handkante mit geschlossenen Fingern an die innere obere Kante des Schulterblatts. Heben Sie die Schulter leicht ab und lassen Sie Ihre Hand unter das Schulterblatt gleiten. ◁◁ Wiederholen Sie Schritt 21–23.

Kauern Sie sich zur rechten Schulter. ◁◁ Wiederholen Sie Schritt 20–23.

Sportverletzungen

Vor und nach körperlicher Betätigung ist eine Massage sehr zu empfehlen. Setzen Sie vor dem Training kräftigende Techniken wie Kneten und Klopfmassage (siehe Seite XI und XIII) ein und nach dem Training Lymphdrainage und Druck in die Tiefe (siehe Seite XI und XII), um die Ausscheidung von Abfallstoffen zu fördern.

Zu Krämpfen kommt es durch eine Einschränkung des Blutstroms in den betreffenden Bereich. Eine Massage fördert die Durchblutung und bringt so Linderung. Bei einem Beinkrampf sollten Sie das Bein hochlegen. Dann streichen Sie am ganzen Bein entlang zum Körper hin und kneten die verkrampften Muskeln.

Zu Zerrungen und Verstauchungen kommt es, wenn ein Muskel unter Dauerbelastung steht, durch Bewegungen oder Verrenkungen, die die Bänder zwischen Knochen und Muskeln überdehnen oder reißen. Wenn Sie glauben, sich eine Muskel- oder Bänderzerrung zugezogen zu haben, legen Sie kalte Kompressen oder Packungen auf, um die Schwellung oder Entzündung zu lindern. Legen Sie das betroffene Bein hoch und ziehen Sie sofort einen Arzt zu Rate, um sicherzugehen, daß Sie sich nichts gebrochen haben. Wenn es sich nur um eine Zerrung oder Verstauchung handelt, massieren Sie mit aufwärts gerichteten Bewegungen sanft um den verletzten Bereich herum, um die angestaute Flüssigkeit abzuleiten.

Üben Sie je nach Art der Verletzung 3–7 Sekunden lang Druck auf die folgenden Punkte aus.

Zur Entspannung von Sehnen, Muskeln und Gelenken:
Punkt 1 und 3 drücken
Bei Schwellungen im unteren Beinbereich:
Punkt 2 drücken
Bei Krämpfen im unteren Beinbereich:
Punkt 4 drücken

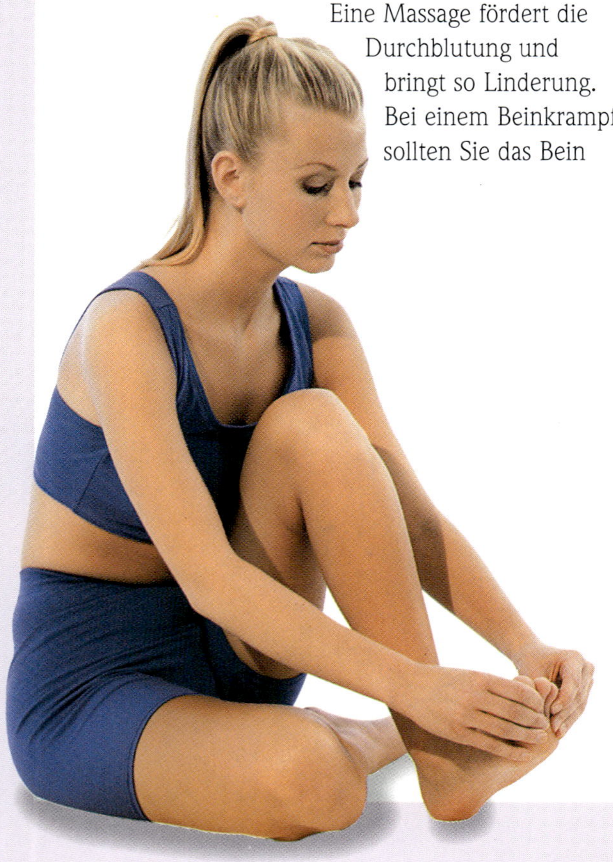

Bei einem Krampf im Fuß ziehen Sie Ihre Zehen nach oben, um den Fuß zu dehnen, und kneten dann die Sohle. Führen Sie die Fußmassage auf Seite 59 durch.

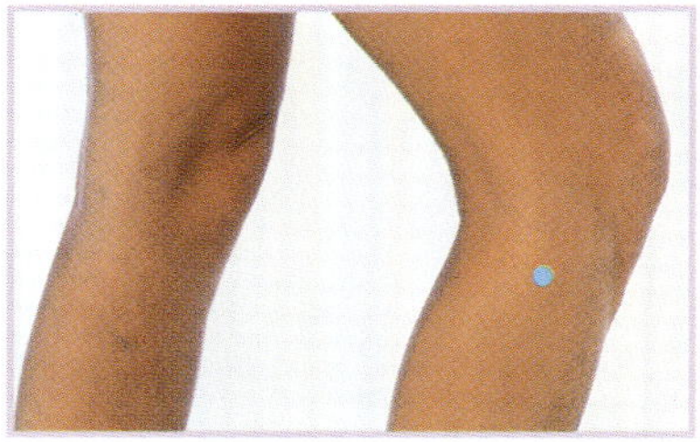

Punkt 1: In der Vertiefung unter dem oberen Ende des Schienbeins.

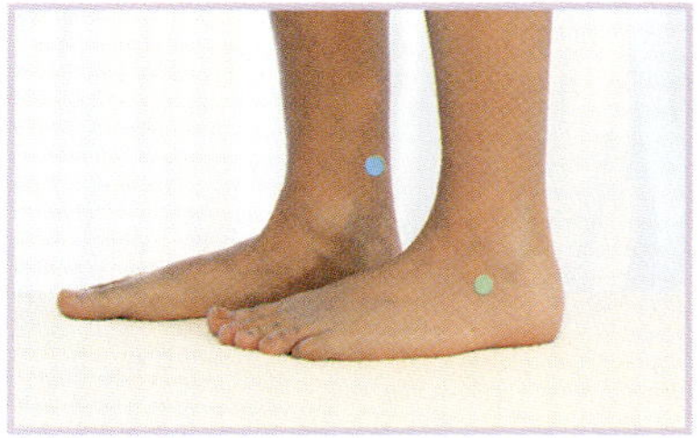

Punkt 2: Auf der Innenseite zwischen Fußknöchel und Achillessehne, zwei Daumenbreit über dem Knöchel.

Punkt 3: In der Vertiefung schräg vorne unter dem Knöchel auf der Außenseite.

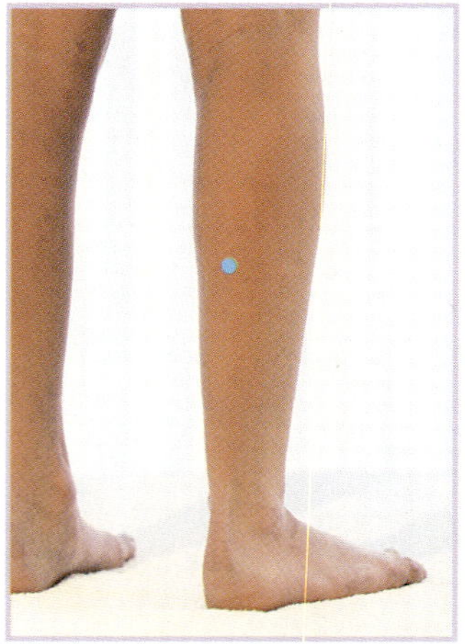

Punkt 4: In der Wadenmitte zwischen Kniekehle und Fußknöchel. Drücken Sie so lange, bis der Krampf nachläßt.

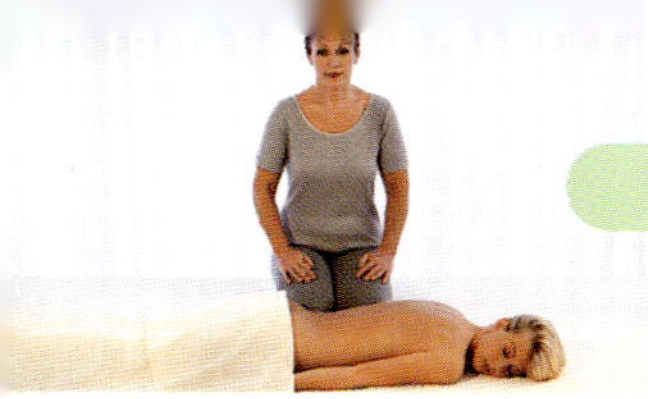

Rücken

Üben Sie über den Nieren nur leichten Druck aus

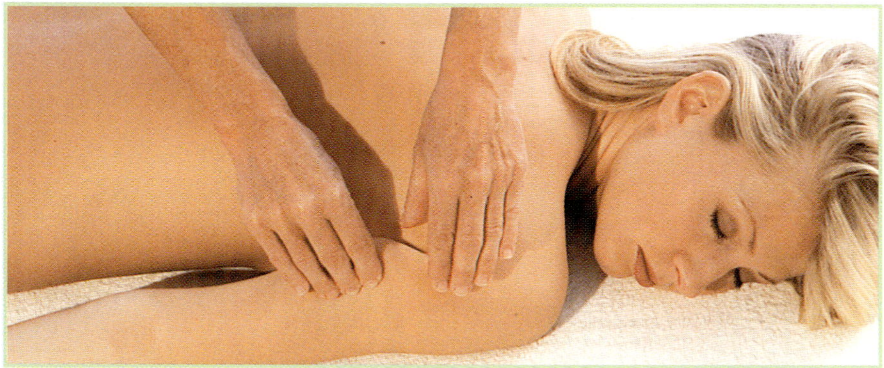

24 Knien Sie sich links neben Ihren Partner und arbeiten Sie an seiner rechten Rückenhälfte. Zupfen und kneifen Sie das Fleisch und arbeiten Sie sich dabei vom Gesäß bis zu den Schultern und Oberarmen hoch.

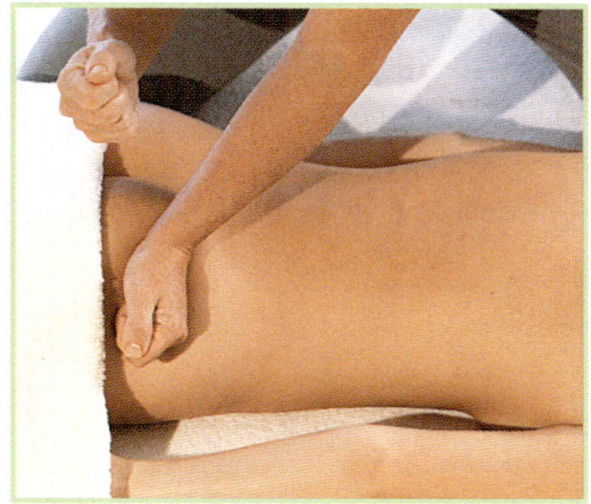

25 Trommeln Sie mit locker geballten Händen auf die rechte Gesäßbacke.

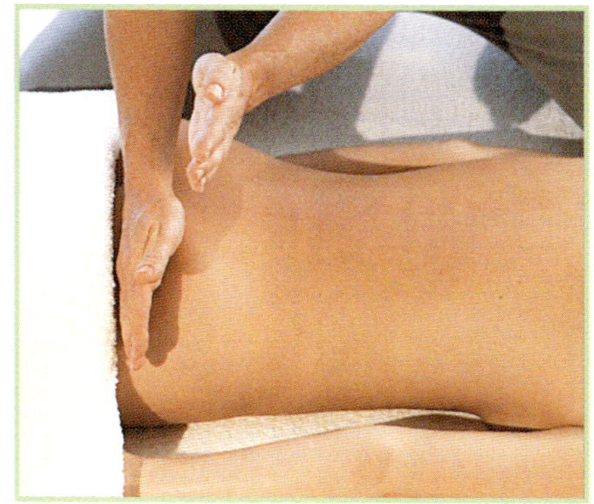

26 Nun hacken Sie mit den Handkanten in raschen Schlägen auf die Gesäßbacken ein. Ihre Finger bleiben dabei locker, die Handflächen zeigen zueinander.

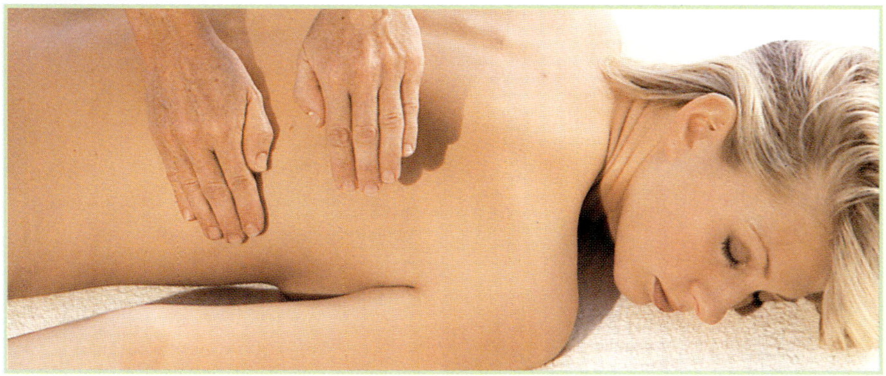

27 Wölben Sie Ihre Hände und trommeln Sie damit auf die Haut Ihres Partners. Dabei sollte ein Vakuum und ein saugendes Geräusch entstehen. Beginnen Sie an den Gesäßbacken. Massieren Sie an der ganzen rechten Seite des Rückens hoch, auch an der Oberseite des Arms.

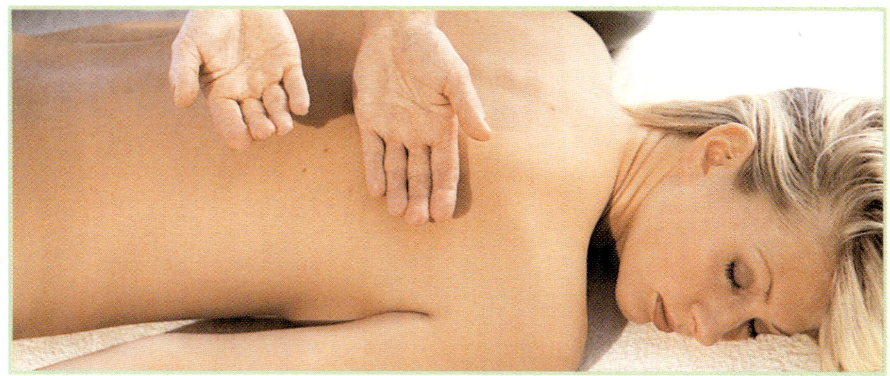

28 Beginnen Sie wieder beim Gesäß, entspannen Sie Ihre Hände und schlagen Sie mit den Handrücken leicht auf die Haut Ihres Partners. Bearbeiten Sie die ganze rechte Rückenhälfte und den rechten Oberarm mit dieser Technik.

Knien Sie sich rechts hin. ◁◁ Wiederholen Sie Schritt 24–28. Dann setzen Sie sich ans Kopfende.

Husten und Asthma

Asthma entsteht dadurch, daß die Muskeln um die Bronchien sich verkrampfen und den Atemluftstrom behindern. Husten, ein Engegefühl in der Brust und Atembeschwerden sind die Folge. Gegen Husten, Asthma und Erkältungen kann eine Massage mit einem trockenen Handtuch helfen. Verschiedene Druckpunkte an Armen und Brustkorb leiten Hitze aus den Lungen ab, was Linderung verschaffen kann. Rubbeln Sie mit einem trockenen Handtuch über Arme und Beine zum Herzen hin, bis Ihr Körper sich warm anfühlt. Das fördert die Durchblutung und Hautatmung und trägt zur Verbesserung Ihres Gesundheitszustandes bei.

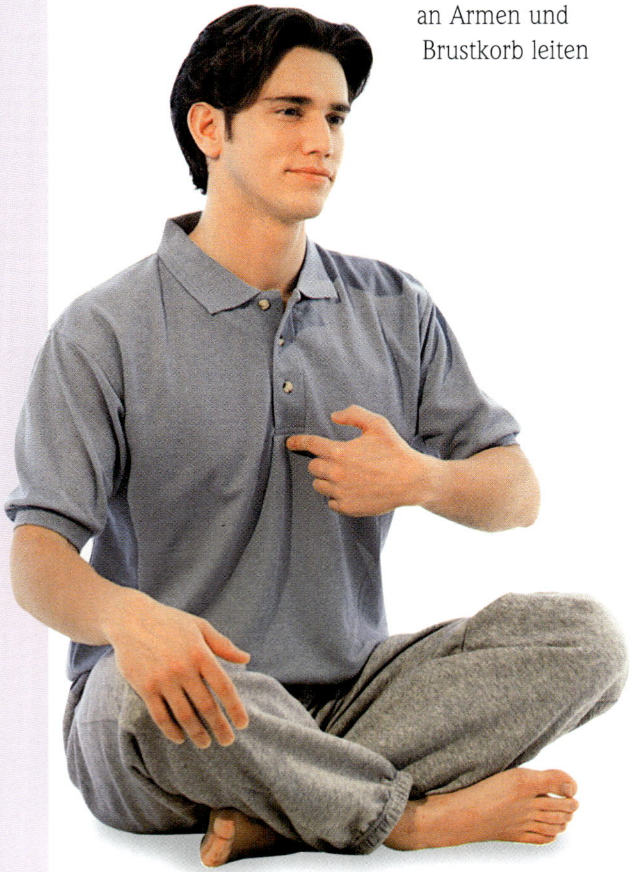

Lassen Sie sich eine Brust- und Armmassage (siehe Seite 32 und 27–29) geben, oder führen Sie die Selbstmassagesequenz auf Seite 52–53 durch.

Verwenden Sie dazu eines der folgenden Öle:

Asthma: Zypressen-, Kamillen-, Cajeput- oder Bergamottöl (bei Asthma bitte nicht die Dämpfe dieser Öle inhalieren).

Husten: Benzoe-, Cajeput-, Zedernholz-, Majoran- oder Teebaumöl.

Üben Sie während der Massage jeweils 3–7 Sekunden lang Druck auf die unten beschriebenen Punkte aus.

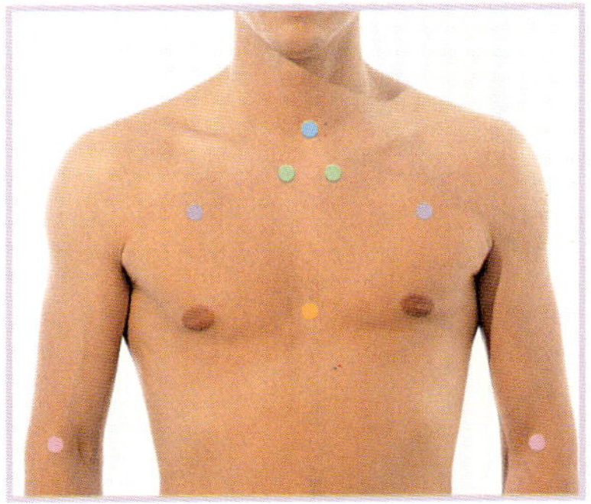

- *Punkt 1:* Unten in der Mitte der Kehle.
- *Punkt 2:* Unter dem inneren Ende des Schlüsselbeins.
- *Punkt 3:* Am Brustbein zwischen den Brustwarzen.
- *Punkt 4:* Unter der ersten Rippe oberhalb der Brustwarze.
- *Punkt 5:* In der Ellbogenfalte an der Daumenseite der Sehne.

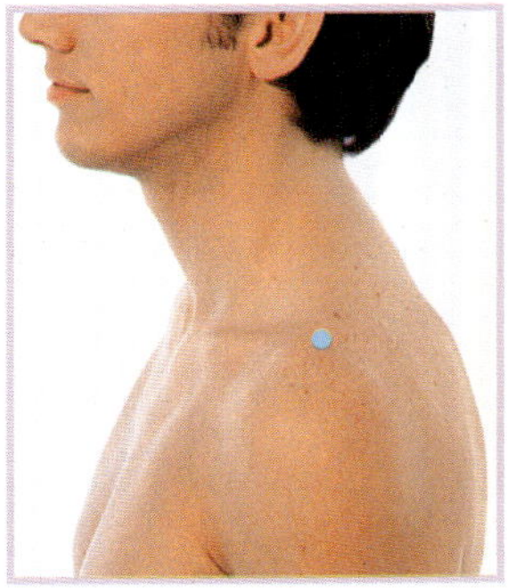

- *Punkt 6:* Oben auf der Schulter, wo Schlüsselbein und Schulterblatt ineinander übergehen.

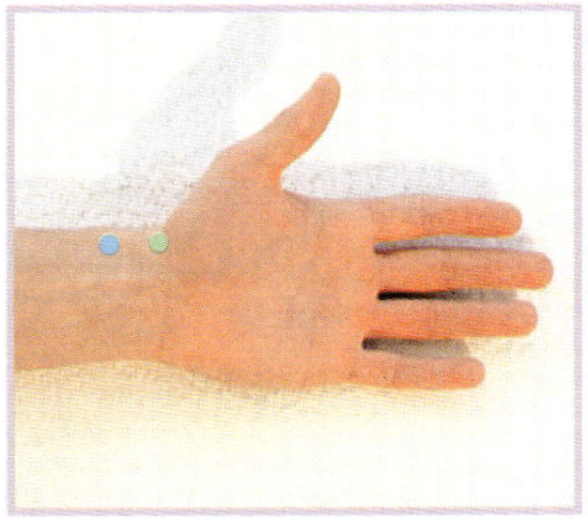

- *Punkt 7:* Anderthalb Daumenbreit unter der Handgelenkfalte, unterhalb der Daumenwurzel.
- *Punkt 8:* Direkt unter der Handgelenkfalte unterhalb der Daumenwurzel, wo man den Puls spüren kann.

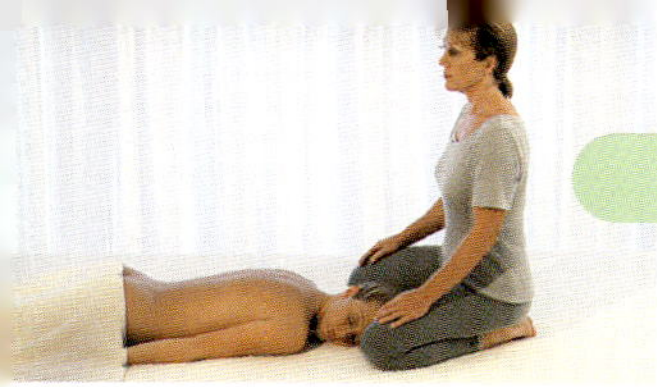

Rücken

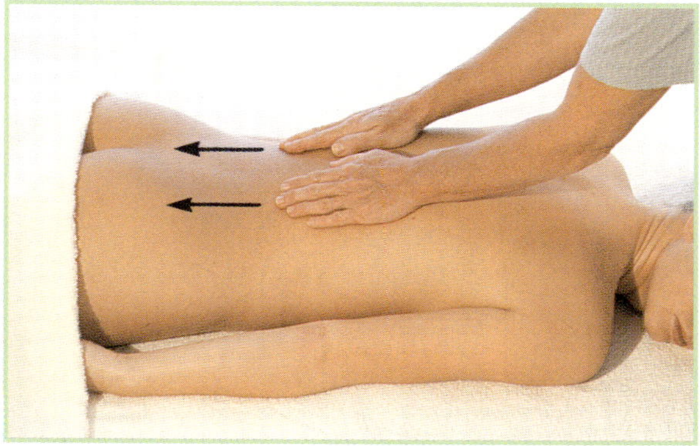

29 Legen Sie Ihre Hände sanft an beide Seiten der Wirbelsäule. Schieben Sie sie langsam vom Nacken zum unteren Ende der Wirbelsäule und verstärken Sie den Druck dabei mit Ihrem Körpergewicht.

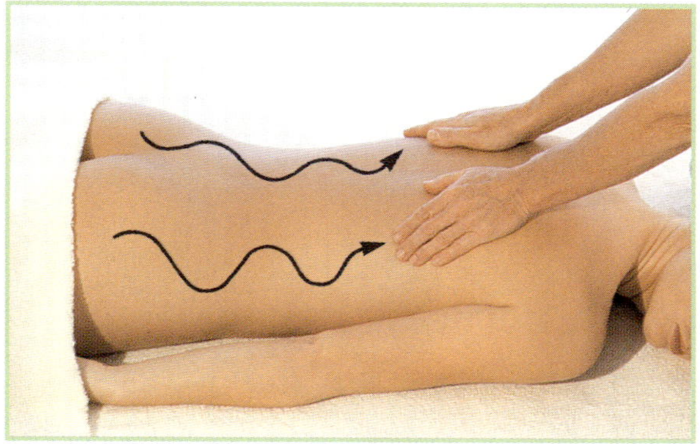

30 Ziehen Sie mit den Handballen ein Zickzackmuster über den Rücken nach oben: Streichen Sie immer wieder nach außen zu den Seiten hin und dann nach innen in Richtung Wirbelsäule.

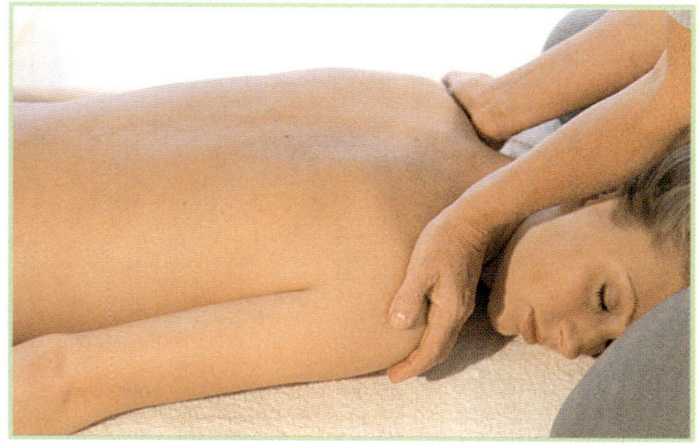

31 Setzen Sie diese gleitenden Wellenlinien bis über die Schultern Ihres Partners fort und fahren Sie dann mit den Händen unter seine Schultern.

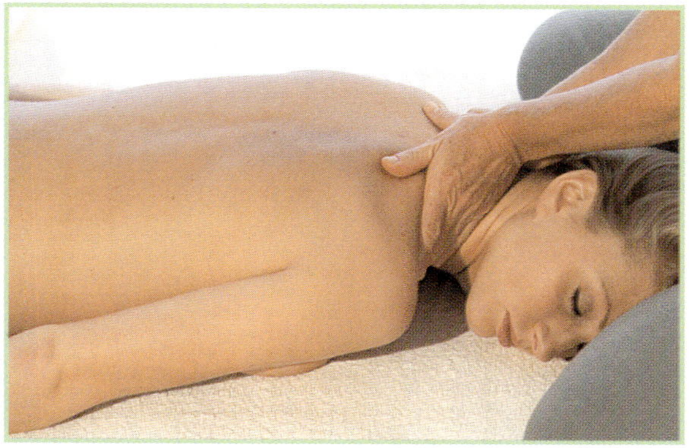

32 Nun drücken Sie mit den Händen sanft seitlich an seinem Nacken entlang nach oben. Lassen Sie Ihre Finger auf dem Knochenkamm an der Schädelbasis ruhen und drücken Sie in die Vertiefung hinein.

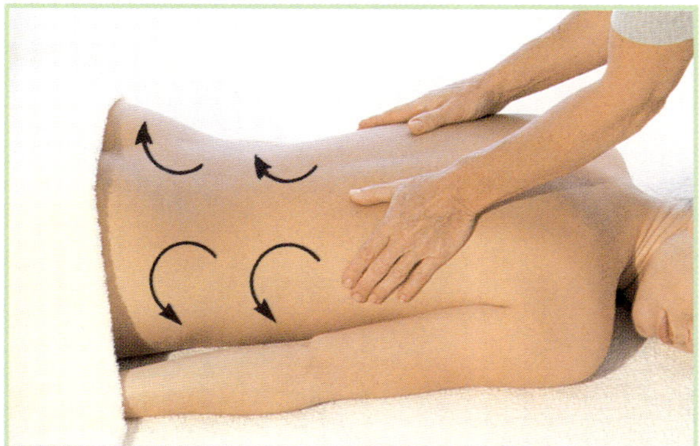

33 Legen Sie Ihre Hände auf Schulterhöhe an beide Seiten der Wirbelsäule. Machen Sie weite Kreisbewegungen nach außen und kreisen Sie mit den Daumen mit. Drücken Sie sie dabei in die Muskeln hinein. Massieren Sie so mit festem Druck nach unten.

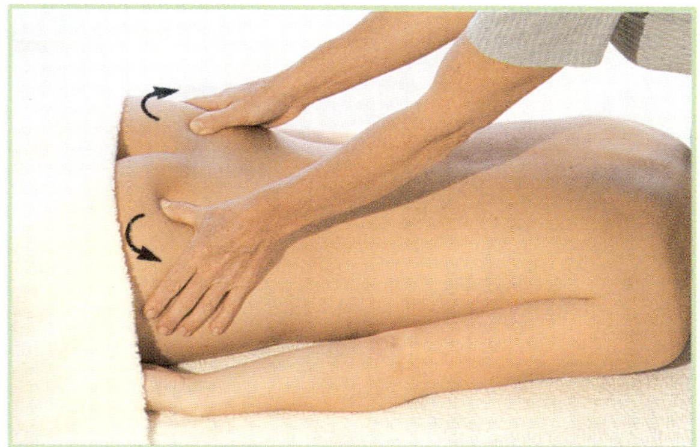

34 Drücken Sie Ihre Daumen oben an den Gesäßbacken ebenso in die Muskeln hinein und dann nach außen zu den Seiten. Kehren Sie in einer langen Wellenbewegung zu den Schultern zurück und beenden Sie diese Sequenz mit einer Druckmassage des Nackens.

Menstruationsprobleme

Eine Massage kann auch gegen das prämenstruelle Syndrom (PMS) und Wechseljahrsbeschwerden helfen. Zu diesen Beschwerden gehören Depressionen, Unterleibskrämpfe, Wasseransammlungen im Gewebe, Kopf- und Rückenschmerzen, Schlafstörungen und emotionaler Streß. Eine beruhigende Massage bringt den Körper wieder in einen Zustand des harmonischen Gleichgewichts. Eine Ganzkörpermassage eignet sich am besten; doch wenn Sie Unterleibsschmerzen und nur wenig Zeit haben, beschränken Sie sich auf Kreuz und Beine. Lassen Sie sich wie auf Seite 2–10 und 12–19 beschrieben massieren, oder führen Sie die Selbstmassage auf Seite 51 und 56–58 durch. Dabei sollte Druck auf die unten beschriebenen Punkte ausgeübt werden. (Bei Zeitknappheit drücken Sie einfach nur jeden Punkt 7–10 Sekunden lang.)

Ätherische Öle können die therapeutische Wirkung der Massage verstärken. Geben Sie sie in Ihr Massage-Basisöl.

Gegen Menstruationsprobleme: Rosenöl

Gegen schwache und unregelmäßige Monatsblutungen: Jasminöl

Gegen zu starke Blutungen: Weihrauchöl

Gegen Unterleibskrämpfe: Majoranöl

In den Wechseljahren und zum Hormonausgleich: Geranium

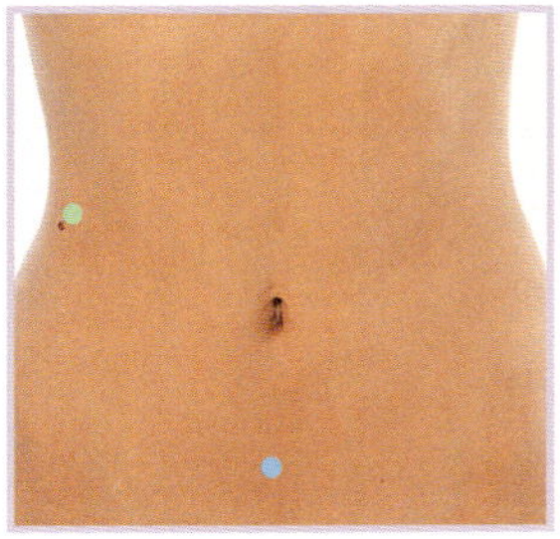

- *Punkt 1:* Zwei Daumenbreit über dem Schambein auf der Mittelachse des Körpers.
- *Punkt 2:* Am äußeren Ende der zwölften Rippe.

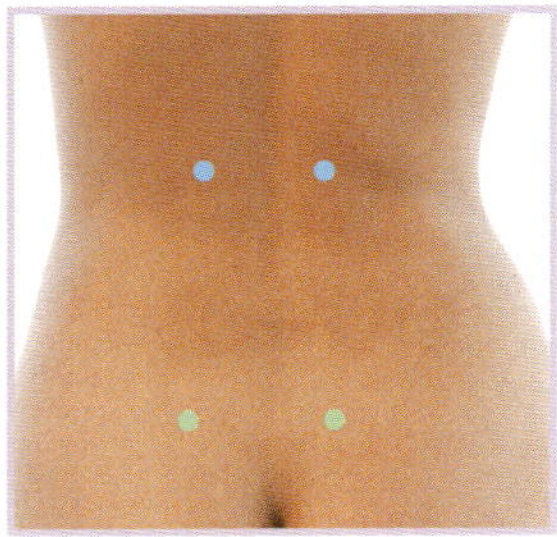

- *Punkt 3:* Anderthalb Daumenbreit rechts und links der Wirbelsäule auf Höhe des zweiten Lendenwirbels.
- *Punkt 4:* Rechts und links an der Basis des Kreuzbeins.

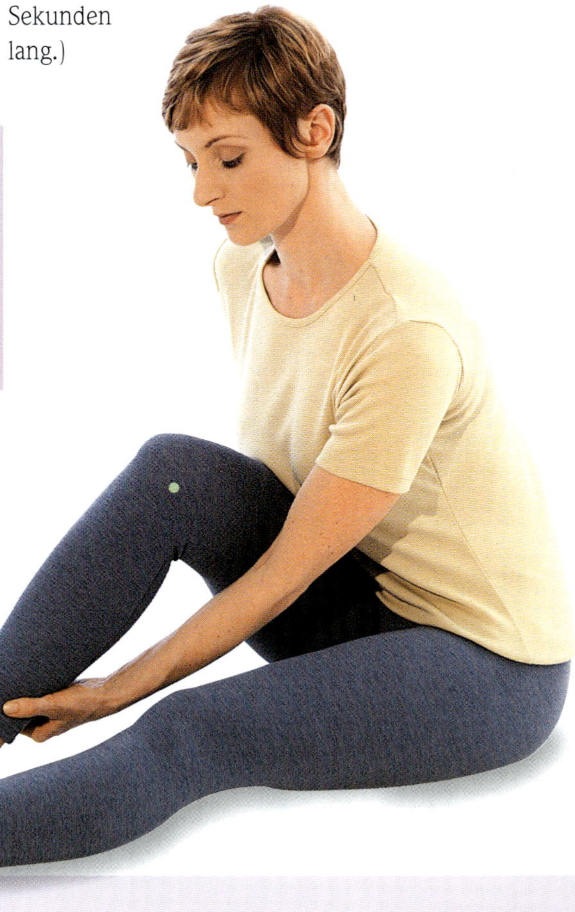

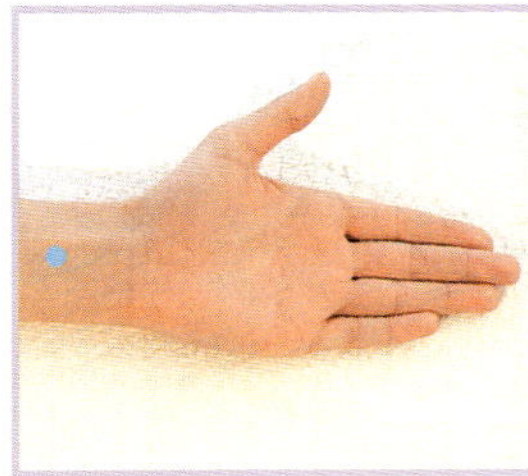

- *Punkt 5:* Zwei Daumenbreit unterhalb der Handgelenkfalte zwischen den beiden Sehnen.
- *Punkt 6:* Vier Fingerbreit oberhalb des Fußknöchels innen unter dem Schienbein.
- *Punkt 7:* Zwei Daumenbreit oberhalb der Innenkante des Knies.

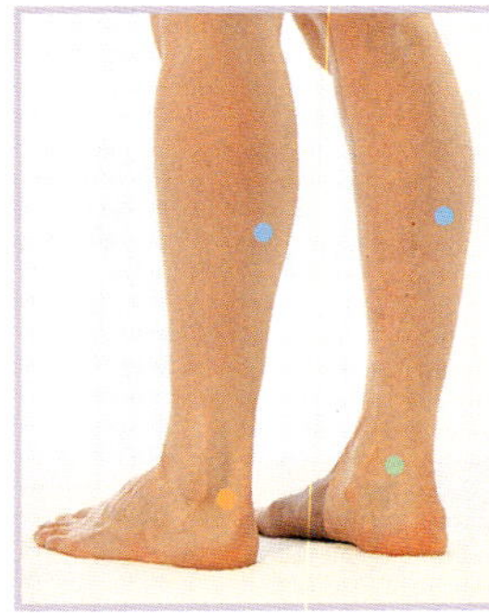

- *Punkt 8:* In der Mitte der Wade, auf halbem Weg zwischen Kniekehle und Knöchel.
- *Punkt 9:* In der Mitte zwischen dem Knöchel innen und der Achillessehne.
- *Punkt 10:* In der Mitte zwischen dem Knöchel außen und der Achillessehne.

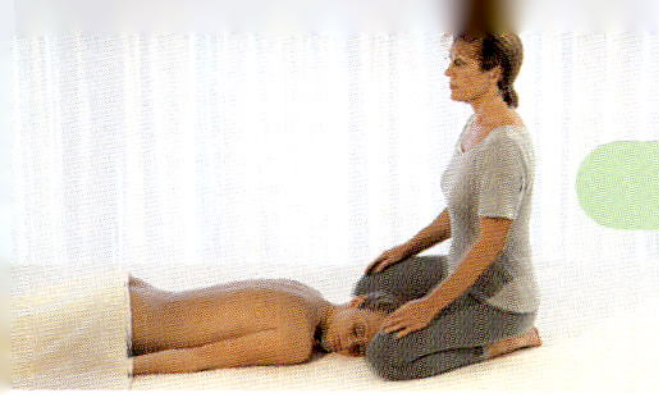

Rücken

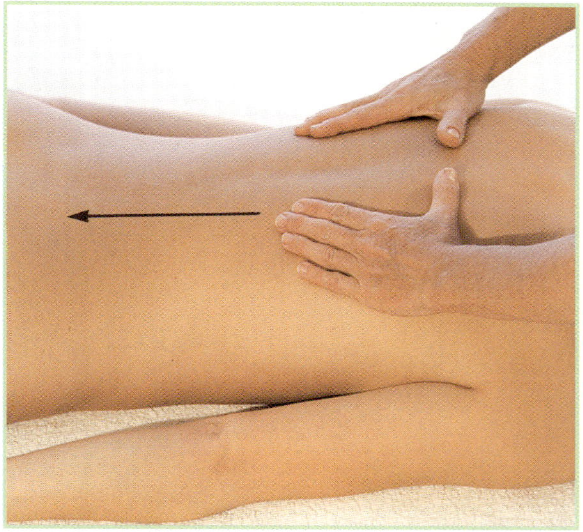

35 Spreizen Sie Finger und Daumen zur V-Form und legen Sie sie zu beiden Seiten der Wirbelsäule auf den Rücken. Beginnen Sie an den Schultern und gleiten Sie mit leichtem Druck nach unten, als wollten Sie die Muskeln flachdrücken. Kehren Sie mit einem langen Massagestrich zum Kopf zurück.

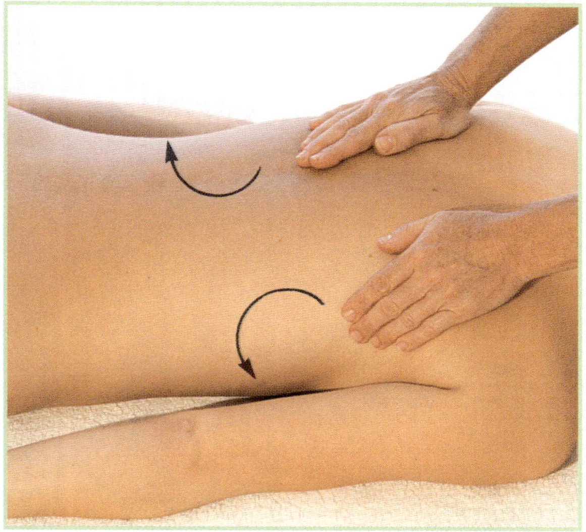

37 Legen Sie beide Hände flach auf die Schulterblätter Ihres Partners. Ziehen Sie mit den Händen abwechselnd weite Kreise über den ganzen Rücken nach unten und massieren Sie auf die gleiche Weise seine Gesäßbacken.

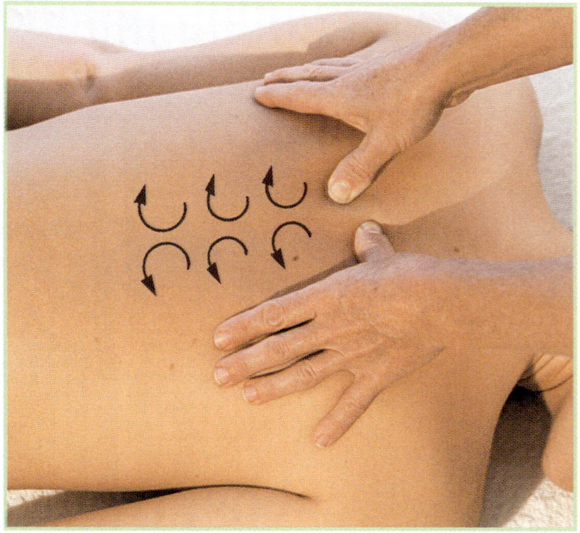

36 Beginnen Sie an der Nackenwurzel und massieren Sie an beiden Seiten der Wirbelsäule nach unten. Machen Sie dabei mit den Daumen kleine Kreisbewegungen nach außen und halten Sie Ihre Finger locker. Üben Sie oben am Rücken ziemlich großen Druck aus und lassen Sie nach unten hin allmählich nach. Dann gleiten Sie in einer Wellenbewegung wieder nach oben.

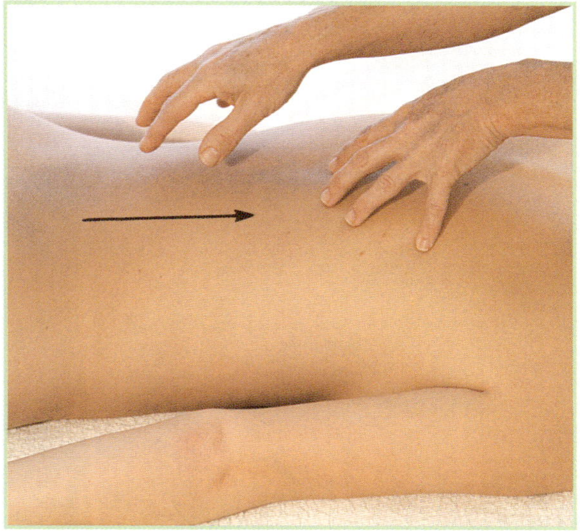

38 Beginnen Sie am unteren Ende der Wirbelsäule und streicheln Sie mit den Fingerspitzen von unten nach oben sanft den ganzen Rücken, als wollten Sie Harfe spielen. Schieben Sie Ihre Hände auf Höhe der Schultern nach innen, so daß auch der Nacken mit eingeschlossen wird. Zum Schluß streichen Sie mit den Händen über die Oberseite des Kopfes.

Bedecken Sie den Rücken Ihres Partners und knien Sie sich ans Fußende.

Verstopfung

Zu Verstopfung kommt es oft durch eine ballaststoff- und flüssigkeitsarme Ernährung, weil der Stuhl dann zu langsam durch den Dickdarm transportiert wird. Auch Schwangerschaft, Bewegungsmangel, nervöse Anspannung, Streß und Nebenwirkungen bestimmter Medikamente können die Ursache sein.

Eigentlich sollten wir alle 18 bis 24 Stunden Stuhlgang haben. Sonst gelangen schädliche Giftstoffe in den Organismus, was zu Kopfschmerzen, Hautunreinheiten, Schlafstörungen, Mundgeruch und Verdauungsproblemen führen kann.

Gegen Verstopfung helfen natürliche Abführmittel wie Trockenpflaumen, Feigen, Leinsamen oder Rizinusöl. Auch 125 ml Aloe-vera-Saft, morgens und abends getrunken, können helfen. Außerdem sollte man täglich frisches Obst und rohes grünes Blattgemüse essen.

Führen Sie die Bauchmassage auf Seite 31 oder 55 durch und konzentrieren Sie sich dabei besonders auf die linke Seite, wo der absteigende Dickdarm liegt. Massieren Sie Ihren Bauch immer nur im Uhrzeigersinn. Kardamomöl wirkt erfrischend, belebend und wärmend. Auch Koriander- oder Fenchelöl kann helfen. Üben Sie 3–7 Sekunden lang Druck auf die folgenden Punkte aus.

Punkt 8 nicht während der Schwangerschaft drücken.

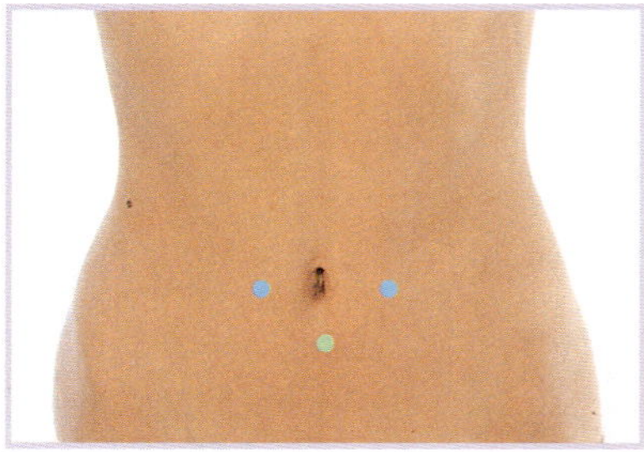

- *Punkt 1:* Zwei Daumenbreit rechts und links des Nabels.
- *Punkt 2:* Anderthalb Daumenbreit unter dem Nabel.

Der Bereich des absteigenden Dickdarms sollte massiert und geknetet werden. Er liegt auf der linken Bauchseite.

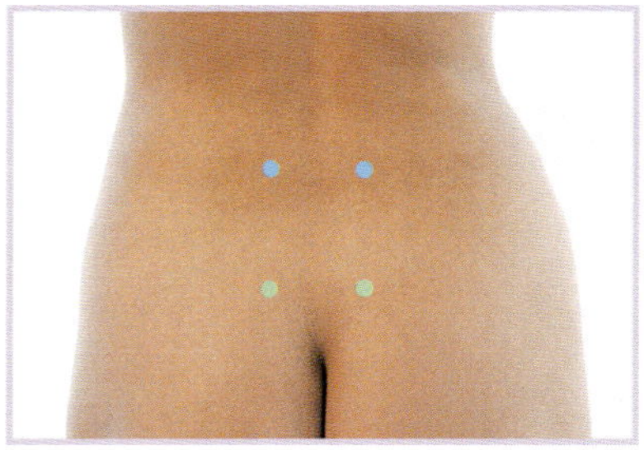

- *Punkt 3:* Anderthalb Daumenbreit rechts und links der Wirbelsäule, auf der Höhe des vierten Lendenwirbels.
- *Punkt 4:* Rechts und links der Wirbelsäule direkt oberhalb der Gesäßfalte.

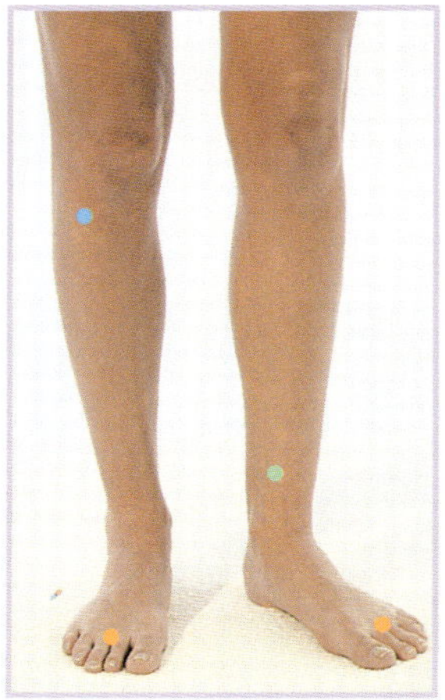

- *Punkt 5:* Drei Daumenbreit unter dem Knie und einen halben Daumenbreit außerhalb des Schienbeins.
- *Punkt 6:* Vier Fingerbreit oberhalb des Knöchels auf der Innenseite
- *Punkt 7:* Zwischen dem zweiten und dem dritten Zeh.

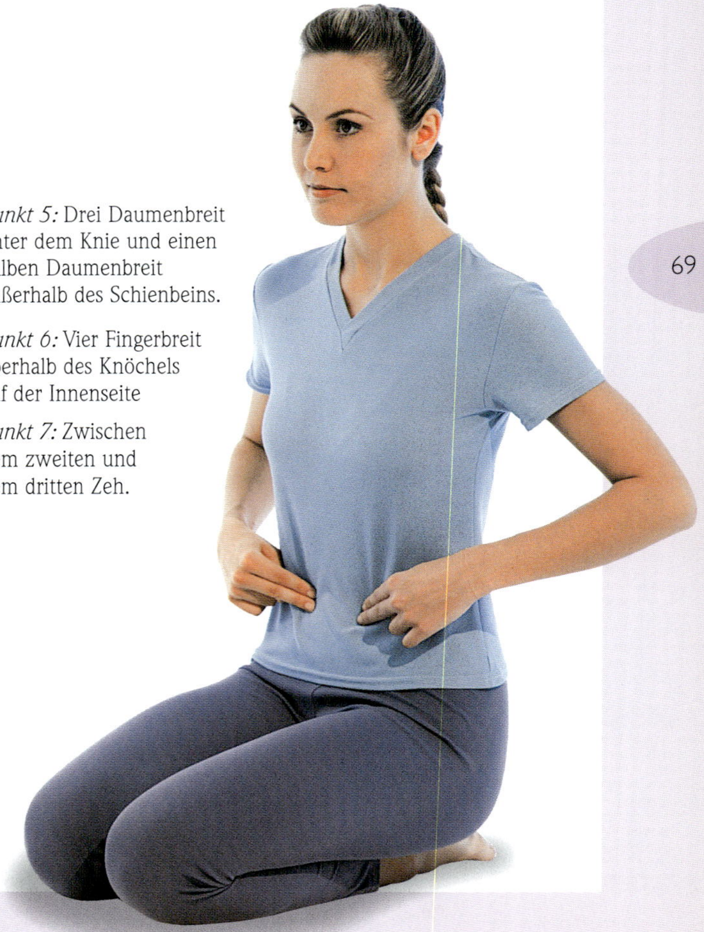

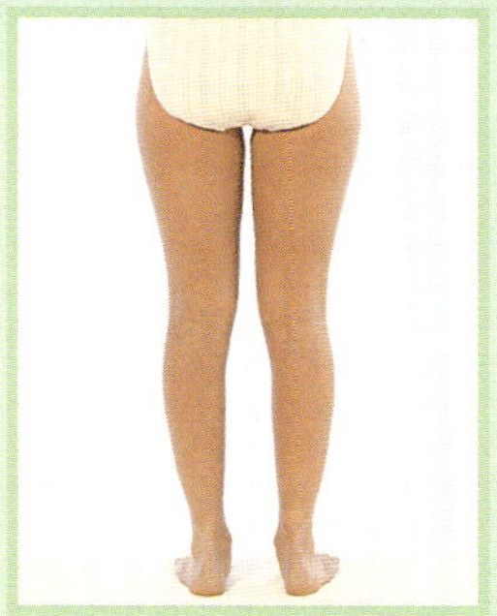

Hinterseite der Beine

Eine Massage der großen, fleischigen Muskeln an der Hinterseite der Beine verbessert Durchblutung und Lymphdrainage und beugt Krampfadern und Schwellungen der Unterschenkel vor.

Verstärken Sie beim Massieren allmählich den Druck auf alle diese Muskeln, um Verspannungen zu lindern. Üben Sie bei den Massagestrichen nach oben stets stärkeren Druck aus, um den Rückstrom des Blutes zum Herzen zu fördern.

Falls Krampfadern vorhanden sind, streichen Sie nur ganz leicht darüber. Üben Sie an diesen Stellen niemals Druck aus.

Wenn Sie die Vorderseite der Oberschenkel und Füße dehnen, seien Sie dabei vorsichtig und vermeiden Sie plötzliche, ruckartige Bewegungen.

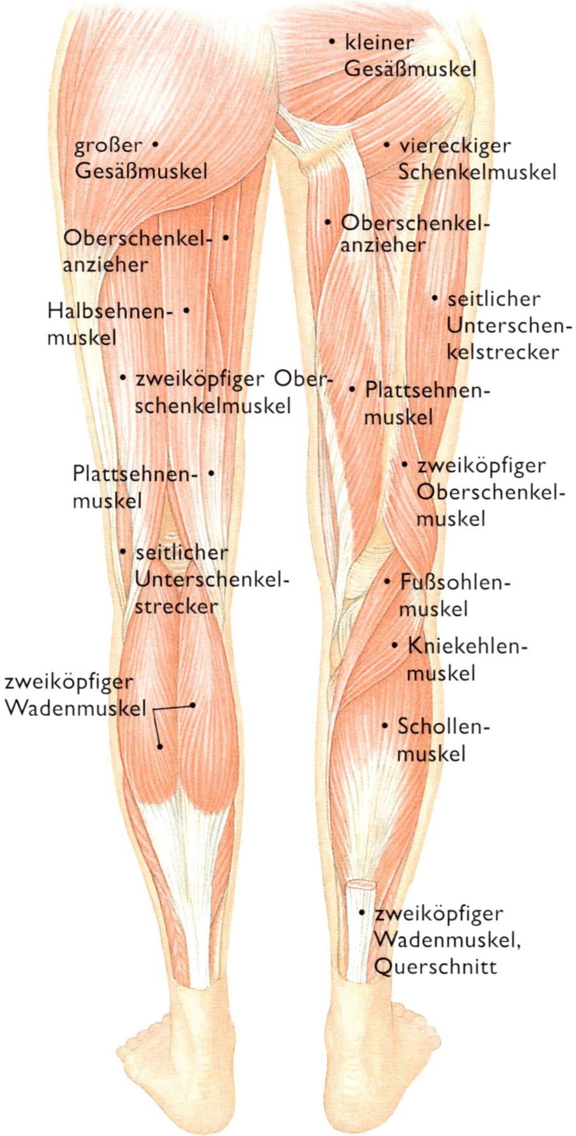

Ischiasnerv

Dieser Nerv, der ungefähr den gleichen Durchmesser hat wie Ihr Daumen, verläuft an der Hinterseite des Oberschenkels, teilt sich am Knie und verzweigt sich zu Wade und Fuß hinunter. Wenn Ihr Partner unter Ischiasschmerzen leidet, kann eine Beinmassage ihm große Linderung verschaffen.

Kniesehnenmuskulatur

Diese Muskeln (zweiköpfiger Oberschenkelmuskel, Halb- und Plattsehnenmuskel) an der Hinterseite des Oberschenkels versteifen sich oft nach anstrengendem Training und sollten deshalb vorher und nachher gedehnt werden.

Kniekehlen

Dieser Bereich ist weich und empfindlich und sollte daher nur ganz leicht massiert werden. Führen Sie hier keine Trommelmassage durch.

Schollen- und Wadenmuskel

Diese Muskeln an der Hinterseite der Unterschenkel sind oft verspannt und schmerzempfindlich. Drücken Sie, während Sie von unten nach oben massieren, in die Mitte des Muskels hinein, als wollten Sie ihn teilen. Um Krämpfe in diesen Muskeln zu lindern, drücken Sie etwa zehn Sekunden lang auf den Punkt in der Mitte der Wade (zwischen Kniekehle und Fußknöchel).

Beachten Sie: Am linken Bein sind oberflächliche Muskeln, am rechten Bein tiefer liegende Muskeln dargestellt.

Kreuzschmerzen

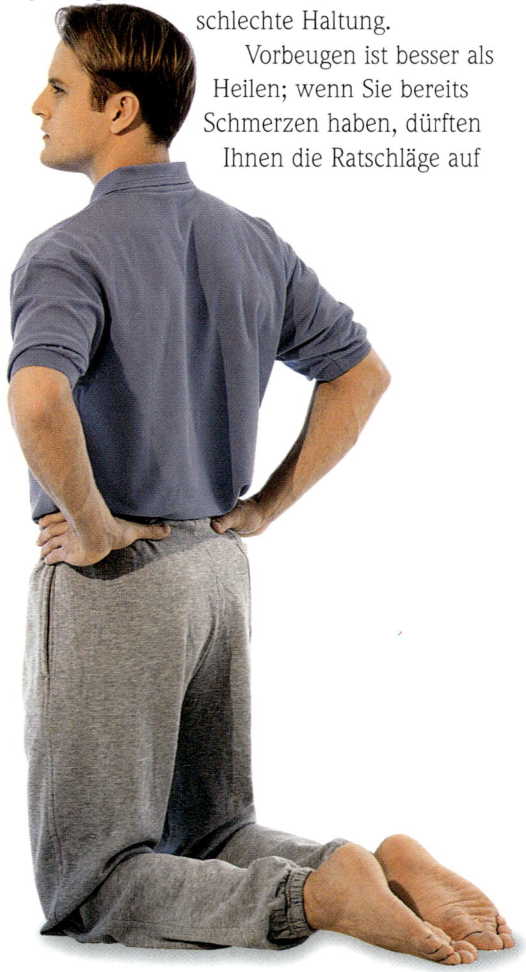

Millionen von Menschen leiden unter Kreuzschmerzen. Die Ursachen sind vielfältig: Übergewicht, schwache Muskulatur aufgrund von Bewegungsmangel, eine zu weiche Matratze oder schlechte Haltung.

Vorbeugen ist besser als Heilen; wenn Sie bereits Schmerzen haben, dürften Ihnen die Ratschläge auf dieser Seite weiterhelfen. Fragen Sie aber einen Arzt um Rat, um sicherzugehen, daß Sie nicht an einem Knochenbruch, einem Bandscheibenvorfall oder einer ernsthaften Knochenerkrankung leiden.

Gönnen Sie sich Ruhe. Legen Sie sich bequem auf eine feste Matratze und halten Sie Ihren Rücken warm, um die Durchblutung zu fördern. Bitten Sie jemanden, Ihnen die Massagesequenz am Rücken und an der Hinterseite der Beine auf Seite 3–15 zu geben; falls Sie können, führen Sie die Selbstmassage auf Seite 51 und 56–59 durch. Benutzen Sie dazu wärmende ätherische Öle wie Schwarzpfeffer-, Kardamom- oder Zimtöl. Drücken Sie während der Massage 3–7 Sekunden lang auf die folgenden Punkte.

Punkt 8 nicht während der Schwangerschaft drücken.

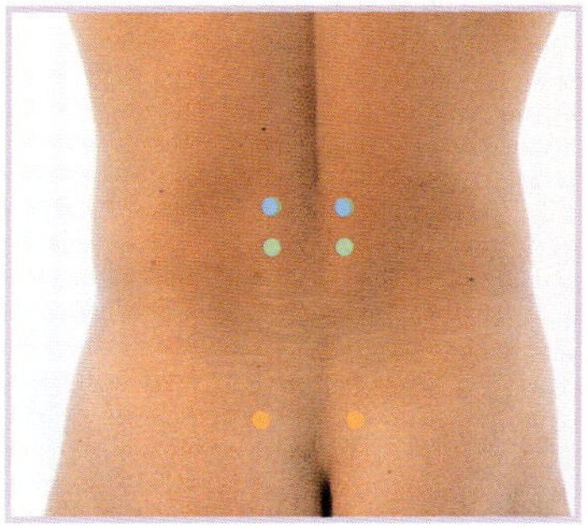

Punkt 1: Anderthalb Daumenbreit rechts und links der Wirbelsäule auf der Höhe des zweiten Lendenwirbels.

Punkt 2: Anderthalb Daumenbreit rechts und links der Wirbelsäule auf der Höhe des vierten Lendenwirbels.

Punkt 3: Links und rechts der Wirbelsäule direkt oberhalb der Gesäßfalte.

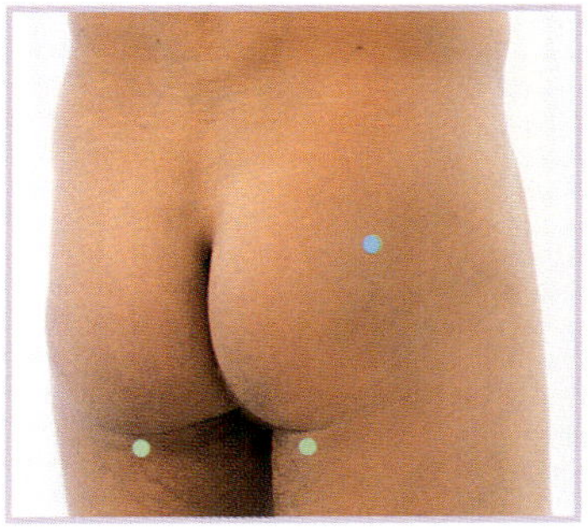

Punkt 4: In der großen Vertiefung an der Seite der Gesäßbacke.

Punkt 5: In der Mitte der Falte zwischen Gesäßbacke und Oberschenkel.

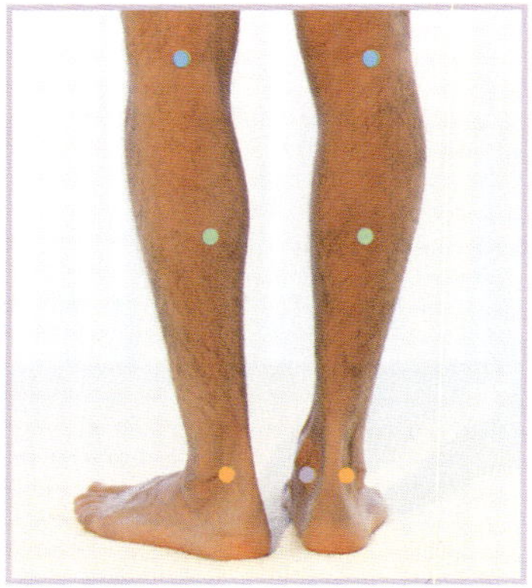

Punkt 6: In der Mitte der Kniekehle.

Punkt 7: In der Mitte der Wade, auf halbem Weg zwischen Kniekehle und Fußknöchel.

Punkt 8: In der Mitte zwischen der Außenseite des Knöchels und der Achillessehne.

Punkt 9: In der Mitte zwischen der Innenseite des Fußknöchels und der Achillessehne.

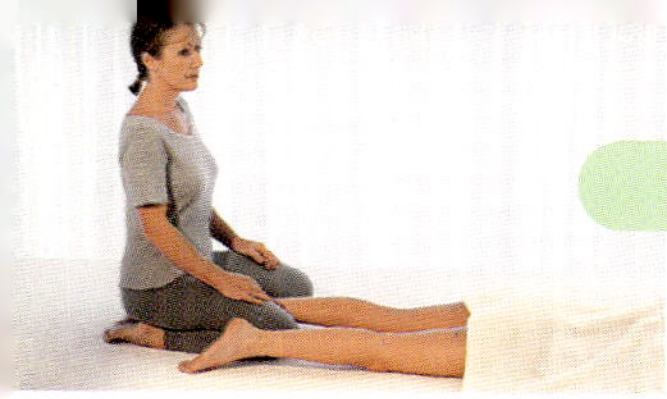

Hinterseite der Beine

Massieren Sie nicht auf Krampfadern

Falls Ihrem Partner kalt ist, bedecken Sie das Bein, an dem Sie gerade nicht arbeiten

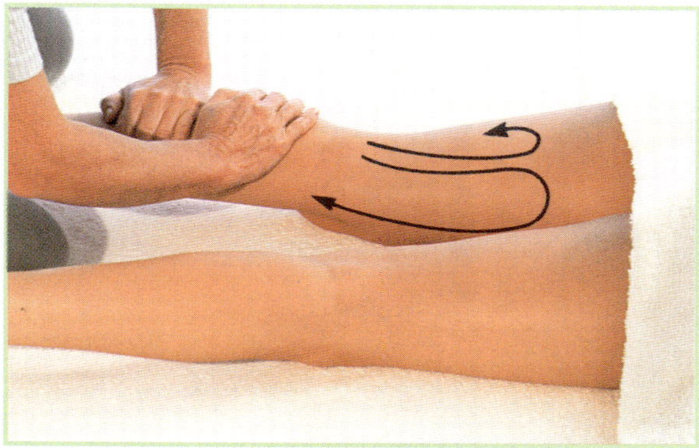

1 Legen Sie Ihre Hände quer über den Knöchel. Dann schieben Sie sie zum Oberschenkel, lassen sie auseinandergleiten und kehren sanft nach unten zurück – auf jeder Seite eine Hand. Wiederholen Sie diese Bewegung.

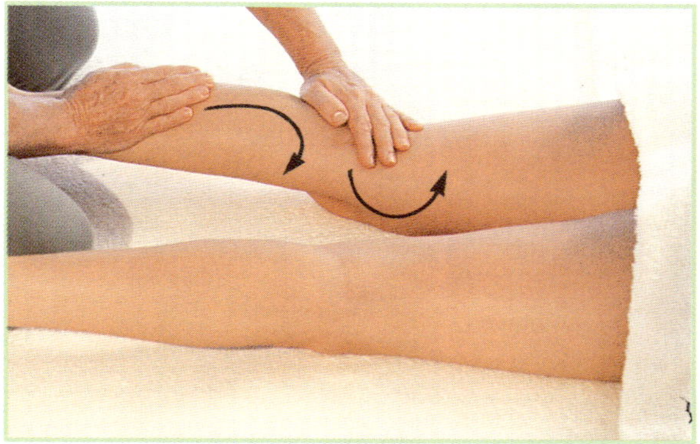

2 Machen Sie überlappende ovale Bewegungen und gleiten Sie dabei jedesmal ungefähr 2,5 cm weiter nach oben. Eine Hand folgt der anderen. Dann gleiten Sie an den Seiten sanft wieder zu den Fußknöcheln hinunter.

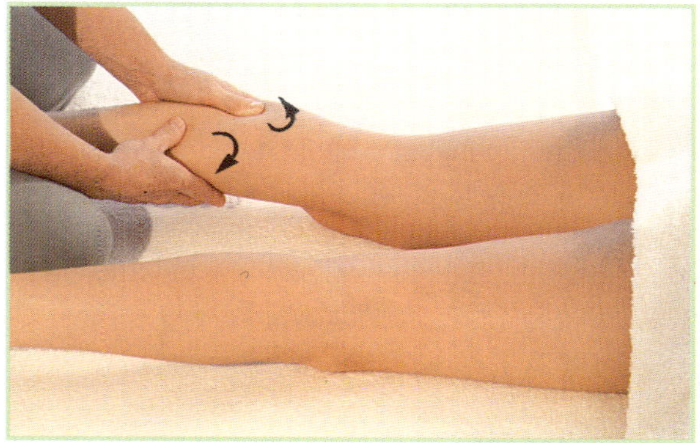

3 Massieren Sie mit Druck in die Tiefe an der Wade hoch bis unter die Kniekehle und formen Sie dabei mit den Daumen Halbkreise. Dann gleiten Ihre Hände zurück zu den Fußknöcheln.

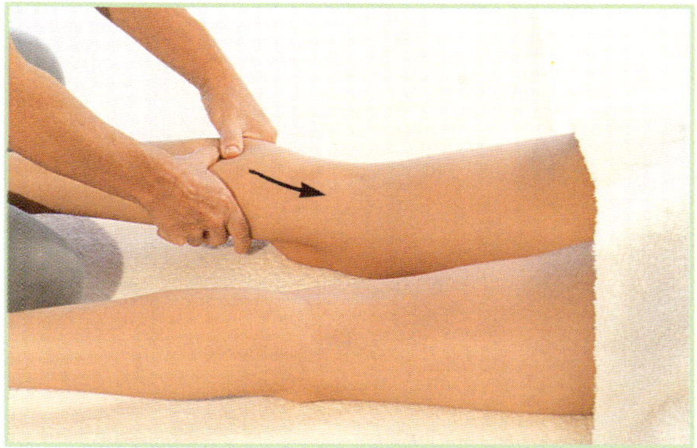

4 Drücken Sie Ihre Daumen in die Mitte des Wadenmuskels, als wollten Sie ihn teilen. Arbeiten Sie sich so bis unter die Kniekehle hoch. Wiederholen Sie diese Bewegung.

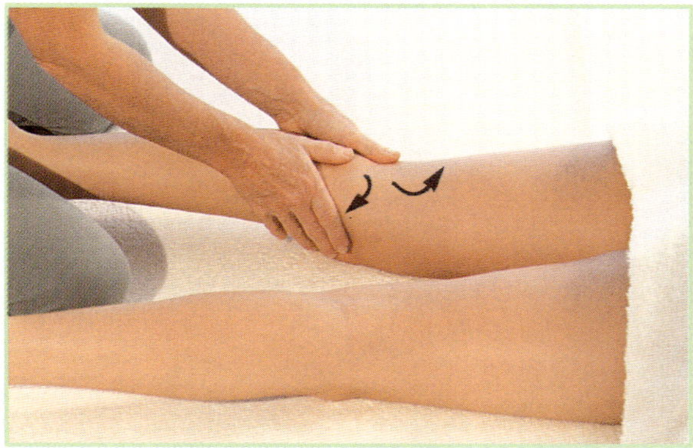

5 Nun massieren Sie ganz sanft die Kniekehle, indem Sie mit den Daumen überall kleine Kreise machen.

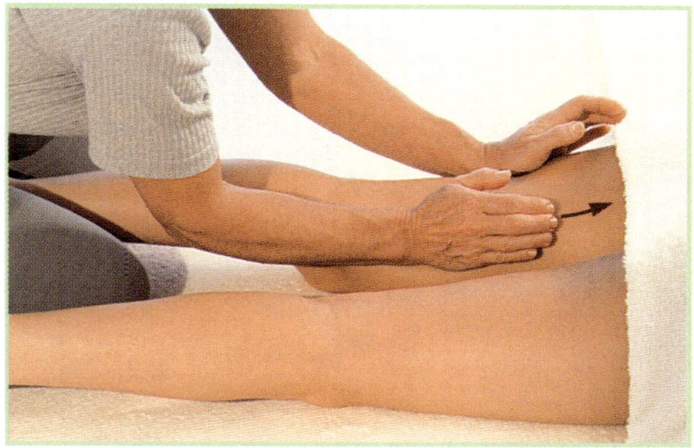

6 Setzen Sie oberhalb der Kniekehle an und massieren Sie mit den Handkanten abwechselnd den ganzen Oberschenkel mit ausladenden, druckvollen Massagestrichen.

Setzen Sie sich zum linken Knie Ihres Partners.

Nasennebenhöhlenentzündungen, Erkältungen und Halsschmerzen

Die Sinusitis ist eine Entzündung der Nasennebenhöhlen, die oft mit Infektionen der oberen Atemwege einhergeht. Die Nasennebenhöhlen liegen hinter Stirn, Nase und Wangenknochen. Zu den Symptomen einer akuten Sinusitis gehören Schmerzen im Bereich von Stirn und Wangenknochen, Kopf-, Ohren-, Zahn- und Gesichtsschmerzen.

Bei Erkältungen ist es am besten, den Schleim abfließen zu lassen, ohne abschwellende Medikamente zu benutzen, da der Körper sich auf diese Weise von dem Virus befreit. Halsschmerzen werden durch eine Infektion mit Viren oder Bakterien verursacht, normalerweise im Gefolge einer Erkältung; manchmal steckt aber auch eine Allergie dahinter. Gegen Halsschmerzen – egal welcher Ursache – helfen viel Vitamin C und heiße Flüssigkeiten. Bei Infektionen im Rachenbereich sollten Sie keine kräftige Massage durchführen.

Da Erkältungen sehr ansteckend sind, ist eine Selbstmassage in so einem Fall am empfehlenswertesten. Gönnen Sie sich eine Gesichts- und Kopfmassage (Seite 47–49) sowie eine Handmassage (Seite 54). Verwenden Sie dazu Kardamom-, Zedernholz-, Zimt-, Gewürznelken-, Eukalyptus-, Lavendel- oder Teebaumöl.

Üben Sie während der Massage 3–7 Sekunden lang Druck auf die unten abgebildeten Punkte aus.

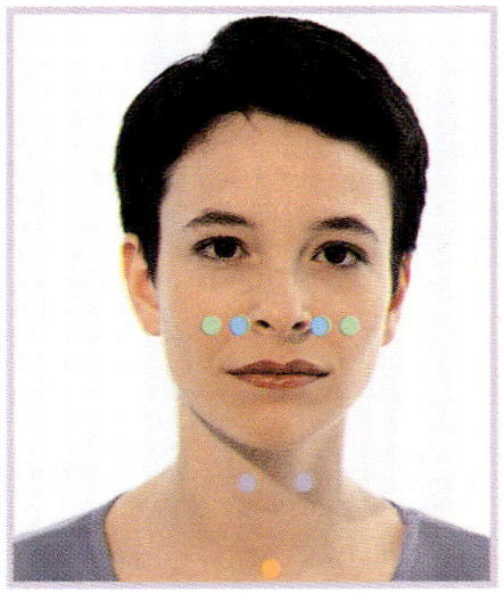

Punkt 1: Rechts und links der Nase.

Punkt 2: Unter den Wangenknochen, in einer Linie mit den Pupillen.

Punkt 3: Unten an der Kehle.

Punkt 4: Beidseits des Adamsapfels.

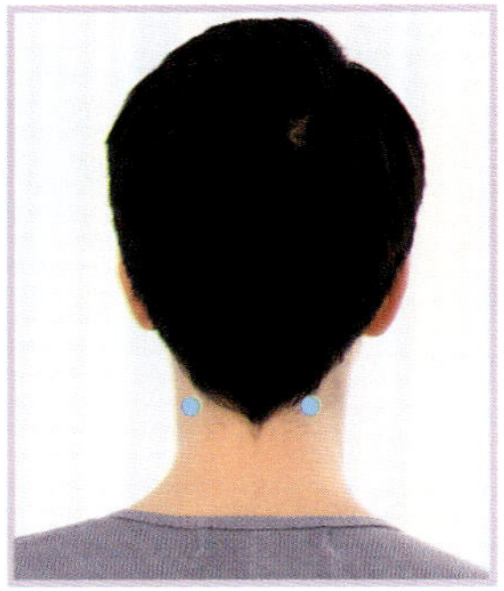

Punkt 5: Zwei Fingerbreit unterhalb des Knochenvorsprungs am Hinterhauptbein, in der Mitte zwischen Wirbelsäule und Warzenfortsatz.

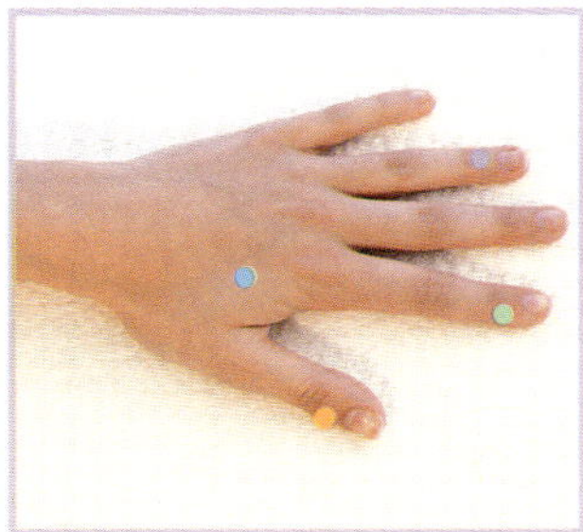

Punkt 6: In der Vertiefung zwischen erstem und zweitem Mittelhandknochen.

Punkt 7: Unterhalb des Zeigefingernagels auf der Daumenseite.

Punkt 8: Unterhalb des Daumennagels außen.

Punkt 9: An der Außenseite des Ringfingers unterhalb des Nagels.

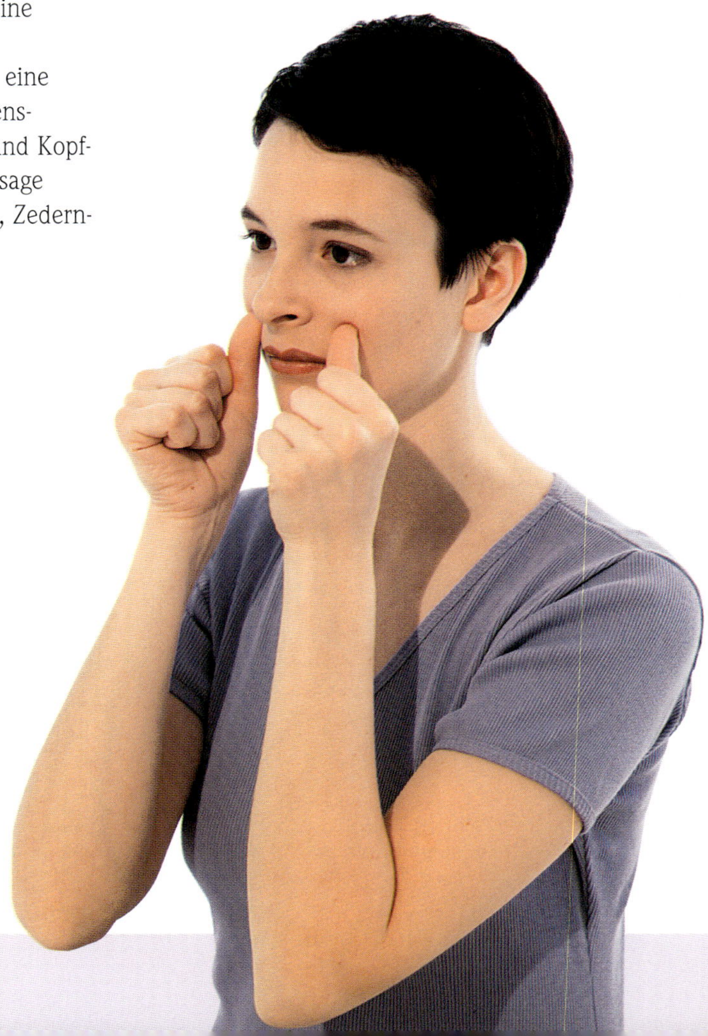

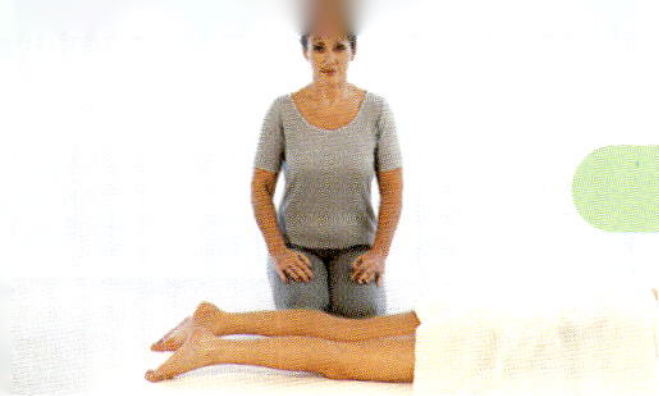

Hinterseite der Beine

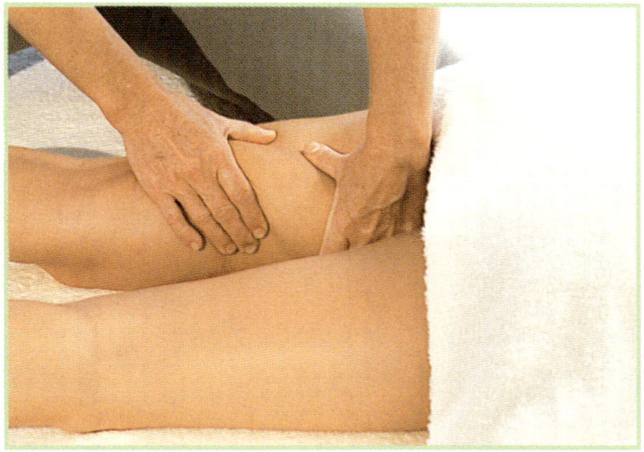

7 Beginnen Sie an der Außenseite des Oberschenkels und kneten Sie mit beiden Händen bis zum Knie hinunter. Dann kneten Sie entlang der Mitte des Oberschenkels nach oben und an der Innenseite wieder nach unten.

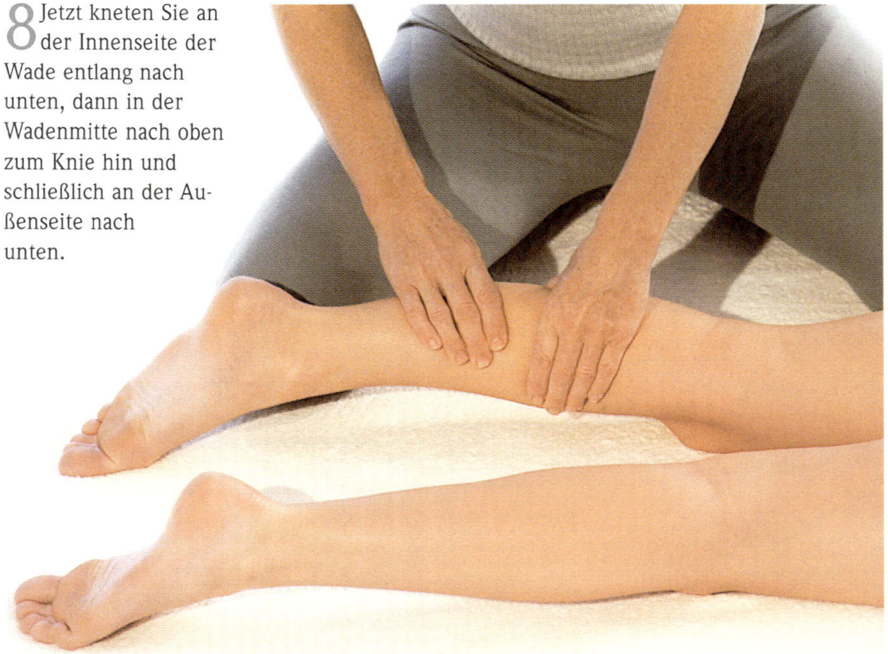

8 Jetzt kneten Sie an der Innenseite der Wade entlang nach unten, dann in der Wadenmitte nach oben zum Knie hin und schließlich an der Außenseite nach unten.

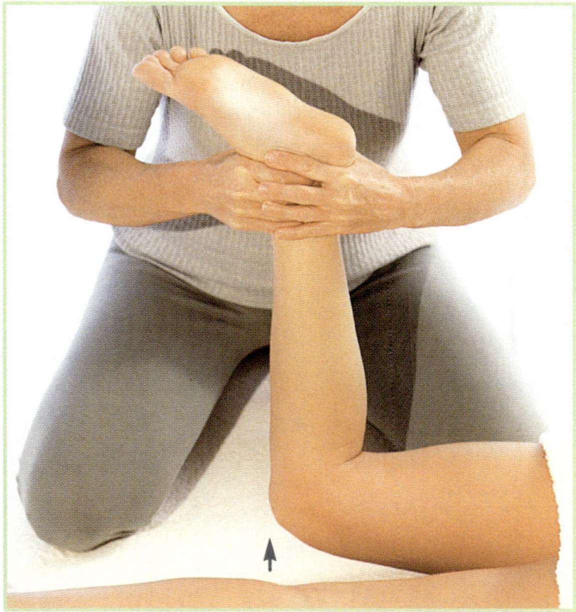

9 Heben Sie den Unterschenkel mit beiden Händen so an, daß er einen rechten Winkel zum Knie bildet und sich das Knie leicht vom Boden abhebt. Dadurch lockern Sie das Bein. Dann lassen Sie das Knie sanft wieder zu Boden sinken.

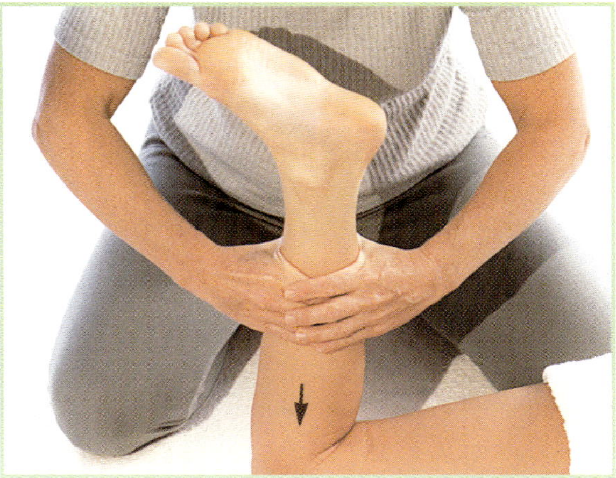

10 Umfassen Sie mit abgespreizten Daumen und gestreckten Fingern den Knöchel und schieben Sie Ihre Hände mit festem Druck in Richtung Knie. Stützen Sie das Bein ab, damit es nicht zurückfallen kann. Wiederholen Sie diese Bewegung und lassen Sie das Bein danach wieder auf den Boden sinken.

Kopfschmerzen

Kopfschmerzen können u. a. durch Streß, Verspannungen, Nervosität und sogar Verstopfung oder Nahrungsmittelallergien verursacht werden. Verspannte Muskulatur in Rücken, Schultern und Nacken kann den Blutstrom zum Gehirn einschränken und Schmerzen verursachen.

Unabhängig von der Ursache kann eine Massage Kopfschmerzen lindern. Je nach Stärke und Ort der Schmerzen setzt man dabei jeweils andere Techniken ein und arbeitet an unterschiedlichen Druckpunkten. Wenn ein Freund Ihre Schmerzen wegmassieren möchte, sollte er mit der Nacken- und Schultermassage auf Seite 34–35 beginnen. Andernfalls führen Sie die Selbstmassage auf Seite 49–50 durch und geben dazu Lavendel-, Rosmarin-, Majoran-, Thymian- oder Pfefferminzöl in Ihr Trägeröl.

Sobald Ihre Muskeln aufgewärmt sind, üben Sie je nach Art Ihrer Kopfschmerzen Druck auf einen der unten abgebildeten Punkte aus. Der richtige Punkt fühlt sich normalerweise ziemlich schmerzempfindlich an. Üben Sie 3–7 Sekunden lang mit Daumen oder Zeige- und Mittelfinger so fest Druck aus, wie es noch angenehm ist. Zum Schluß massieren Sie Ihre Füße und arbeiten dabei an den großen Zehen (deren Reflexzonen für den Kopf stehen) sowie an den Unterseiten der anderen. Dann setzen Sie sich ruhig hin und entspannen sich.

Kopfschmerzen im Stirnbereich:
Punkt 1 und 2 drücken
Kopfschmerzen an den Seiten: Punkt 3 drücken
Schmerzen im Hinterkopf: Punkt 4 drücken
Migräne: Punkt 5, 8 und 9 drücken
Alle Kopfschmerzen: Punkt 6 und 7 drücken
Punkt 5 und 7
nicht während der Schwangerschaft drücken.

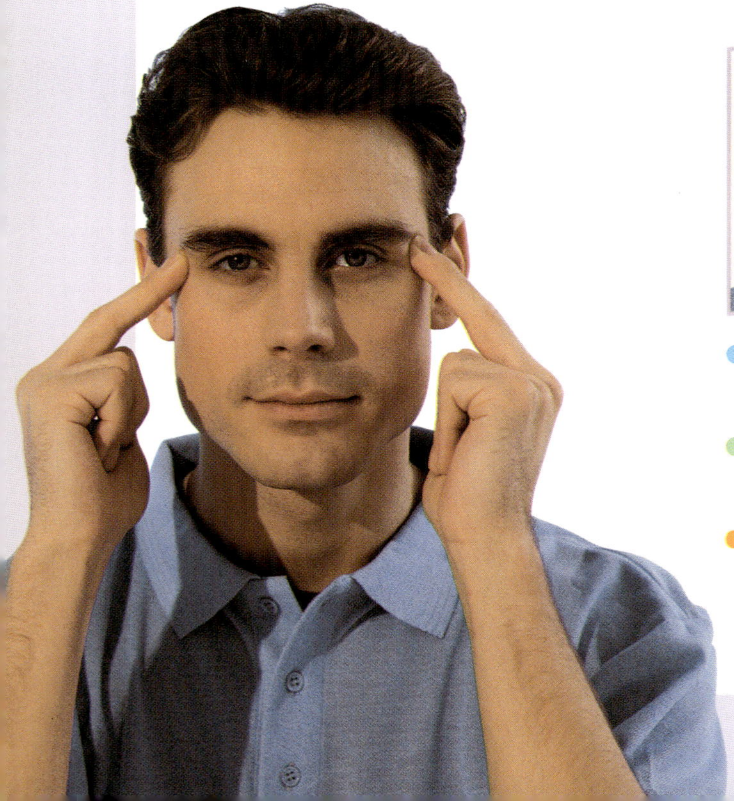

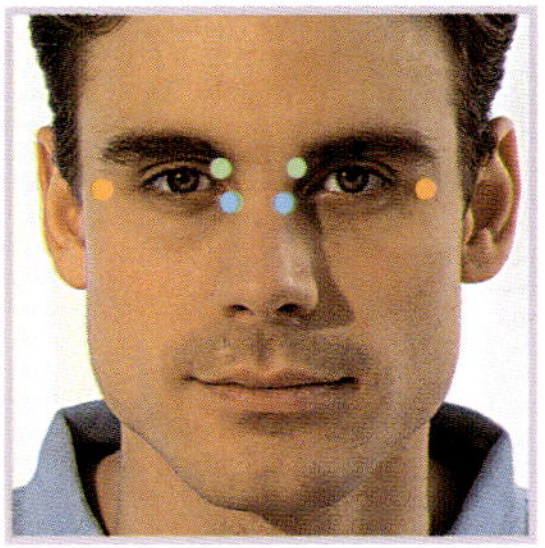

- *Punkt 1:* Direkt oberhalb der inneren Augenwinkel, aber etwas weiter zur Mitte hin.
- *Punkt 2:* Unmittelbar über Punkt 1. Üben Sie Druck nach oben aus.
- *Punkt 3:* In der Vertiefung rechts und links der äußeren Augenwinkel.

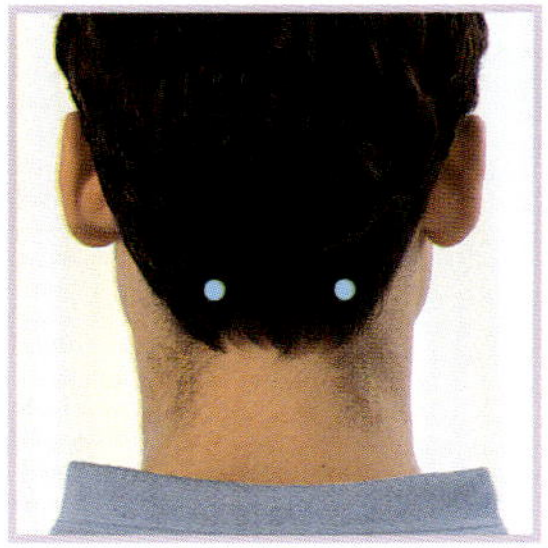

- *Punkt 4:* Im mittleren Bereich der Schädelbasis, direkt unterhalb des Knochenkamms. Wenn Sie jemanden massieren, halten Sie seinen Kopf in beiden Händen, während Sie auf die Punkte drücken. Drehen Sie den Kopf dabei erst leicht nach rechts, dann nach links.

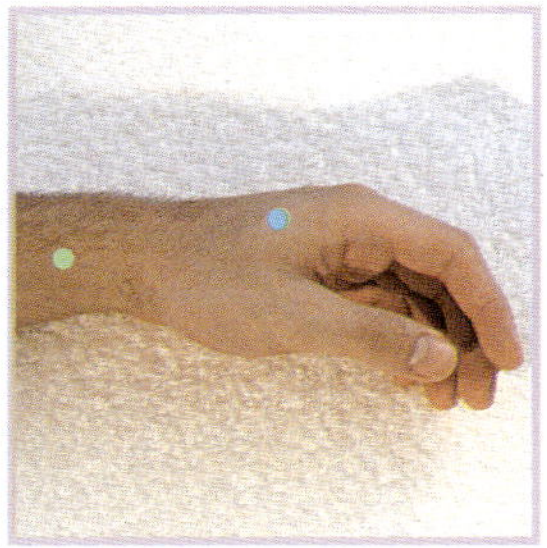

- *Punkt 5:* Drücken Sie in der Beuge zwischen Daumen und Zeigefinger nach innen.
- *Punkt 6:* Ungefähr anderthalb Daumenbreit unter der inneren Handgelenkfalte, unterhalb des Daumens.

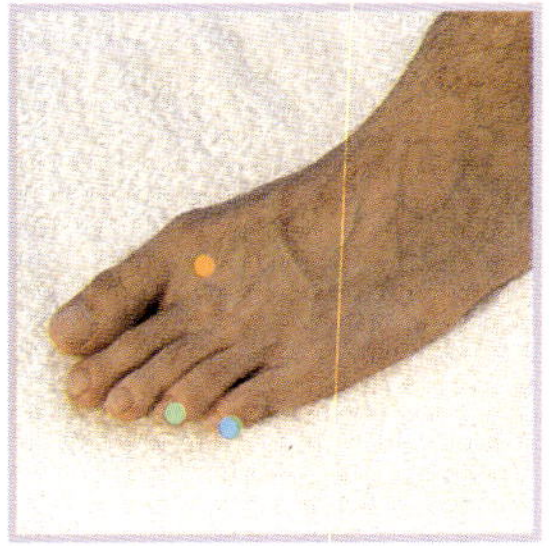

- *Punkt 7:* Direkt neben der äußeren Kante des kleinen Zehennagels.
- *Punkt 8:* Direkt neben der äußeren Kante des vierten Zehennagels.
- *Punkt 9:* In der Vertiefung zwischen großem und zweitem Zeh, ungefähr anderthalb Daumenbreit fußeinwärts gelegen.

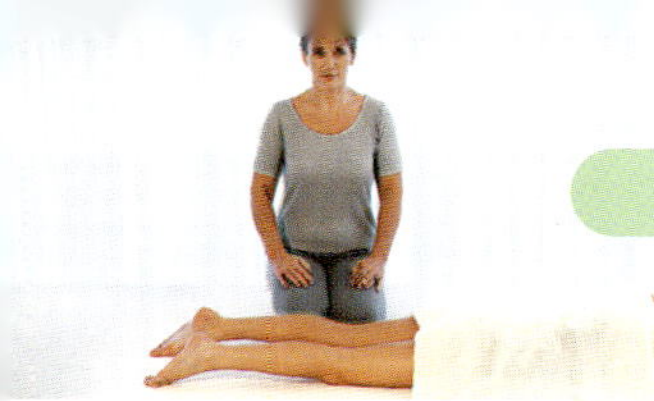

Hinterseite der Beine

11 Umfassen Sie mit beiden Händen den Knöchel Ihres Partners und heben Sie ihn leicht an. Bewegen Sie das Bein sanft hin und her, um es auf die Dehnung vorzubereiten. Dann lassen Sie es wieder zu Boden sinken.

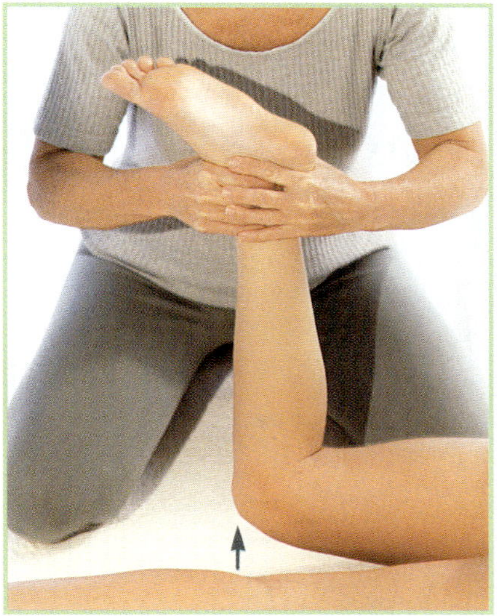

12 Legen Sie Ihre linke Hand auf das Kreuz Ihres Partners, während Ihre rechte den Fuß sanft in Richtung Gesäß drückt. Erzwingen Sie diese Bewegung nicht. Achten Sie auf Verspannungen im Kreuz, die Ihnen anzeigen, wann Sie aufhören sollten. Dann lassen Sie den Fuß in seine Ausgangsposition über dem Knie zurückkehren.

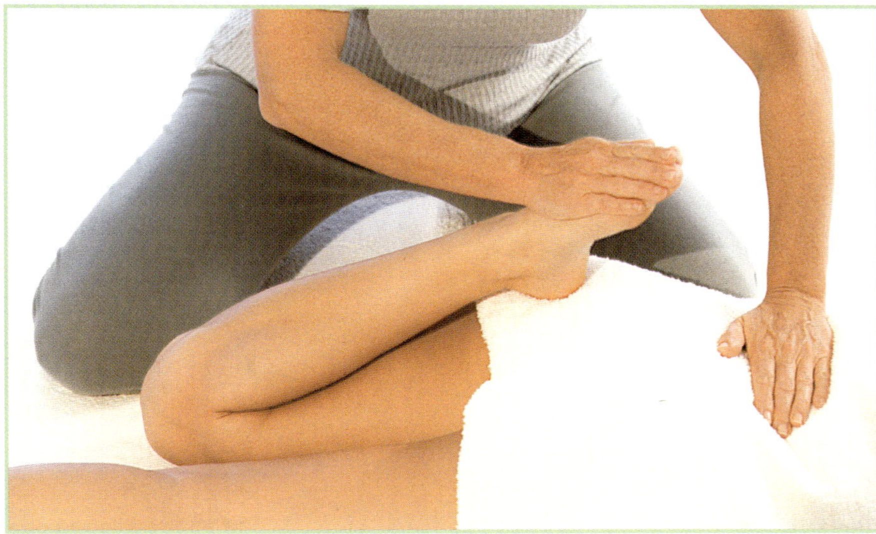

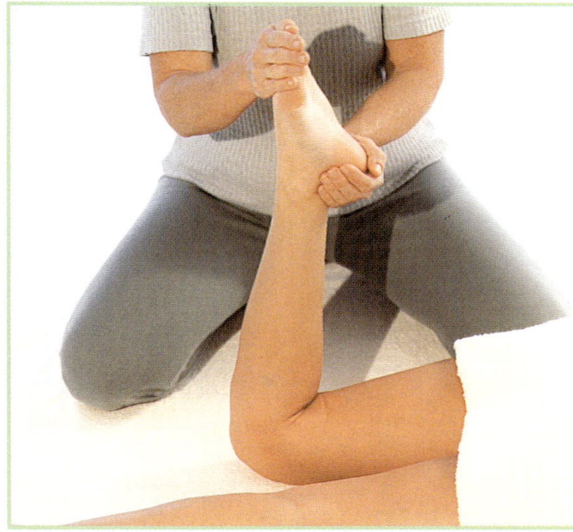

13 Umfassen Sie mit der linken Hand die Ferse und drücken Sie mit der rechten Handfläche gegen die Oberseite des Fußes. Dehnen Sie ihn so, daß die Zehen nach oben zeigen.

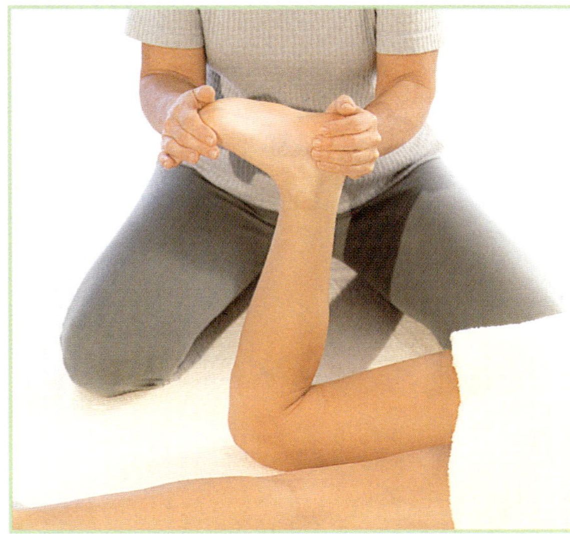

14 Nun schieben Sie Ihre rechte Handfläche zur Fußsohle; die linke bleibt an der Ferse. Dehnen Sie die Fußsohle sanft nach unten. Dann lassen Sie das Bein zurück auf den Boden sinken.

Streß, Nervosität und Schlafstörungen

Viele Menschen leiden aufgrund ihres überfüllten Terminplans oder anderer negativer Aspekte unseres modernen Lebens unter Streß. Er trägt maßgeblich zu Problemen wie Bluthochdruck oder Herzerkrankungen bei, schwächt das Immunsystem und macht uns anfälliger für Erkrankungen. Er kann auch zu Nervosität und Schlafstörungen führen.

Durch eine Massage können Sie Ihren Körper auf natürliche Weise entspannen, ins Gleichgewicht bringen und so Ihre körperliche und seelische Gesundheit wiederherstellen. Eine Massage gegen Schlafstörungen sollte an dem Ort stattfinden, wo der Patient schläft, damit er während oder nach der Massage gleich einnicken kann. Führen Sie bei ihm sämtliche Schritte der Partnermassage auf Seite 2–39 durch und lassen Sie nur die anregende Klopfmassage weg. Wenn Sie sich selbst massieren, führen Sie die Selbstmassageschritte auf Seite 47–59 aus und lassen wiederum die Klopfmassagetechniken weg.

Zur Streßlinderung verwenden Sie Geranium- oder Jasminöl, gegen Nervosität und Schlafstörungen Lavendelöl. (Geben Sie auch ein paar Tropfen davon auf Ihr Kopfkissen.)

Drücken Sie während der Massage (oder nach Bedarf) 3–7 Sekunden lang folgende Punkte.

Streß: Punkt 2 und 5 drücken
Nervosität und Schlafstörungen:
Punkt 1, 3, 4 und 6 drücken
Punkt 6
nicht während der Schwangerschaft drücken.

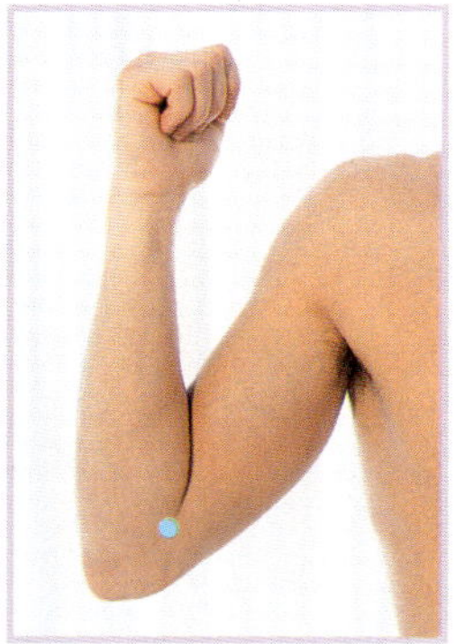

Punkt 1: Bei gebeugtem Arm am inneren Ende der Ellbogenfalte.

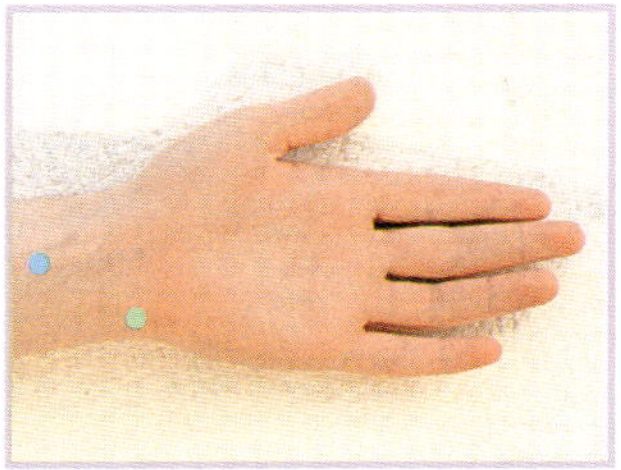

Punkt 2: Zwischen den beiden Sehnen an der Innenseite des Handgelenks, ungefähr zwei Daumenbreit von der Handgelenkfalte entfernt.

Punkt 3: Direkt unterhalb des kleinen Knochens an der Handgelenkfalte auf der Seite des kleinen Fingers.

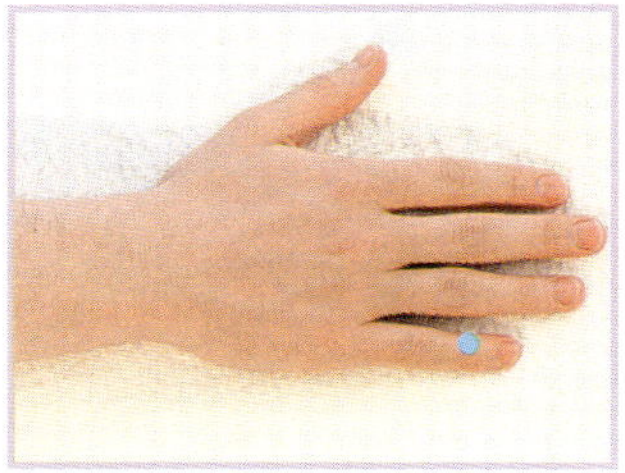

Punkt 4: An der Innenseite des kleinen Fingers, direkt unterhalb des Nagels.

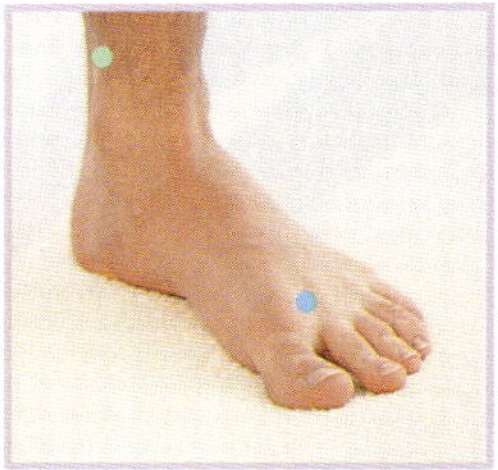

Punkt 5: In der Vertiefung zwischen großem und zweitem Zeh, ungefähr 3 cm fußeinwärts gelegen.

Punkt 6: Auf der Innenseite vier Fingerbreit oberhalb des Knöchels. Drücken Sie an der Kante des Knochens nach innen.

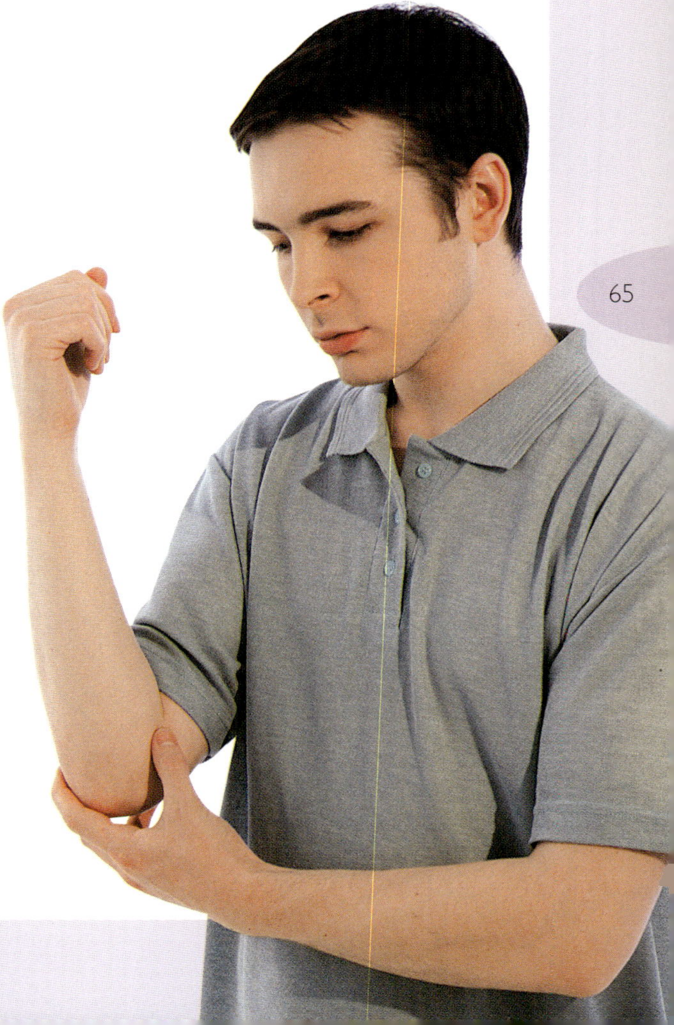

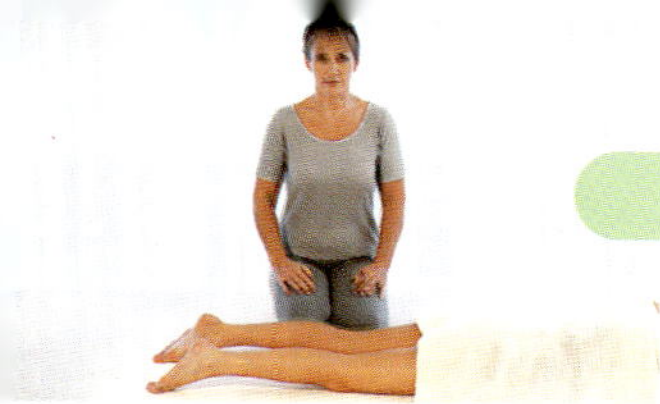

Hinterseite der Beine

In den Kniekehlen oder an knochigen Stellen sollten Sie diese Massagegriffe nicht anwenden

Verlagern Sie Ihre Position während der Massage je nach Bedarf nach oben oder nach unten

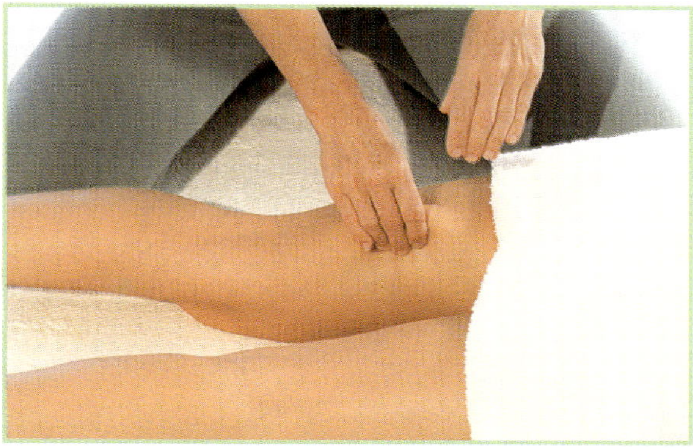

15 Beginnen Sie eine Zupfmassage an der Wade. Massieren Sie zur Innenseite des Oberschenkels hin, zur Außenseite hinüber und anschließend zur Wade zurück.

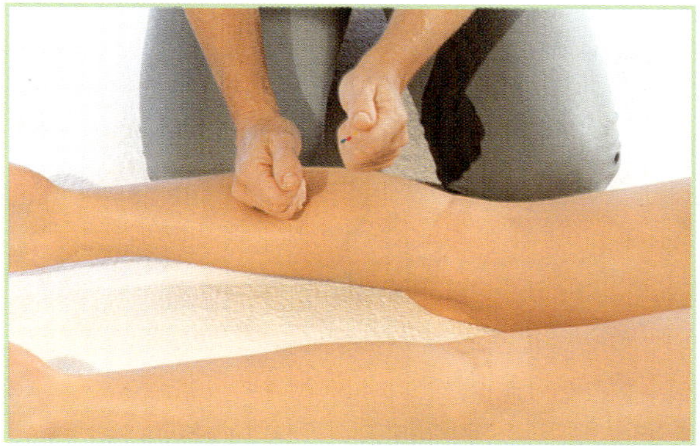

16 Trommeln Sie mit den Seitenkanten Ihrer locker geballten Fäuste auf die fleischigen Teile der Wade und auf die Innen- und Außenseite des Oberschenkels.

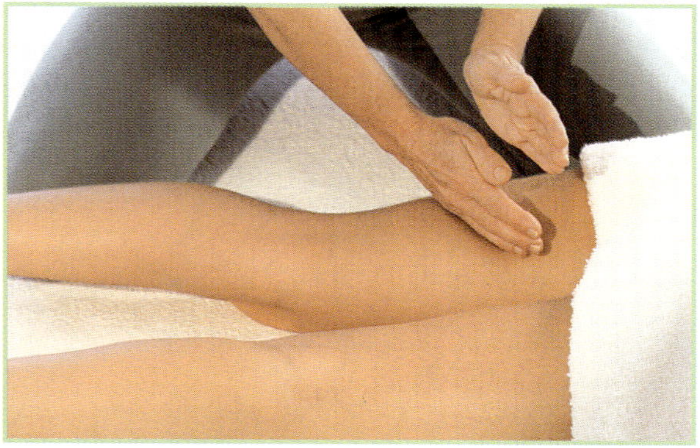

17 Halten Sie Ihre Finger locker und schlagen oder hacken Sie mit den Handkanten in Karate-Manier auf die Wade und den Oberschenkel ein.

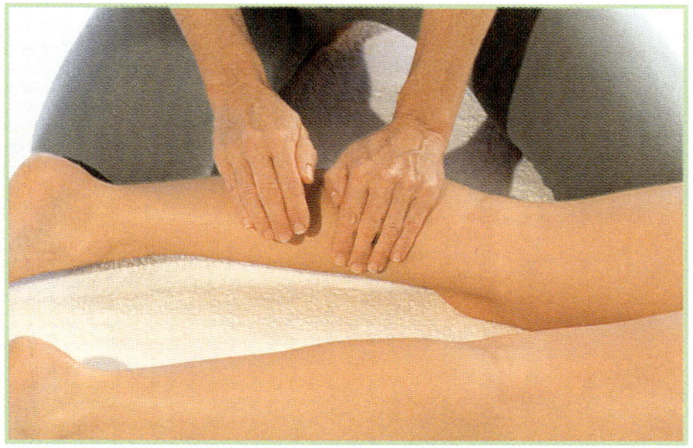

18 Wölben Sie Ihre Handflächen und trommeln Sie damit auf die Haut. Beginnen Sie an der Wade und arbeiten Sie sich an der Innenseite des Oberschenkels entlang.

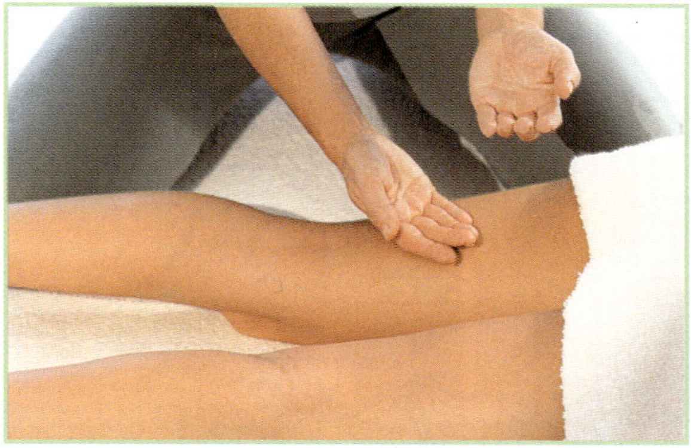

19 Entspannen Sie Ihre Hände und klatschen Sie mit den Handrücken leicht auf die fleischigen Teile der Wade und auf den Oberschenkel.

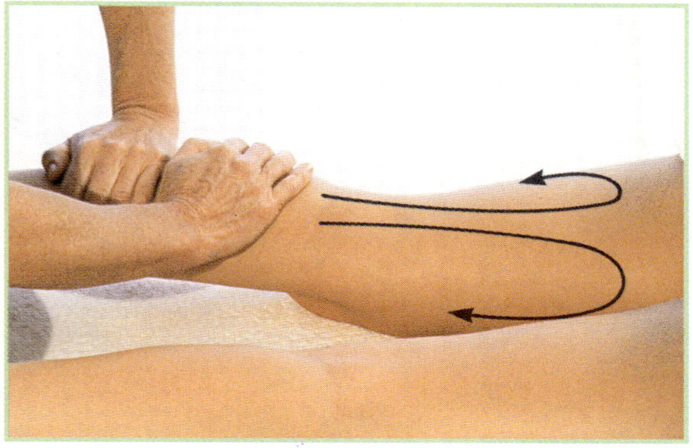

20 Dann wandern Ihre Hände zum Fuß, führen eine lange, ununterbrochene Streichbewegung zum Oberschenkel aus und gleiten sanft zum Knöchel zurück.

◁◁ Wiederholen Sie Schritt 1–20 auf der andern Seite.

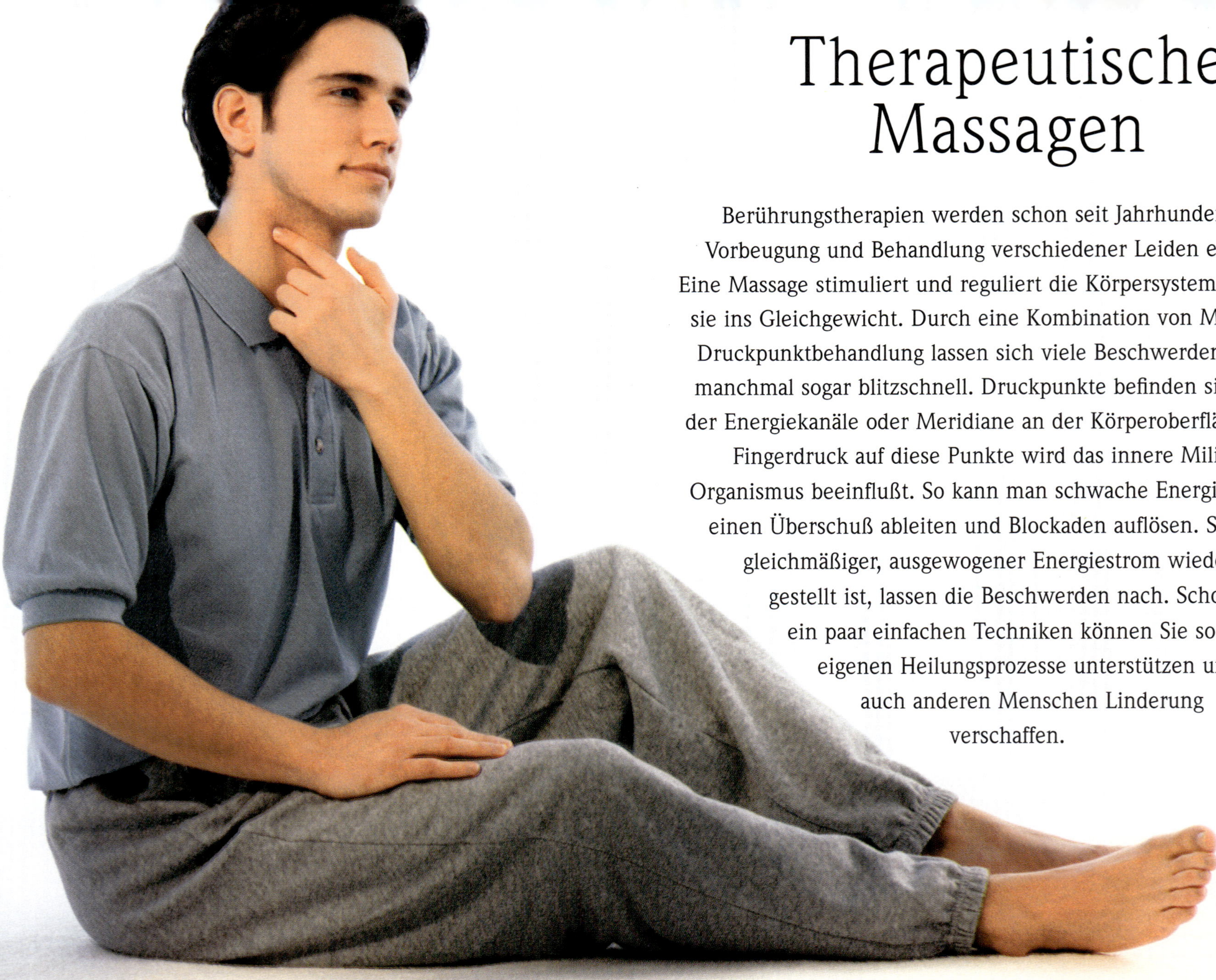

Therapeutische Massagen

Berührungstherapien werden schon seit Jahrhunderten zur Vorbeugung und Behandlung verschiedener Leiden eingesetzt. Eine Massage stimuliert und reguliert die Körpersysteme und bringt sie ins Gleichgewicht. Durch eine Kombination von Massage und Druckpunktbehandlung lassen sich viele Beschwerden lindern – manchmal sogar blitzschnell. Druckpunkte befinden sich entlang der Energiekanäle oder Meridiane an der Körperoberfläche. Durch Fingerdruck auf diese Punkte wird das innere Milieu des Organismus beeinflußt. So kann man schwache Energien stärken, einen Überschuß ableiten und Blockaden auflösen. Sobald ein gleichmäßiger, ausgewogener Energiestrom wiederhergestellt ist, lassen die Beschwerden nach. Schon mit ein paar einfachen Techniken können Sie so Ihre eigenen Heilungsprozesse unterstützen und auch anderen Menschen Linderung verschaffen.

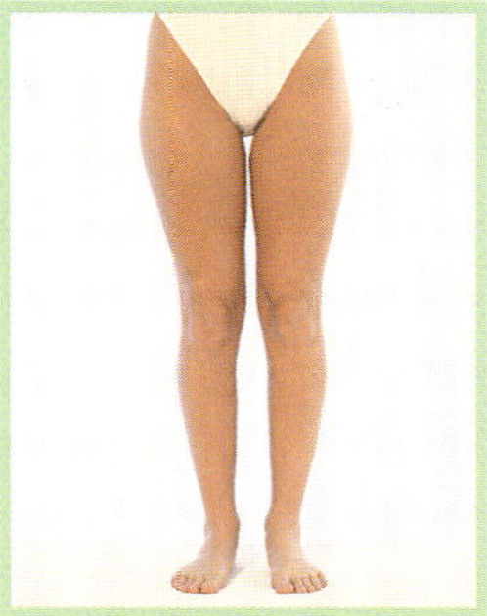

Vorderseite der Beine

Verglichen mit der Hinterseite der Beine ist die Vorderseite härter und knochiger, vor allem Knie und Unterschenkel. Daher arbeitet man hier mit etwas anderen Massagetechniken. Druck in die Tiefe wird nur auf den vierköpfigen Schenkelstrecker ausgeübt.

Arbeiten Sie, wenn Sie am Bein entlang nach oben massieren, immer mit stärkerem Druck, um Blutkreislauf und Lymphdrainage zu verbessern.

Beziehen Sie auch die Innenseiten der Oberschenkel in Ihre Massage ein, da sie aus dieser Position leicht zu erreichen sind. Manchen Menschen ist das allerdings unangenehm, oder sie sind dort sehr kitzelig. Achten Sie also auf die Reaktionen Ihres Partners.

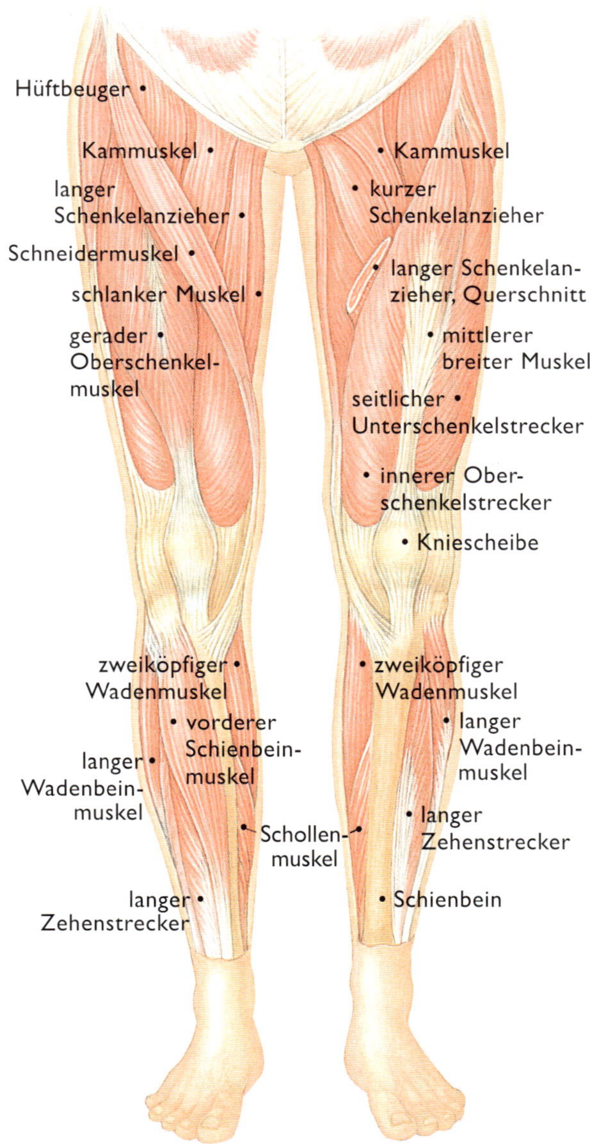

◄ Knochen

Der Oberschenkelknochen ist der größte Knochen unseres Körpers. Das Schienbein ist der kräftigste; man kann ihn unter der Haut spüren, während der kleinere Knochen an seiner Außenseite (das Wadenbein) tiefer liegt.

◄ Vierköpfiger Schenkelstrecker (Quadrizeps)

Diese vier Oberschenkelmuskeln (gerader Oberschenkelmuskel, mittlerer breiter Muskel, innerer Oberschenkelstrecker und seitlicher Unterschenkelstrecker) sind oft ziemlich verspannt und müssen kräftig massiert werden.

◄ Schenkelanzieher (Adduktoren)

Diese fleischigen Muskeln an der Innenseite der Oberschenkel sind normalerweise ziemlich locker und leicht zu massieren. Aber achten Sie darauf, nicht zu sehr in die Nähe der Genitalien zu kommen.

◄ Kniescheibe (Patella)

Auf diesem kleinen Knochen dürfen Sie nur ganz leichten Druck ausüben. Falls Ihr Partner einmal eine Knieverletzung hatte, sollten Sie ihn ganz aussparen.

◄ Zweiköpfiger Wadenmuskel

Dieser fleischige Muskel zieht sich von der Hinterseite der Wade bis zur Innenseite des Unterschenkels. Drücken Sie entlang des Knochens in ihn hinein.

◄ Vorderer Schienbeinmuskel und langer Zehenstrecker

Diese Muskeln an der Außenseite des Schienbeins schmerzen oft bei Berührung.

Beachten Sie: Am linken Bein sind oberflächliche Muskeln, am rechten Bein tiefer liegende Muskeln dargestellt.

Schneller Energiespender

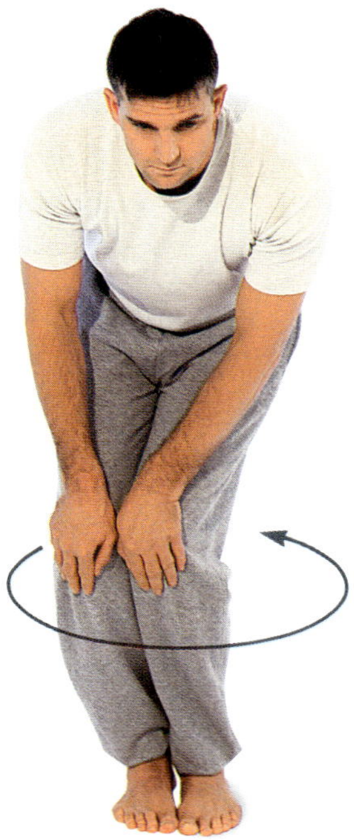

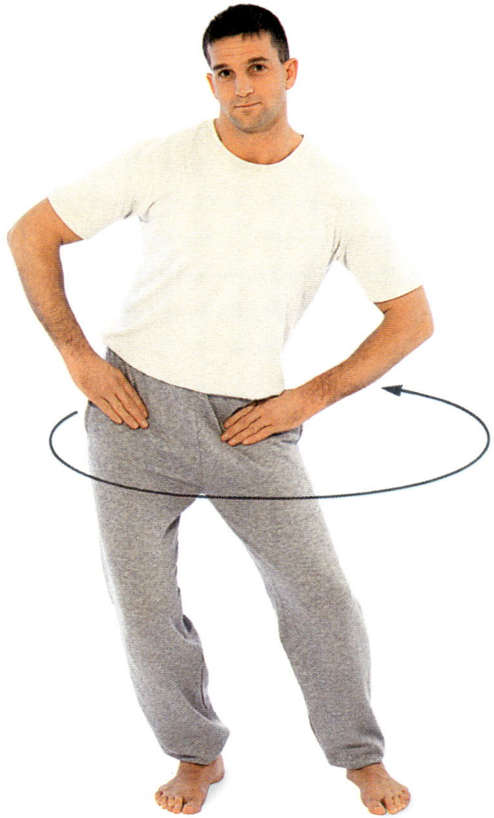

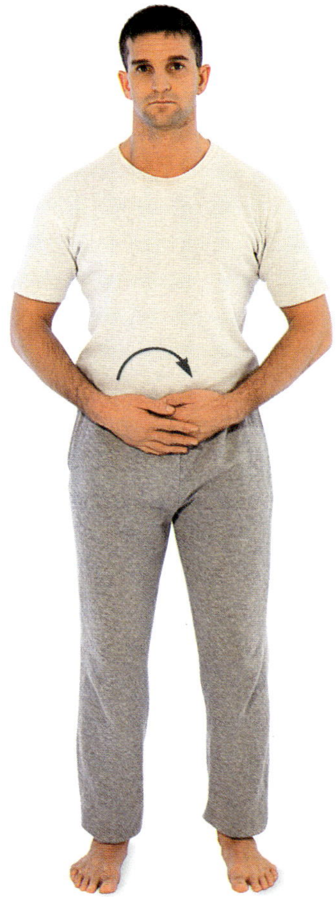

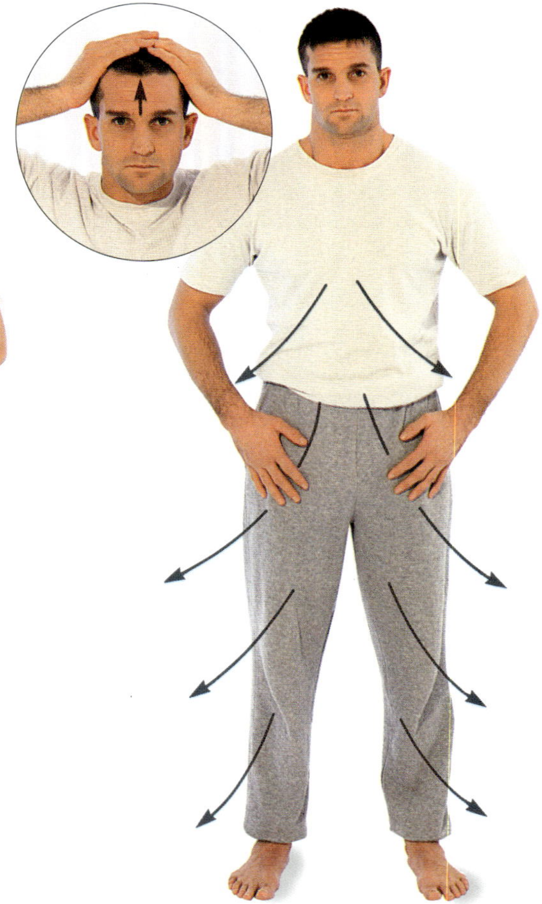

18 Stellen Sie sich mit geschlossenen Beinen hin. Beugen Sie die Knie und legen Sie Ihre Hände darauf. Dann lassen Sie Ihre Knie rotieren und strecken die Beine wieder. Wiederholen Sie diese Bewegung und rotieren Sie danach zweimal in die andere Richtung.

19 Legen Sie Ihre Hände auf die Hüften und schieben Sie die Füße auseinander. Beugen Sie die Knie und beschreiben Sie mit den Hüften langsam einen Kreis. Entspannen Sie sich dabei und spüren Sie, wie Oberschenkel, Hüften und Kreuz gedehnt werden. Wiederholen Sie das Ganze in der anderen Richtung.

20 Stellen Sie sich gerade hin; Ihre Knie sind leicht gebeugt. Legen Sie beide Hände direkt unter Ihrem Nabel übereinander. Ziehen Sie mit den Händen langsam einen Kreis im Uhrzeigersinn. Wiederholen Sie das ein paarmal in derselben Richtung und bringen Sie Ihre Hände danach in die Ausgangsposition zurück.

21 Schütteln Sie Ihre Hände aus und streichen Sie damit über Ihre Stirn und die Oberseite Ihres Kopfes, zum Nacken hinunter und über Ihr Gesicht. Dann bearbeiten Sie Arme, Hände, Brust und Bauch, Rücken und Gesäß und schließlich Beine und Füße mit diesen Streichbewegungen, als wollten Sie Staub von Ihrer Kleidung bürsten.

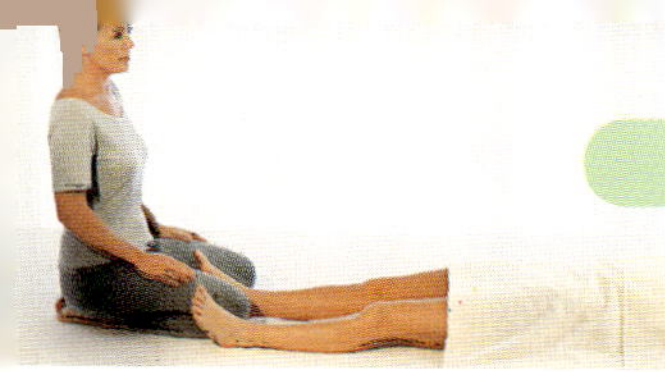

Vorderseite der Beine

Falls Ihrem Partner kalt ist, bedecken Sie das Bein, an dem Sie gerade n cht arbeiten

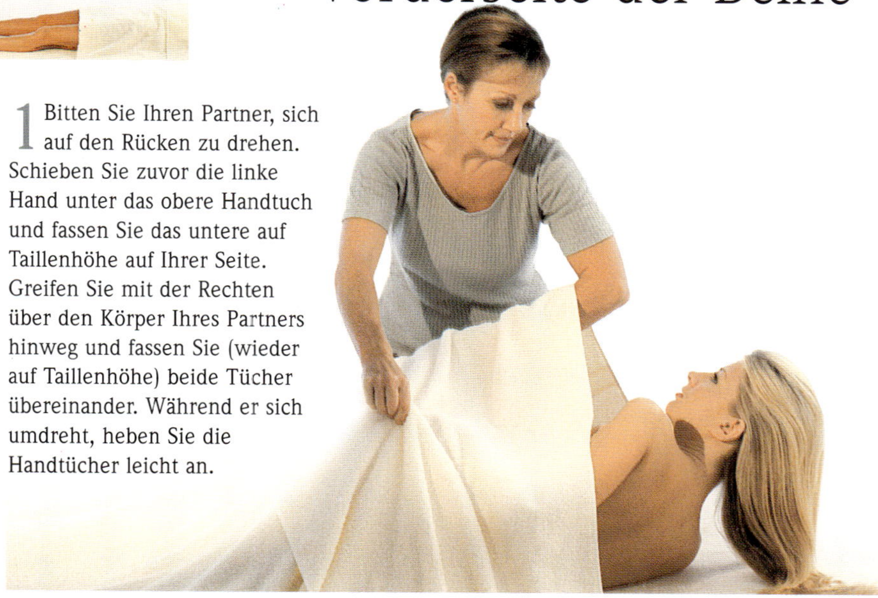

1 Bitten Sie Ihren Partner, sich auf den Rücken zu drehen. Schieben Sie zuvor die linke Hand unter das obere Handtuch und fassen Sie das untere auf Taillenhöhe auf Ihrer Seite. Greifen Sie mit der Rechten über den Körper Ihres Partners hinweg und fassen Sie (wieder auf Taillenhöhe) beide Tücher übereinander. Während er sich umdreht, heben Sie die Handtücher leicht an.

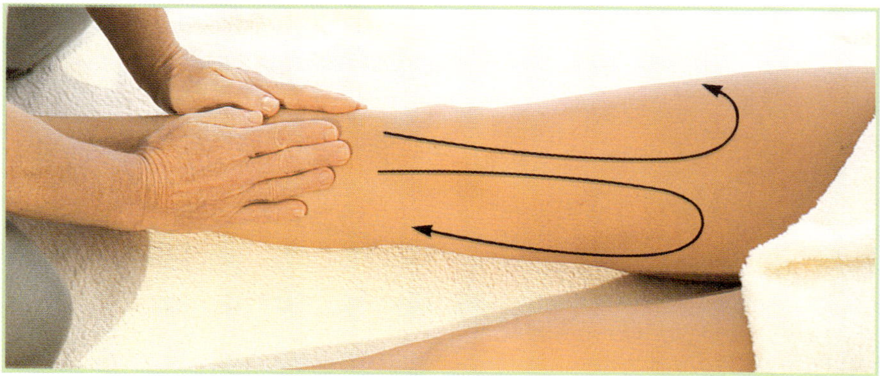

2 Setzen Sie sich mit Ihren Knien links und rechts seiner Wade zum linken Fuß Ihres Partners; legen Sie Ihre Hände oberhalb der Knöchel auf. Führen Sie sie in einer ununterbrochenen Streichbewegung zum Oberschenkel und an den Seiten wieder nach unten. Wiederholen Sie diese Bewegung, um das Öl gleichmäßig zu verteilen.

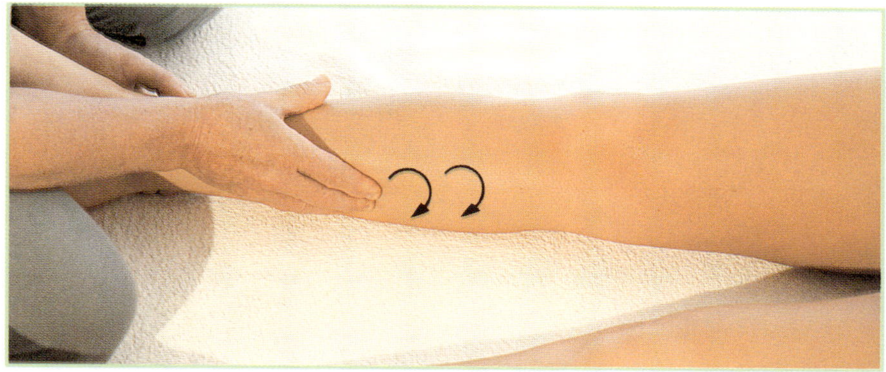

3 Ziehen Sie mit geschlossenen Fingern der rechten Hand Kreise auf der Innenseite vom Knöchel bis zum Knie. Dann wiederholen Sie diese Kreisbewegungen mit der Linken an der Außenseite des Beins. Zuletzt schieben Sie Ihre Hand zum Knöchel zurück.

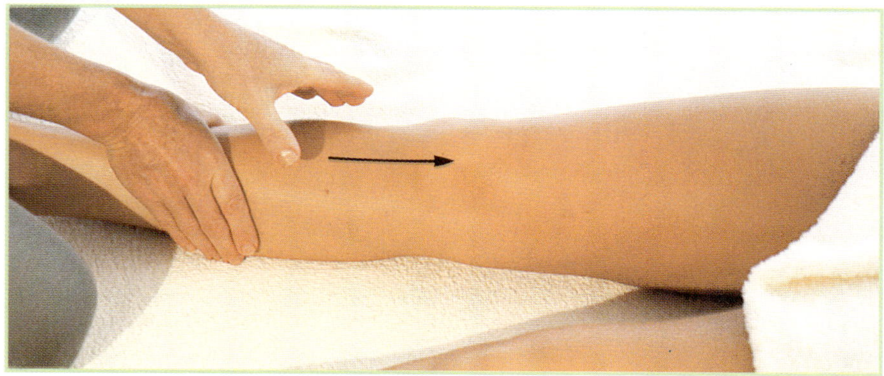

4 Ziehen Sie Ihre Hände zurück, wobei Finger und Daumen ein V bilden (»Drachenmaul-Position«). Legen Sie sie unten auf das Schienbein und drücken Sie abwechselnd mit beiden Händen langsam nach oben bis zur Unterkante des Knies.

Schneller Energiespender

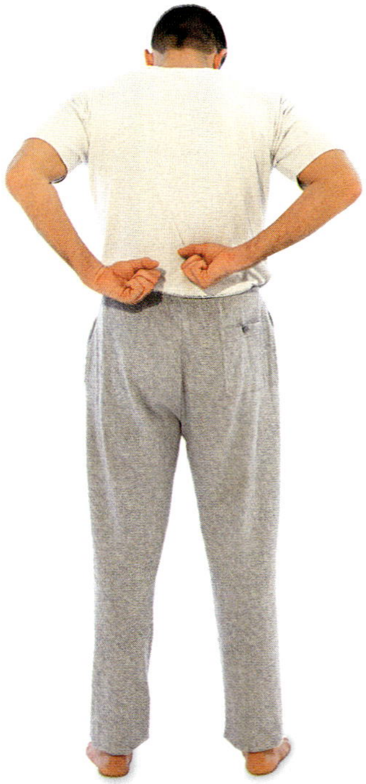

13 Beugen Sie sich leicht nach vorn und schieben Sie die Hände hinter Ihrem Rücken nach oben, so weit es Ihnen ohne Schmerzen möglich ist. Dann trommeln Sie an beiden Seiten der Wirbelsäule entlang nach unten.

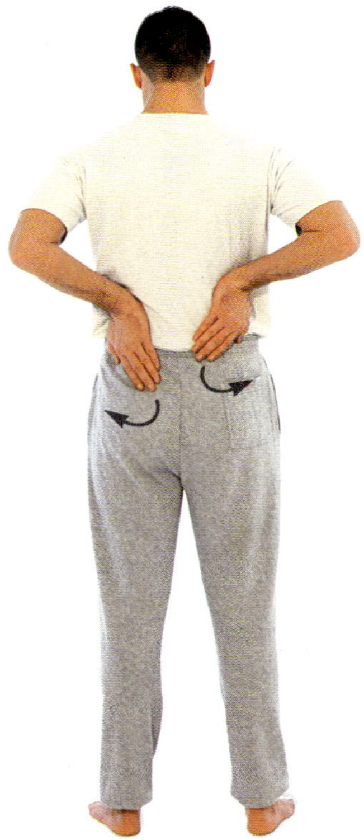

14 Stellen Sie sich gerade hin und reiben Sie Ihr Kreuz oberhalb der Nieren, bis Sie spüren, wie die Wärme aus Ihren Händen in Ihren Rücken hineinströmt. Dann reiben Sie nach außen zu den Hüften hin.

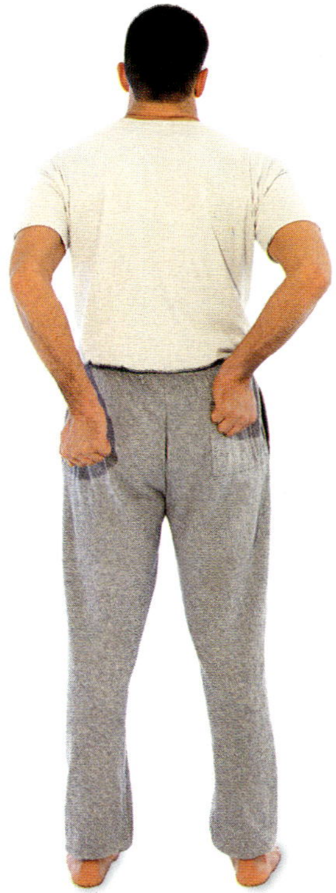

15 Schlagen Sie, immer noch gerade stehend, mit locker geballten Fäusten auf beide Gesäßbacken. Sie können sich auch leicht nach einer Seite drehen und zuerst die eine, dann die andere Gesäßbacke bearbeiten.

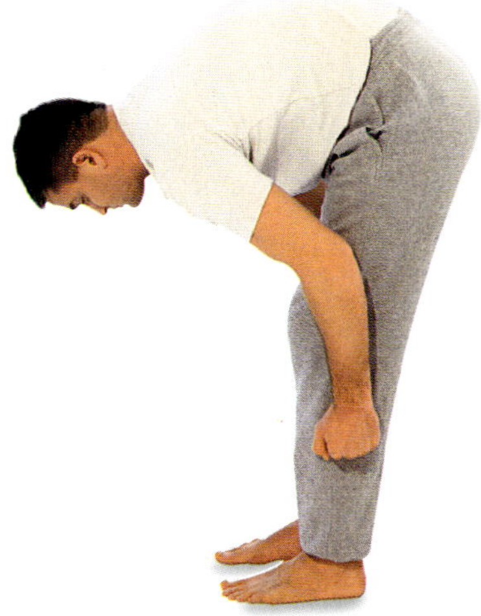

16 Beugen Sie sich vor und trommeln Sie mit rhythmischen Schlägen gleichzeitig auf beide Beine ein, und zwar jeweils von oben nach unten. Dann bearbeiten Sie die Vorderseiten Ihrer Füße. Trommeln Sie an der Hinterseite der Beine entlang wieder nach oben bis zu den Gesäßbacken.

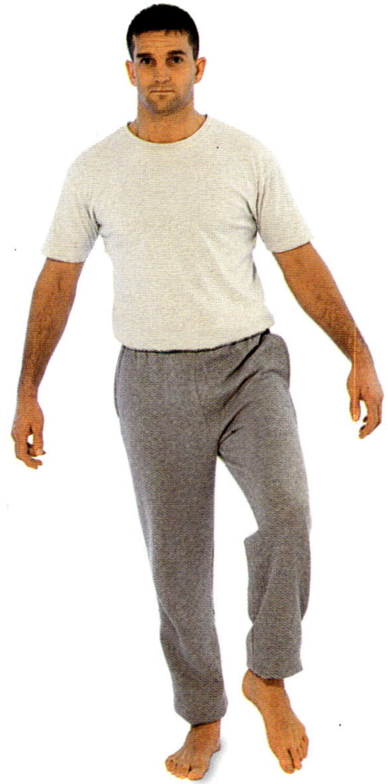

17 Stellen Sie sich wieder gerade hin und schütteln Sie beide Füße und Beine abwechselnd ein paarmal, um sie zu lockern und Verspannungen zu lösen.

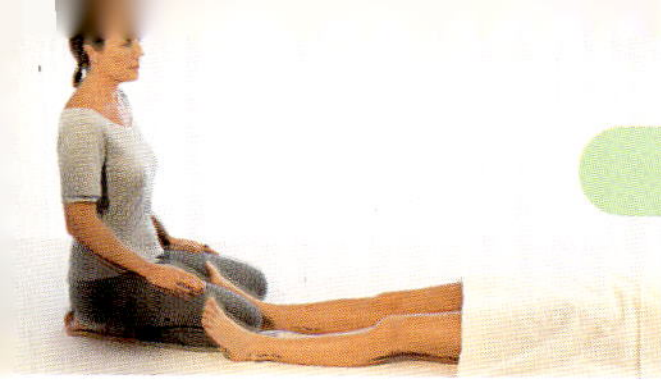

Vorderseite der Beine

Üben Sie auf der Kniescheibe nur ganz leichten Druck aus

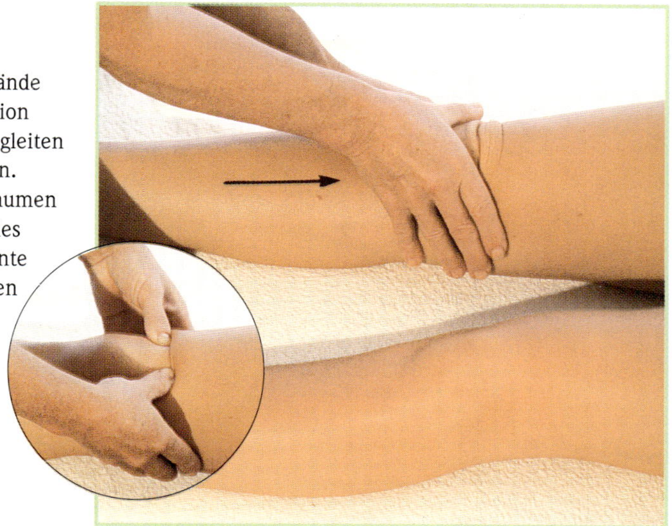

5 Lassen Sie Ihre Hände in derselben Position über die Kniescheibe gleiten und teilen Sie sie dann. Folgen Sie mit den Daumen den Außenkonturen des Beins bis zur Unterkante des Knies. Wiederholen Sie dies und drücken Sie diesmal mit den Daumen sanft außen um die Kniescheibe. Dann gleiten Ihre Hände über die Kniescheibe.

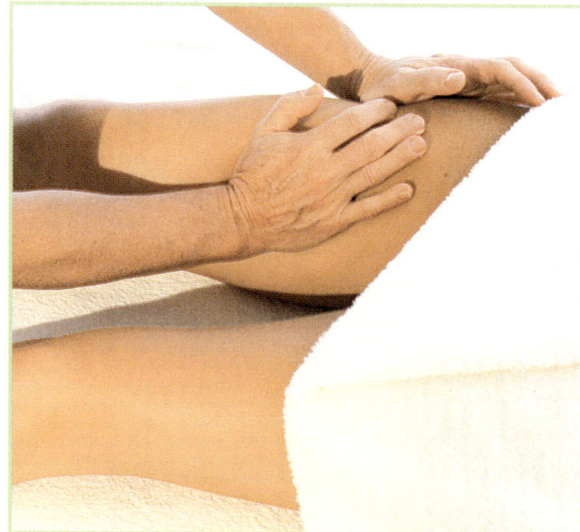

7 Beginnen Sie knapp über dem Knie und drücken Sie das Fleisch abwechselnd mit beiden Handballen nach oben. Bearbeiten Sie so den ganzen Oberschenkel bis zur Hüfte hoch.

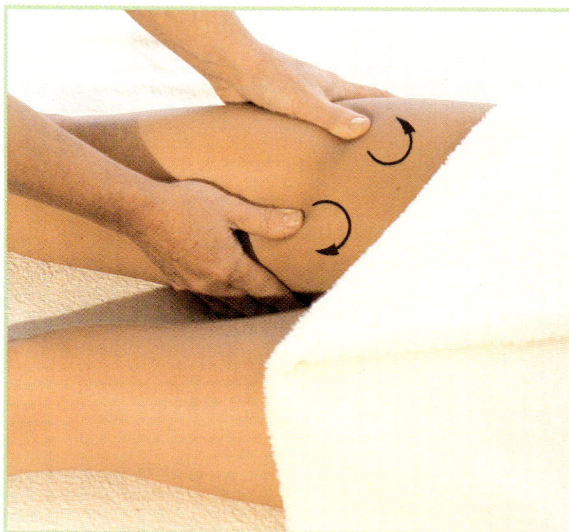

6 Führen Sie mit geöffneten Handflächen aufwärts gerichtete Kreisbewegungen am Oberschenkel aus und drücken Sie das Schenkelfleisch dabei mit den Daumen. Bearbeiten Sie so den Oberschenkel oben und seitlich und massieren Sie mit der außen gelegenen Hand nach oben bis zu den Hüften. Dann lassen Sie Ihre Hände seitlich ans Knie zurückgleiten.

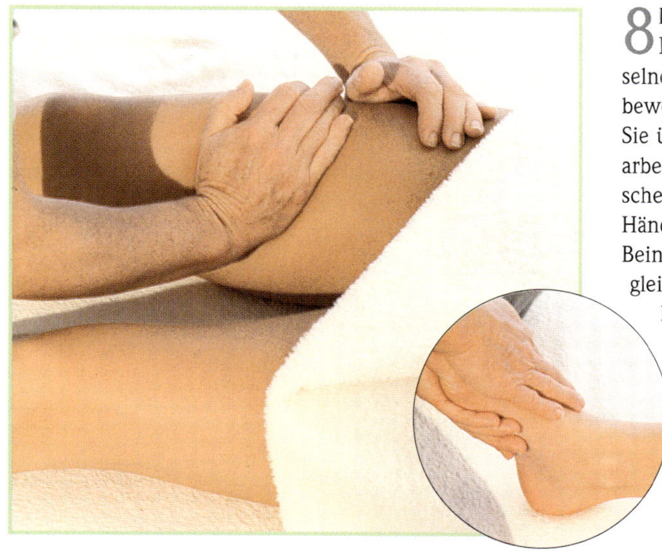

8 Führen Sie mit den Handkanten abwechselnd druckvolle Kreisbewegungen aus. Beginnen Sie über dem Knie und arbeiten Sie bis zum Oberschenkel. Lassen Sie Ihre Hände an den Seiten des Beins zurück zum Knöchel gleiten. Beim Fuß angelangt, drücken Sie ihn leicht und lassen Ihre Hände dann über die Zehen gleiten.

Schneller Energiespender

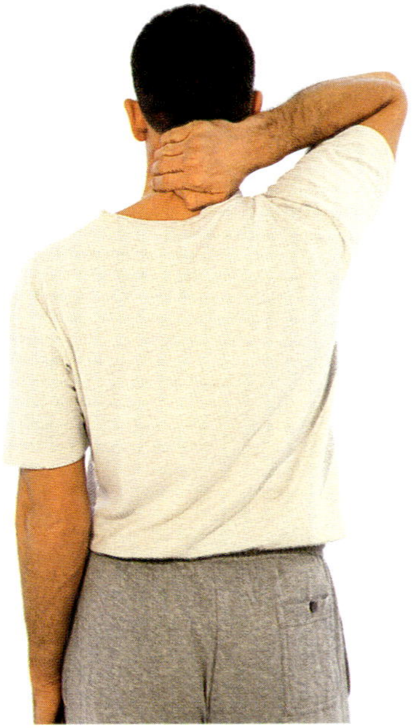

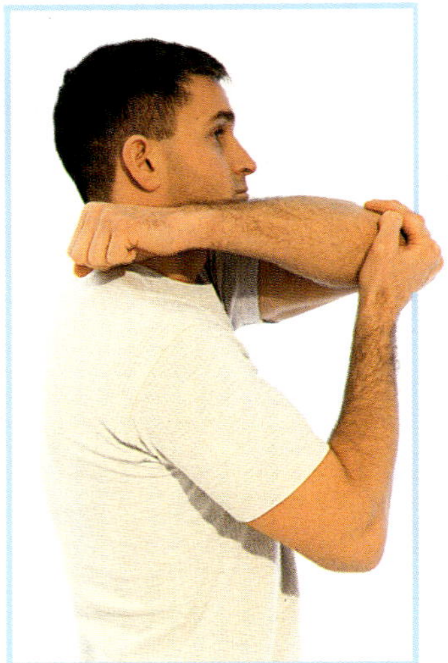

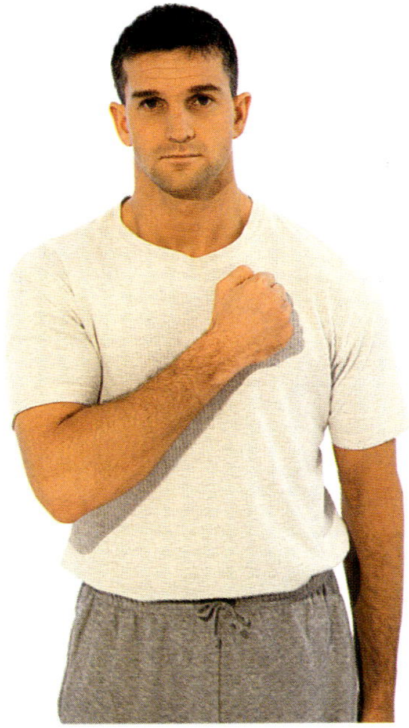

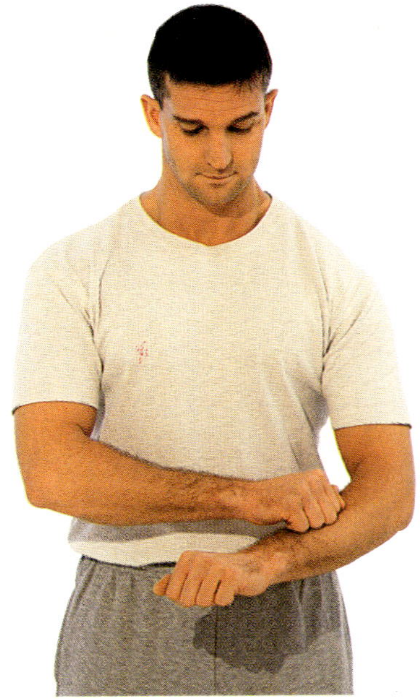

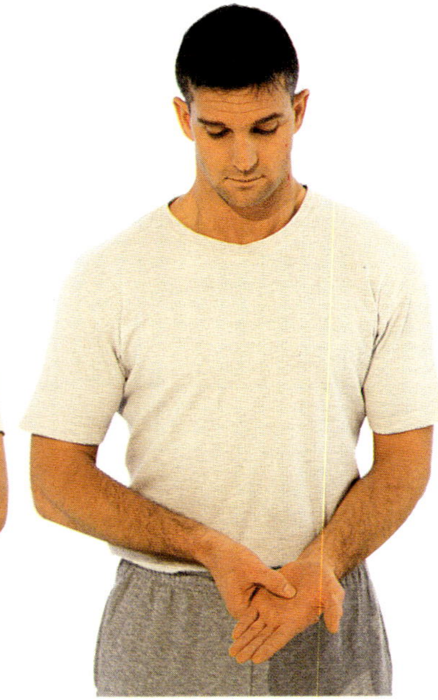

8 Umfassen Sie mit einer Hand Ihren Nacken. Drücken Sie die Muskeln von unten nach oben zwischen Ihren Fingern und Ihrem Handballen. Dann wechseln Sie die Hände und wiederholen diesen Massagegriff.

9 Ballen Sie die rechte Hand locker zur Faust. Heben Sie sie über Ihre Schulter und stützen Sie den Ellbogen mit der anderen Hand ab. Dann klopfen Sie mit der Faust in federnden Schlägen an der Ober- und Hinterseite Ihrer Schulter entlang. Wechseln Sie die Hände und wiederholen Sie das Ganze auf der anderen Seite.

10 Ballen Sie eine Hand locker zur Faust und schlagen Sie damit leicht auf die gegenüberliegende Brusthälfte. Wechseln Sie die Hände und wiederholen Sie diese Klopfmassage auf der anderen Seite. Dann trommeln Sie mit beiden Fäusten auf Ihren Brustkorb. Falls Sie ungestört sind, atmen Sie dabei tief ein und singen Sie während des Ausatmens »Ahhh«.

11 Winkeln Sie einen Arm leicht seitlich an. Schlagen Sie mit der Faust an der Innenseite des Arms entlang bis zur Hand und trommeln Sie dann auf Ihre Handfläche. Drehen Sie die Hand um und schlagen Sie auf den Handrücken und dann an der Oberseite des Arms entlang bis zur Schulter. Bearbeiten Sie schmerzempfindliche Stellen ein paar Sekunden länger. Wiederholen Sie das Ganze am anderen Arm.

12 Massieren Sie Ihre linke Handfläche mit dem rechten Daumen. Drücken und ziehen Sie nacheinander an allen Fingern und am Daumen. Wiederholen Sie das Ganze an der anderen Hand. Dann schütteln Sie beide Hände und Arme aus.

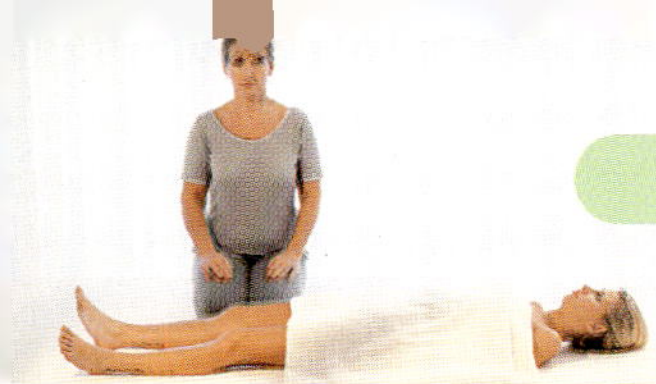

Vorderseite der Beine

Führen Sie diese Massagegriffe nicht an Knien oder knochigen Bereichen durch

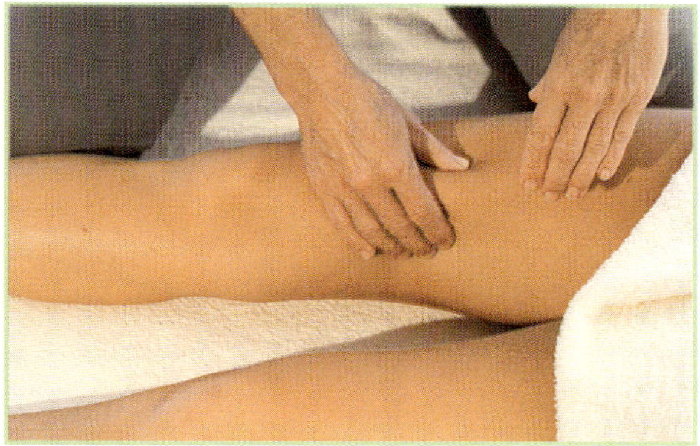

9 Zupfen und kneifen Sie das Fleisch mit den Fingern. Beginnen Sie damit am Oberschenkel und arbeiten Sie bis zur Wade hinunter.

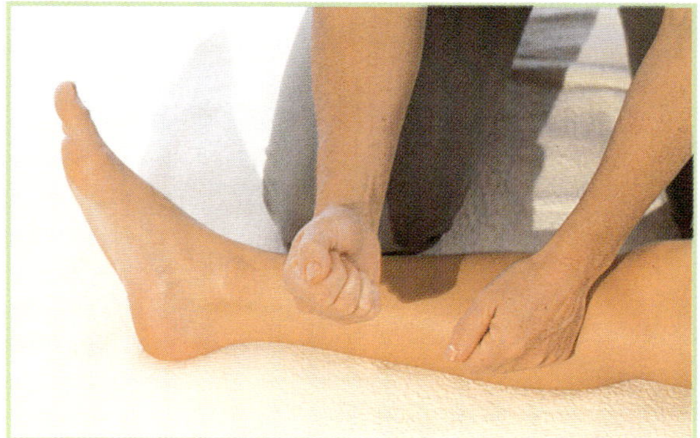

10 Ballen Sie die Hände locker zur Faust und trommeln Sie mit den Seitenkanten gegen die Innenseite des Oberschenkels und die Wade.

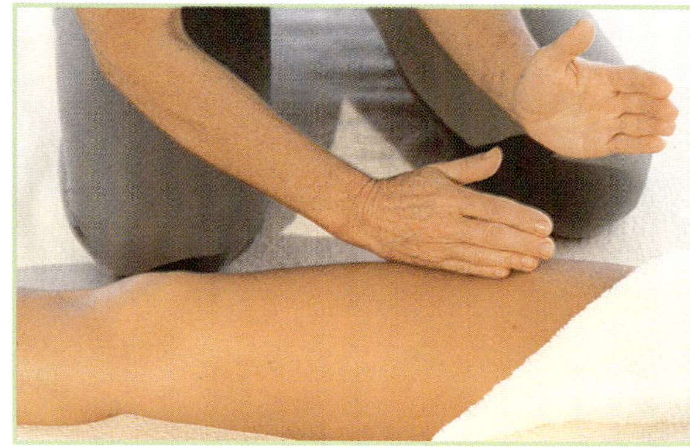

11 Halten Sie Ihre Finger locker und schlagen oder hacken Sie mit den Handkanten auf den Oberschenkel. Bearbeiten Sie so auch die Seite des Schenkels unterhalb der Hüfte.

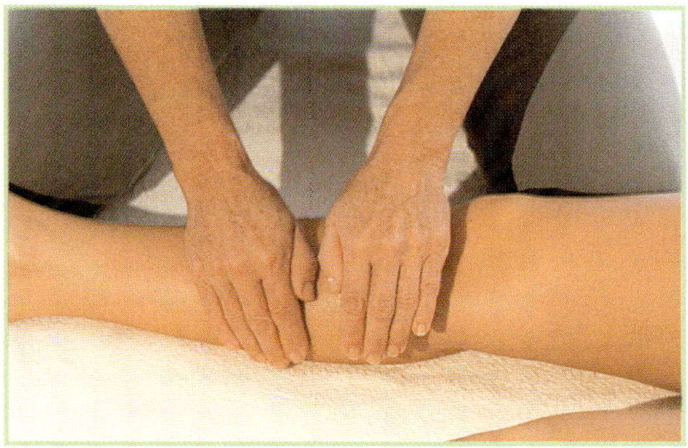

12 Wölben Sie Ihre Handflächen mit geschlossenen Fingern und trommeln Sie auf das Fleisch an der Innenseite des Oberschenkels und an der Wade.

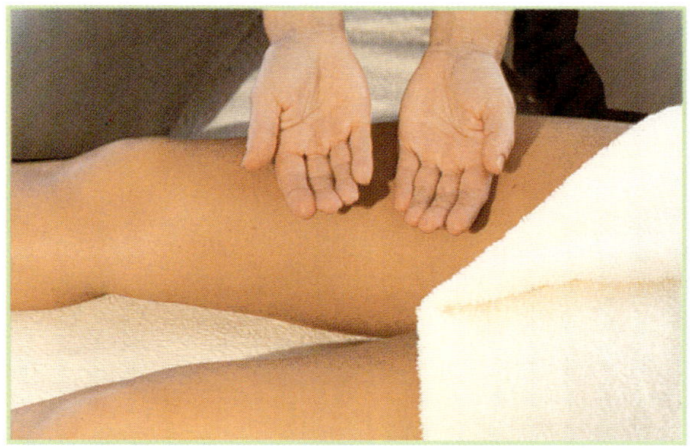

13 Halten Sie Ihre Hände locker und klatschen Sie mit den Handrücken leicht auf die Haut. Bearbeiten Sie so den ganzen Oberschenkel und die Innenseite der Wade.

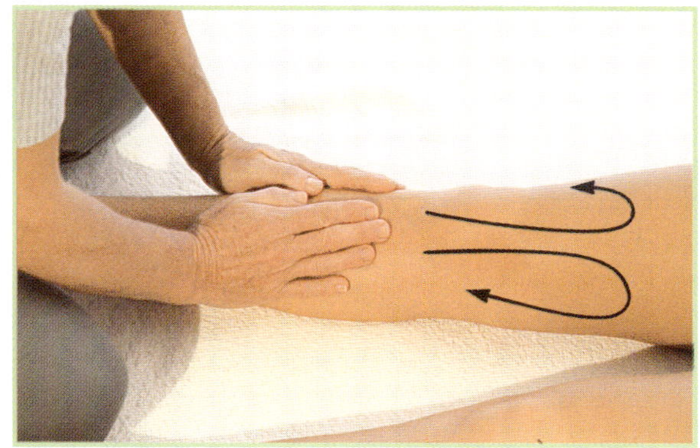

14 Nun gleiten Ihre Hände zum Fuß und beenden die Massage mit einer langen Streichbewegung vom Knöchel zum Oberschenkel und zurück. Drücken Sie den Fuß und lassen Sie ihn über die Zehen entgleiten.

◁◁ Wiederholen Sie Schritt 1–14 am andern Bein. Dann bedecken Sie beide Beine.

Schneller Energiespender

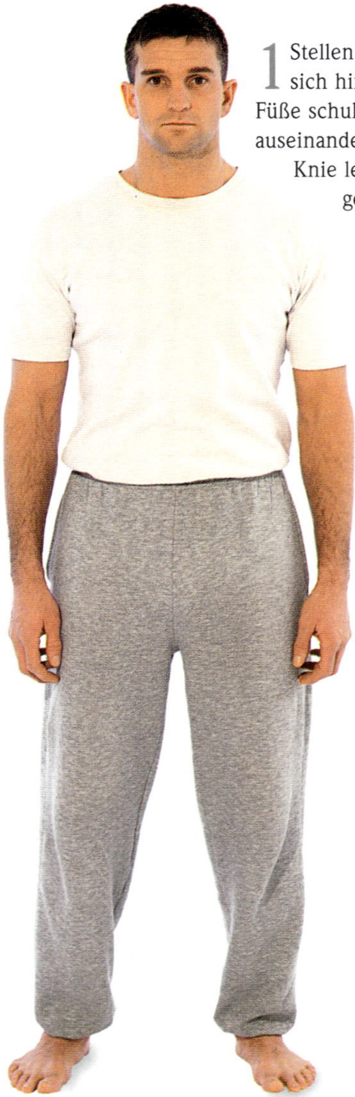

1 Stellen Sie sich hin, die Füße schulterbreit auseinander, die Knie leicht gebeugt.

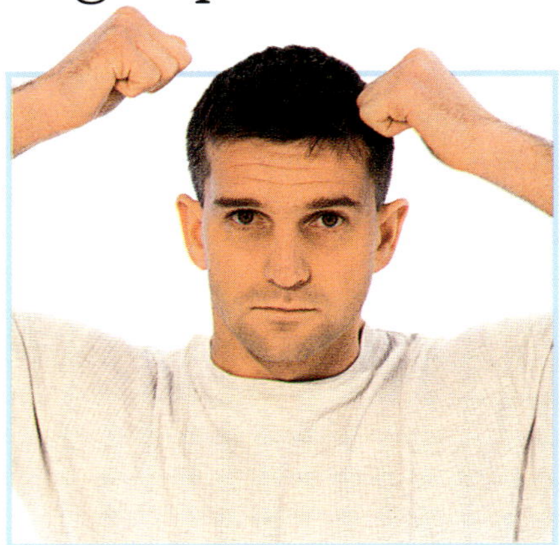

2 Ballen Sie die Hände locker und klopfen Sie von der Oberseite des Kopfes bis zum Hals. Setzen Sie diese Klopfmassage in parallelen Linien rund um den Kopf von vorn nach hinten fort.

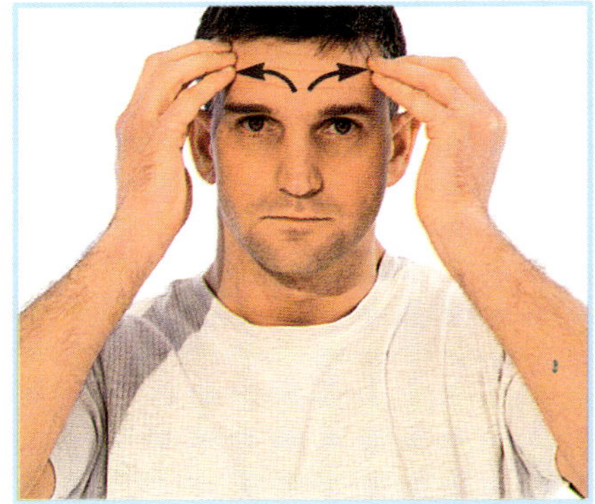

3 Legen Sie die Finger zwischen Ihre Augenbrauen und drücken Sie sie nach oben und außen. Massieren Sie so nach und nach in Linienbewegungen Ihre ganze Stirn.

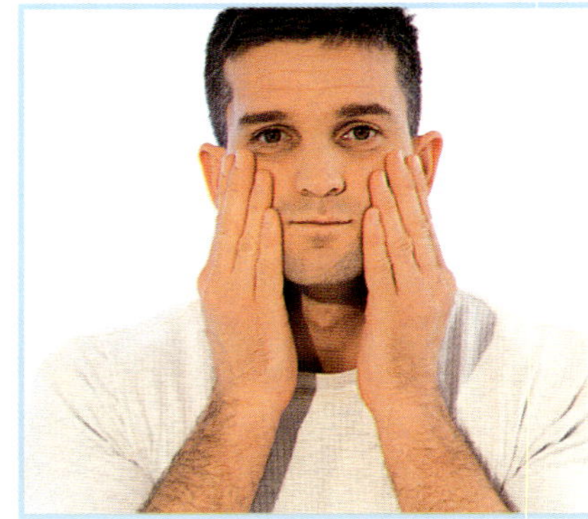

4 Nun streichen Sie mit flachen Händen vom Nasenrücken nach außen über Ihre Wangen. Dann machen Sie eine Kneifmassage entlang des Kinns und der Kieferpartie.

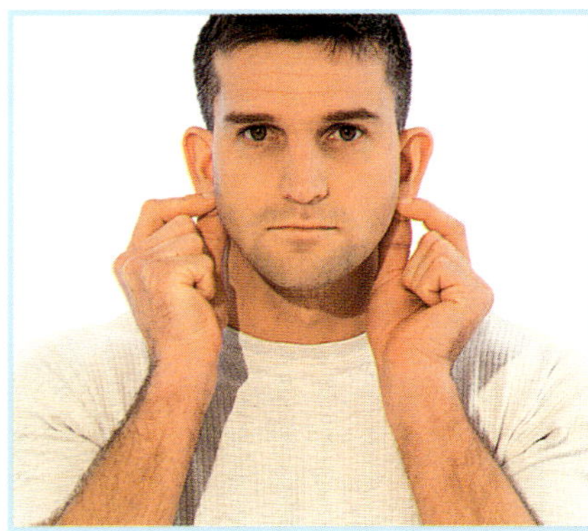

5 Drücken Sie Ihre Ohrläppchen zwischen Daumen und Fingern. Dann massieren Sie in Kreisbewegungen den knochigen Bereich hinter den Ohren.

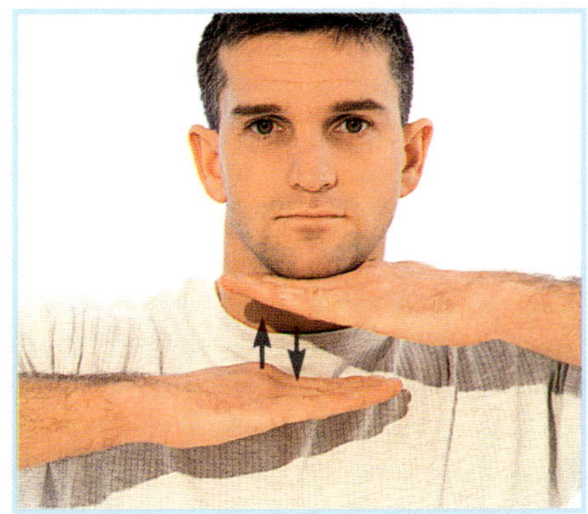

6 Halten Sie eine Hand waagerecht unter Ihr Kinn und schlagen Sie mit der anderen federnd dagegen. Bearbeiten Sie mit dieser Klopfmassage die ganze Kieferpartie und die Unterseite Ihres Kinns.

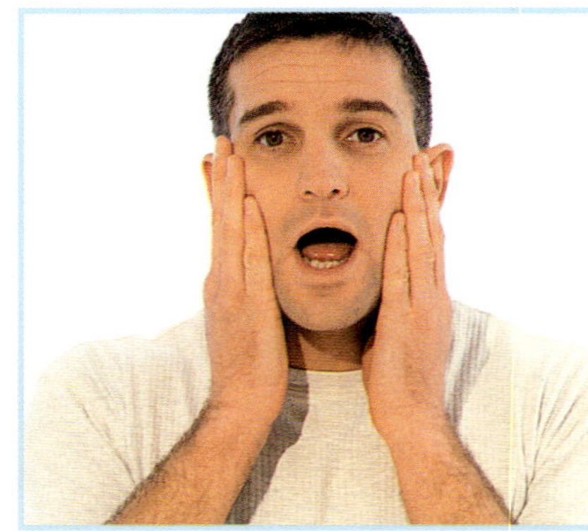

7 Nun öffnen Sie den Mund zu einem breiten Grinsen und klopfen mit flachen Handflächen auf Ihre Wangen.

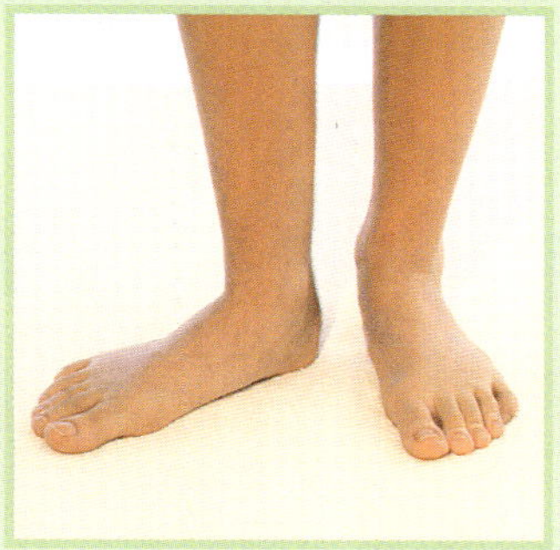

FÜSSE

Eine Fußmassage wirkt anregend und regenerierend – nicht nur auf die Füße, sondern auf den ganzen Körper. Tausende von Nervenendigungen an den Fußsohlen und ein Reflexsystem, das seine Entsprechungen im gesamten Organismus hat und die Grundlage der Fußreflexzonenmassage bildet, geben uns bei einer solchen Massage unser harmonisches Gleichgewicht zurück und tragen zur Entspannung bei.

Eine Massage zwischen den Sehnen an der Fußoberseite regt Durchblutung und Lymphdrainage an; allerdings ist diese Region bei manchen Menschen ziemlich schmerzempfindlich.

Die folgenden Massagetechniken entspannen die Füße und halten sie beweglich. Gleichzeitig tragen sie zum allgemeinen Wohlbefinden Ihres Partners bei.

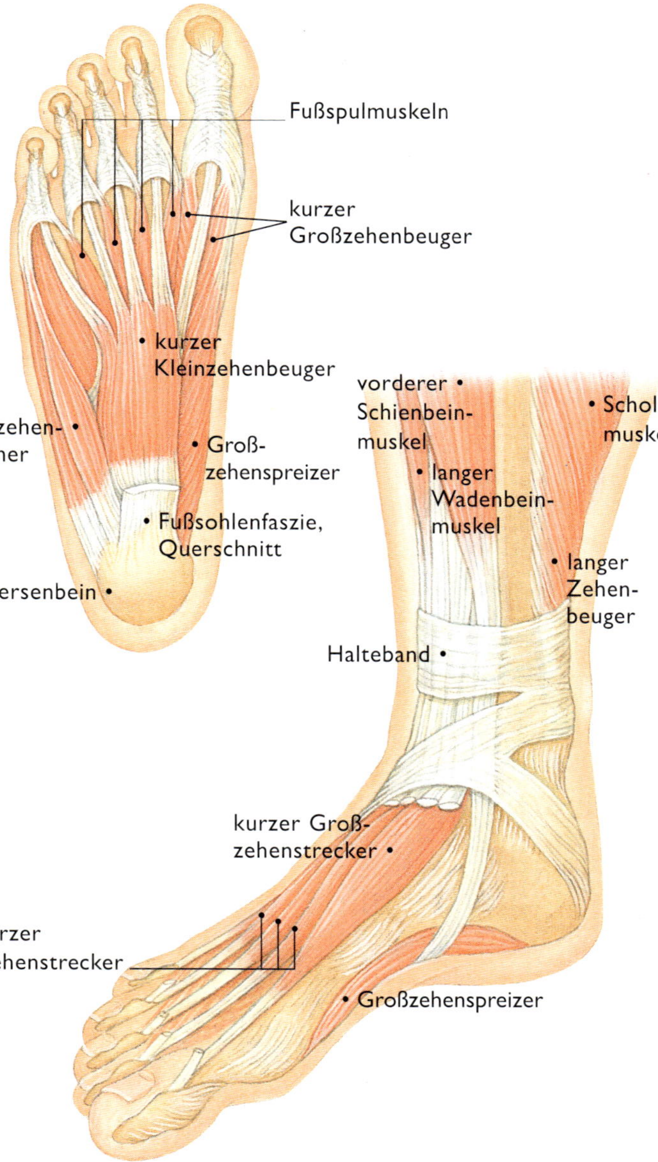

◄ Fußgewölbe

Hier befinden sich Reflexzonen, die der Wirbelsäule entsprechen. Druck in die Tiefe in diesem Bereich kann Rückenschmerzen lindern.

◄ Zehen

Die Reflexzonen an der Unterseite der Zehen entsprechen Kopf, Nasennebenhöhlen, Augen, Ohren und Zähnen. Ihre Massage lindert Probleme in diesen Bereichen.

◄ Fußgelenk- und Mittelfußknochen

Jeder Fuß besteht aus 26 Knochen: 7 Fußgelenkknochen, 5 Mittelfußknochen und 14 Zehenknochen. Eine Massage zwischen diesen Knochen hat eine sehr wohltuende Wirkung.

◄ Fußsohle

Ferse und Zehenballen sind von derben Hautschichten bedeckt und können Druck in die Tiefe gut verkraften. In der Sohlenmitte unterhalb des Spanns sollte der Druck etwas leichter sein.

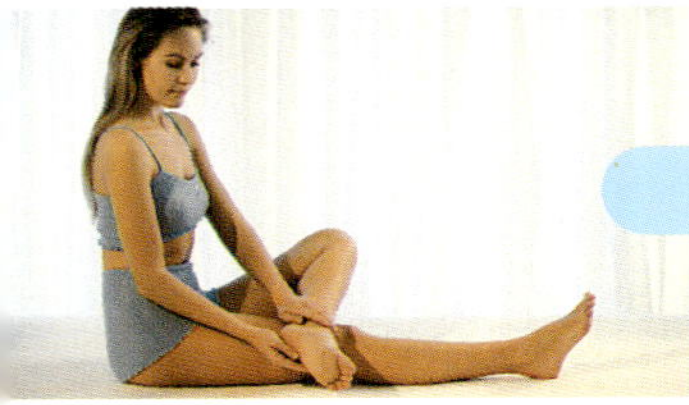

Füße

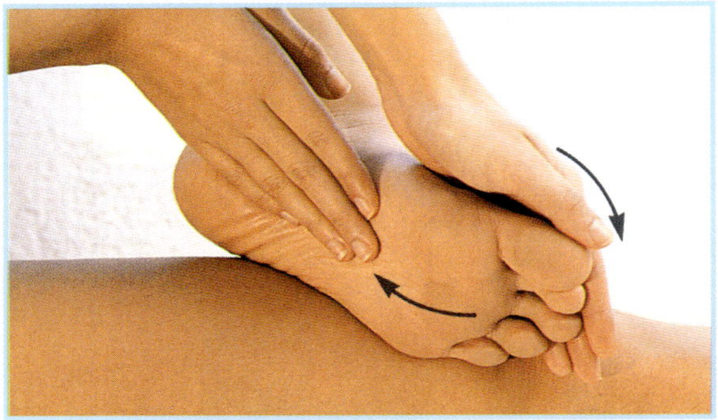

1 Legen Sie den linken Fuß auf den rechten Oberschenkel, Ihre rechte Hand an die Fußsohle und Ihre linke auf die Oberseite des Fußes. Streichen Sie in einer ununterbrochenen, fließenden Bewegung mit der rechten Hand nach unten und mit der linken nach oben über die Zehen.

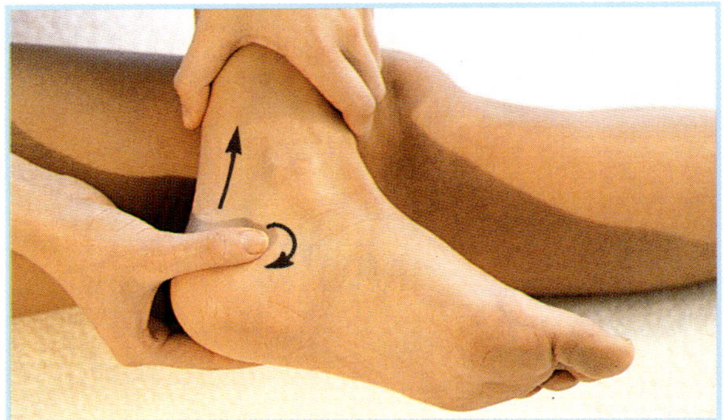

2 Lassen Sie Ihren Fuß über den Oberschenkel hängen und massieren Sie mit dem Daumen an der Innenseite der Ferse vom Spann bis zum Fußgelenk. Arbeiten Sie dabei mit Kreisbewegungen und konstantem Druck. Dann drücken Sie an der Achillessehne entlang nach oben.

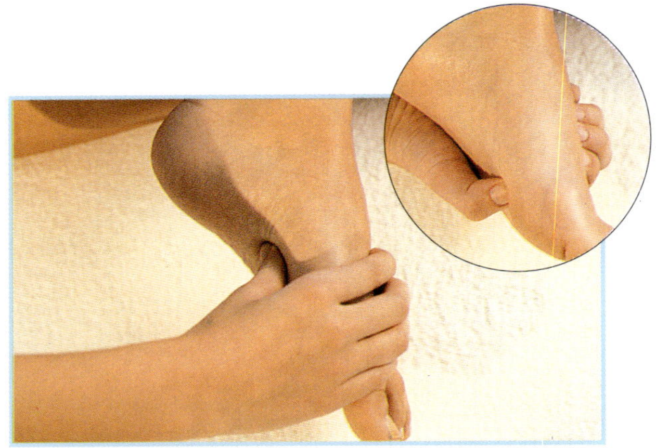

3 Legen Sie Ihren Daumen an die Fußsohle und drücken Sie mit dem Zeigefinger zwischen die Sehnen des großen und des zweiten Zehs. Bearbeiten Sie alle Vertiefungen so (drehen Sie Ihre Hand in der Mitte, um an der Außenseite arbeiten zu können).

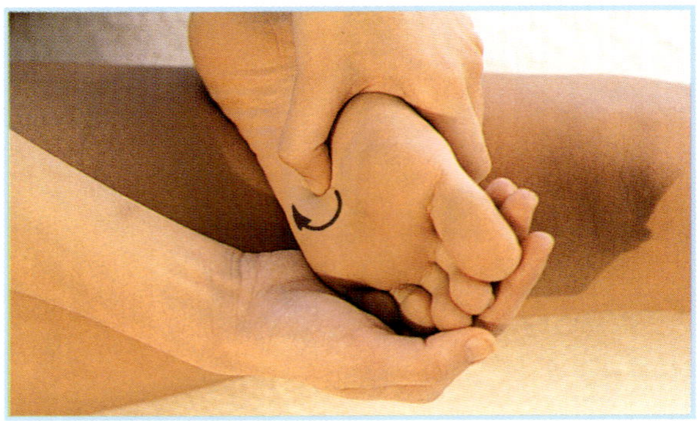

4 Nun legen Sie Ihren Fuß quer über den Oberschenkel und massieren mit der linken oder mit beiden Händen in Kreisbewegungen die Sohle. Drücken Sie den Daumen mit kleinen, aber in die Tiefe gehenden Bewegungen in geraden Linien zu allen Zehen hin.

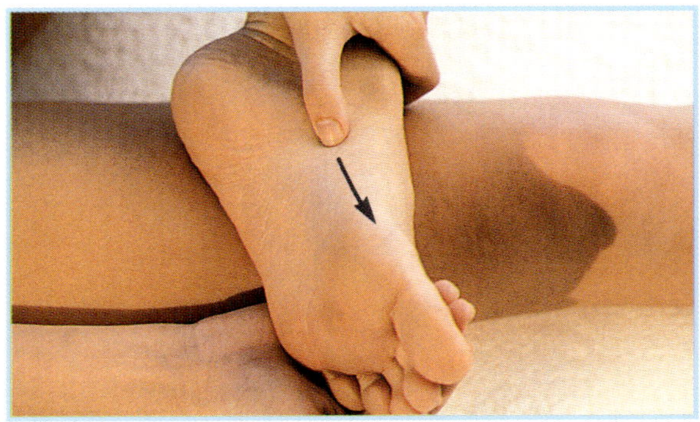

5 Wandern Sie mit dem linken Daumen im »Raupengang« an der Seite des Spanns entlang bis zur Wurzel des großen Zehs und folgen Sie dabei der Krümmung unterhalb der Fußknochen. Wiederholen Sie diese Bewegung auf dem Knochen.

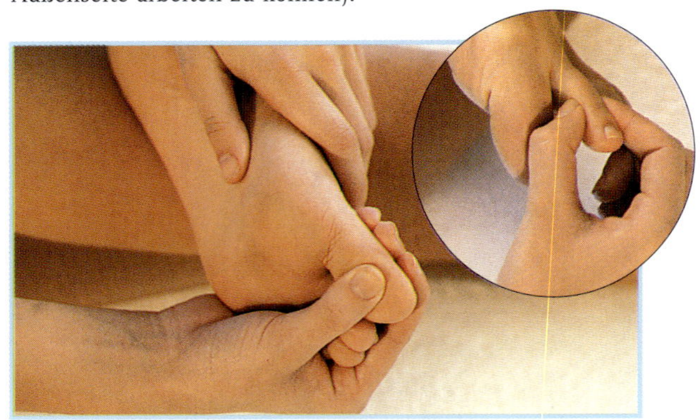

6 Massieren Sie mit Druck einzeln alle Seiten der Zehen außer der Oberseite, und zwar jeweils von der Zehenwurzel Richtung Zehenspitze. Nun drücken und ziehen Sie an den Rändern der Zehen, dann an den Unter- und Oberseiten. ◁◁ Wiederholen Sie Schritt 1.

◁◁ Wiederholen Sie Schritt 1–6 am anderen Fuß.

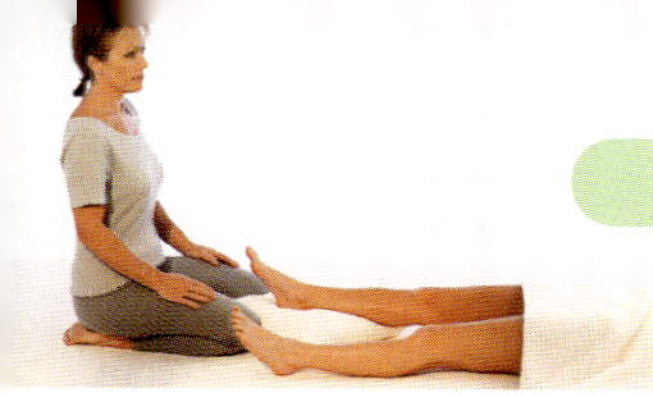

Füße

Fragen Sie Ihren Partner vor der Fußmassage, ob er schmerzende Druckstellen oder Hühneraugen hat

1 Legen Sie ein großes Kissen unter die Füße Ihres Partners und ein zweites unter seine Knie. Dann wölben Sie Ihre Handflächen locker um seinen rechten Fuß. Halten Sie die Finger locker und bewegen Sie Ihre Hände in raschen Bewegungen vor und zurück. Das entspannt den Fuß.

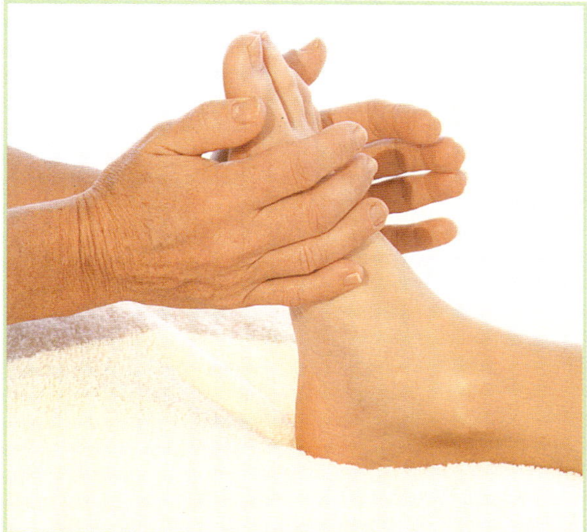

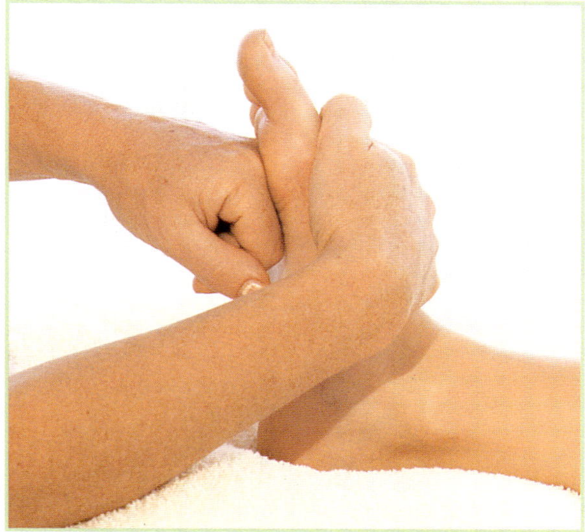

3 Ballen Sie Ihre linke Hand zur Faust und drücken Sie sie gegen den Fußballen. Wölben Sie die rechte Hand um die Oberseite des Fußes. Nun drücken Sie abwechselnd mit der linken und der rechten Hand.

2 Um den Fuß weiter zu lockern, legen Sie Ihre Hände seitlich unter die Knöchel und lassen sie vor- und zurückgleiten. Dabei schaukelt der Fuß hin und her.

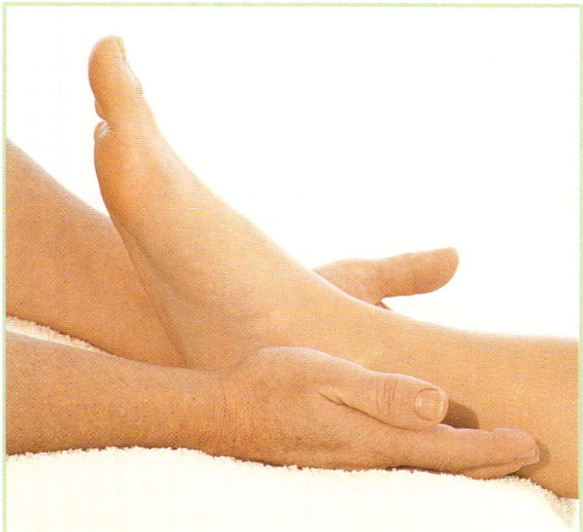

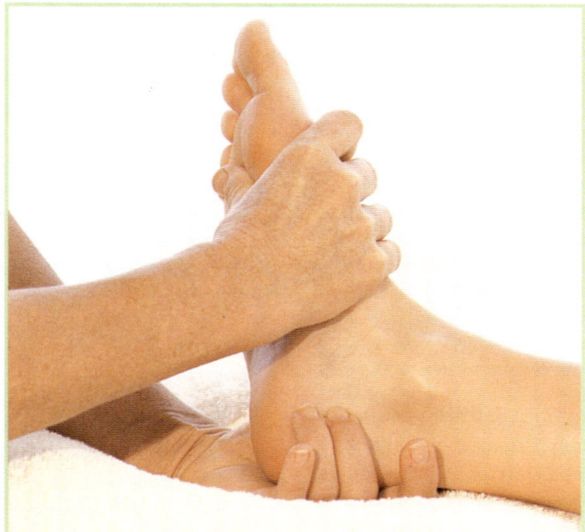

4 Ihre rechte Hand bleibt auf der Fußoberseite Ihres Partners liegen. Schieben Sie die linke Hand unter seine rechte Ferse und ziehen Sie seinen Fuß an der Ferse sanft zu sich hin. Dann drehen Sie den Fuß in einer ovalen Kreisbewegung ein paarmal in beide Richtungen.

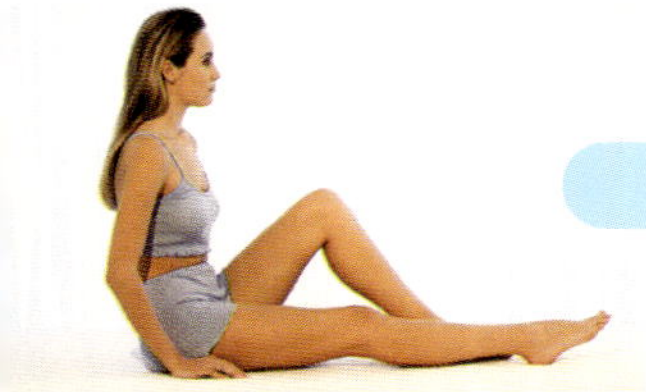

Beine

Nach Wunsch

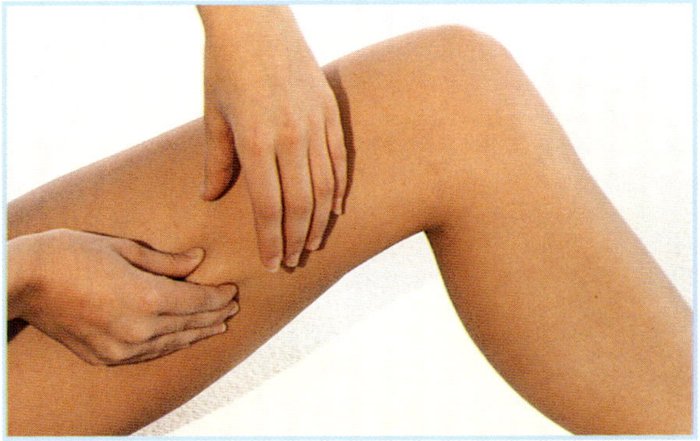

9 Führen Sie an der Innenseite Ihres Oberschenkels mit beiden Händen eine Zupfmassage durch.

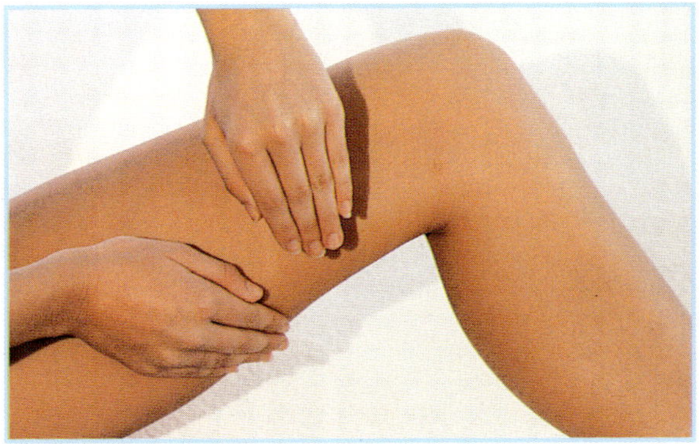

10 Wölben Sie Ihre Hände, wie um Wasser zu schöpfen, und trommeln Sie auf die Oberschenkelinnenseite.

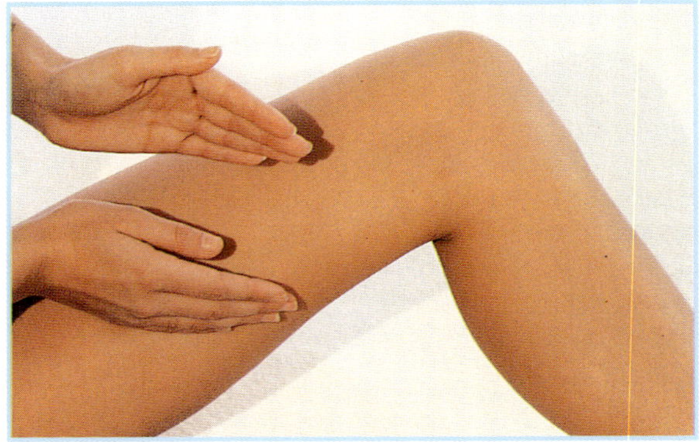

11 Lockern Sie Ihre Finger und schlagen Sie mit den Handkanten auf die Innenseite des Oberschenkels.

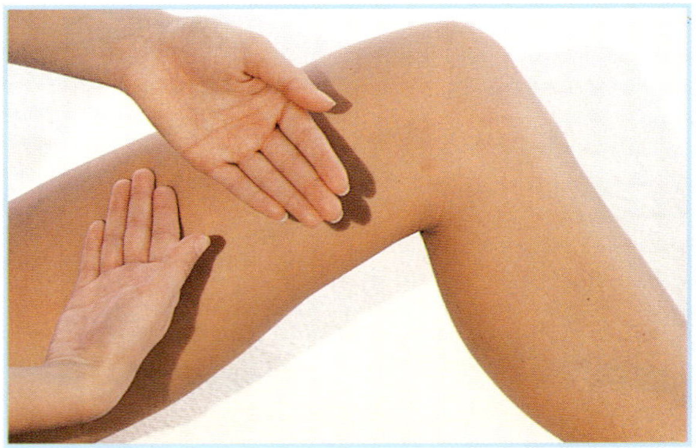

12 Klatschen Sie nun mit den Handrücken auf diesen Bereich. Lassen Sie Ihre Hände dabei locker vom Fleisch abfedern.

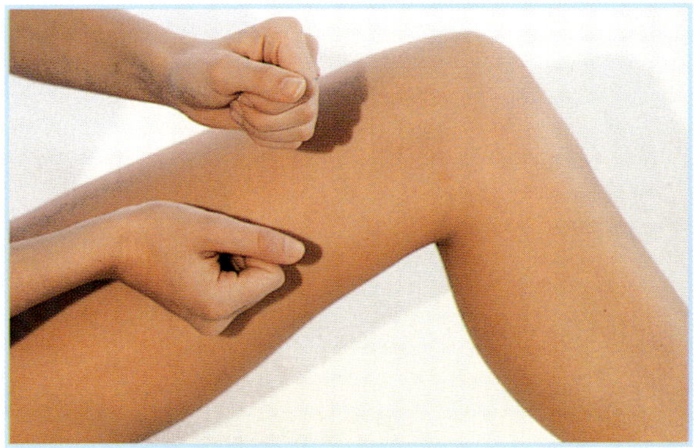

13 Trommeln Sie mit lockeren Fäusten schnell die Oberschenkelinnenseite entlang. Drehen Sie den Fuß wieder einwärts. ◁◁ Wiederholen Sie Schritt 9–13 an der Außenseite des Oberschenkels und an der Hüfte.

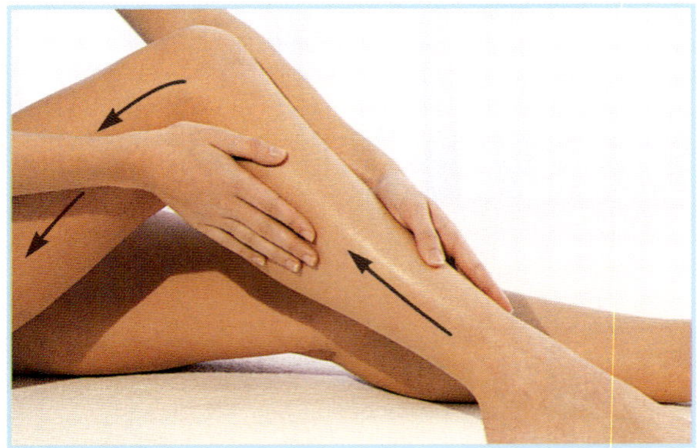

14 Zum Schluß streichen Sie mit flachen Händen über das ganze Bein. Beginnen Sie an der Vorderseite des Fußgelenks und streichen Sie nach oben. Dann wiederholen Sie die Bewegung an der Hinterseite des Beins.

Kehren Sie zu Seite 56 zurück. ◁◁ Wiederholen Sie Schritt 1–14 am anderen Bein.

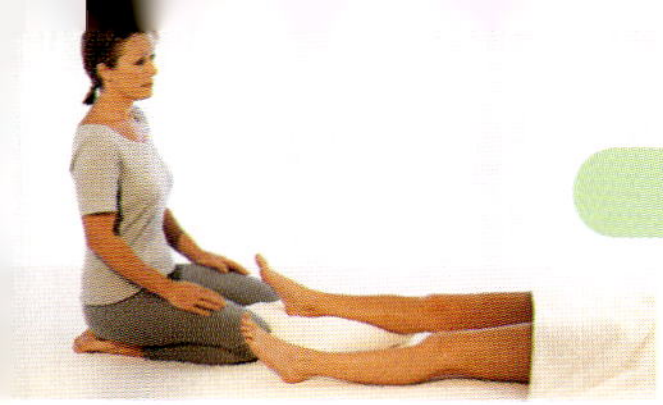

Füße

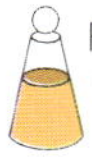
Falls nötig, verwenden Sie ein kleines bisschen Öl

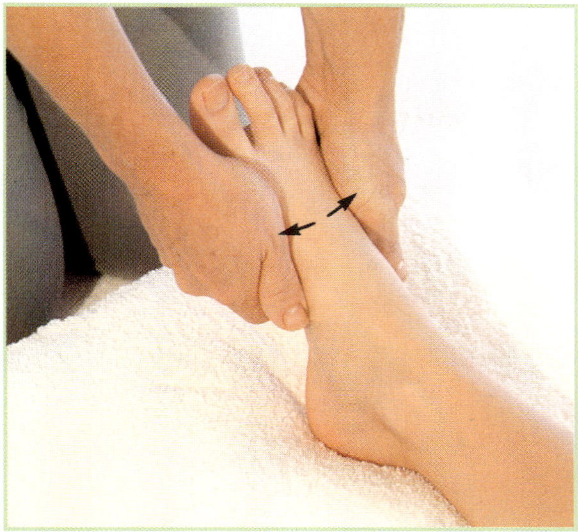

5 Legen Sie Ihre Daumen an den Knöchel; die Finger halten die Fußsohle. Nun drücken Sie Ihre Daumen nach außen hin auseinander. Massieren Sie den Fuß auf diese Weise bis zu den Zehenwurzeln hinab.

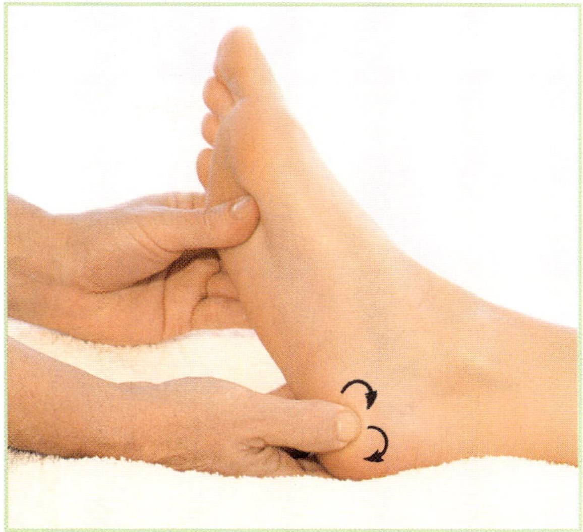

7 Halten Sie den Fuß in der linken Hand und führen Sie mit dem rechten Daumen und Zeigefinger eine Druck- und Kneifmassage rund um die Außenkanten der Ferse durch. Dann drücken Sie mit dem Daumen quer über den unteren Teil der Ferse.

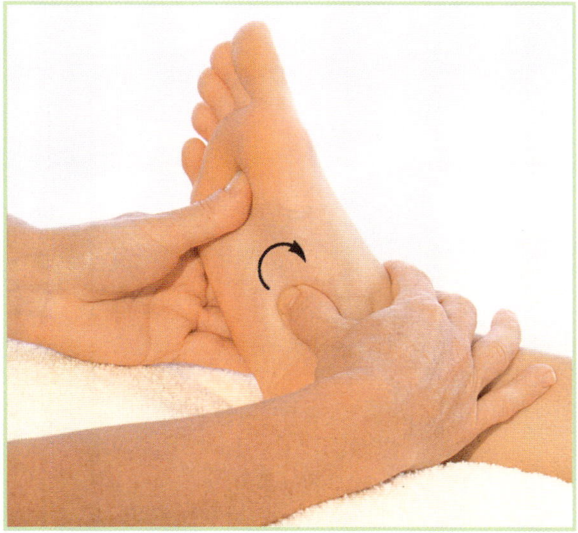

6 Halten Sie den Fuß in Ihrer Linken und stützen Sie ihn mit dem linken Daumen unter dem Großzehenballen ab. Nun massieren Sie mit dem rechten Daumen in kleinen Kreisbewegungen die rechte Seite der Fußsohle, von der Ferse bis zu den Zehenwurzeln. Massieren Sie immer zur Fußmitte hin. Dann wechseln Sie die Hände und massieren die andere Seite des Fußes.

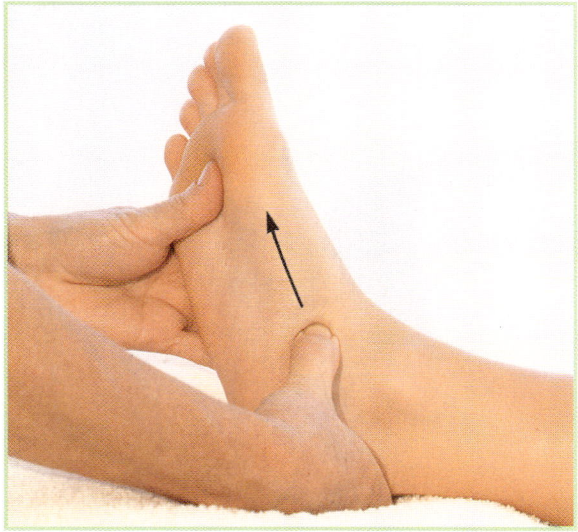

8 Wölben Sie Ihre rechte Handfläche um die Ferse. Bewegen Sie sich mit dem rechten Daumen »im Raupengang« von der Seite der Ferse bis zum Beginn des Spanns. Dann schieben Sie die Finger auf die Fußoberseite und lassen den Daumen an der Seite des Spanns unter der Fußwölbung bis zum großen Zeh weiterwandern.

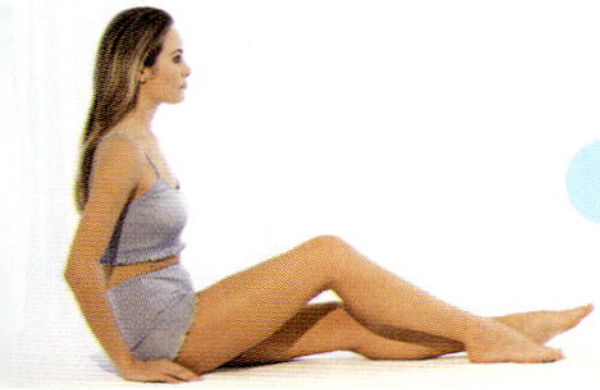

Beine

Nach Wunsch

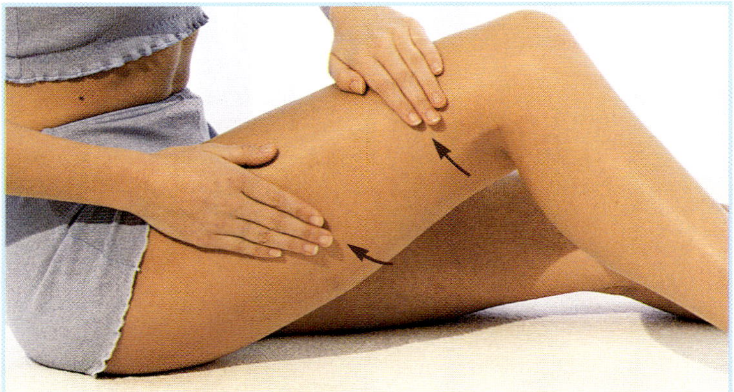

6 Halten Sie das Bein weiter leicht gebeugt. Streichen Sie mit beiden Händen vom Knie an mit festem Druck aufwärts. Massieren Sie so den ganzen Oberschenkel (Ober- und Unterseite).

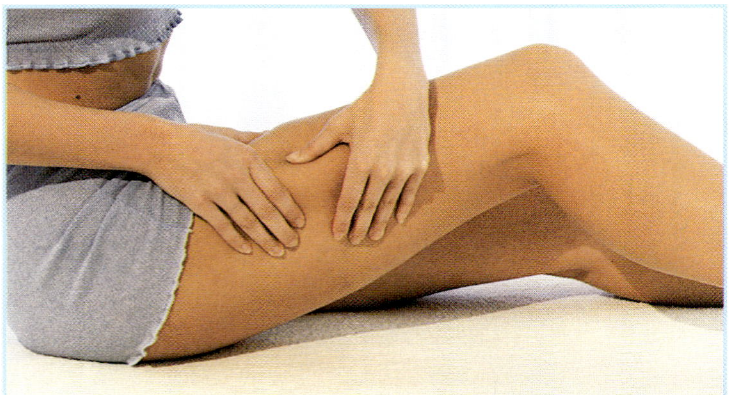

7 Nun kneten Sie die Oberseite des Oberschenkels vom Knie schräg nach außen zur Hüfte hin. Falls es Ihnen die Knetmassage erleichtert, drehen Sie Ihren Fuß dazu leicht nach innen.

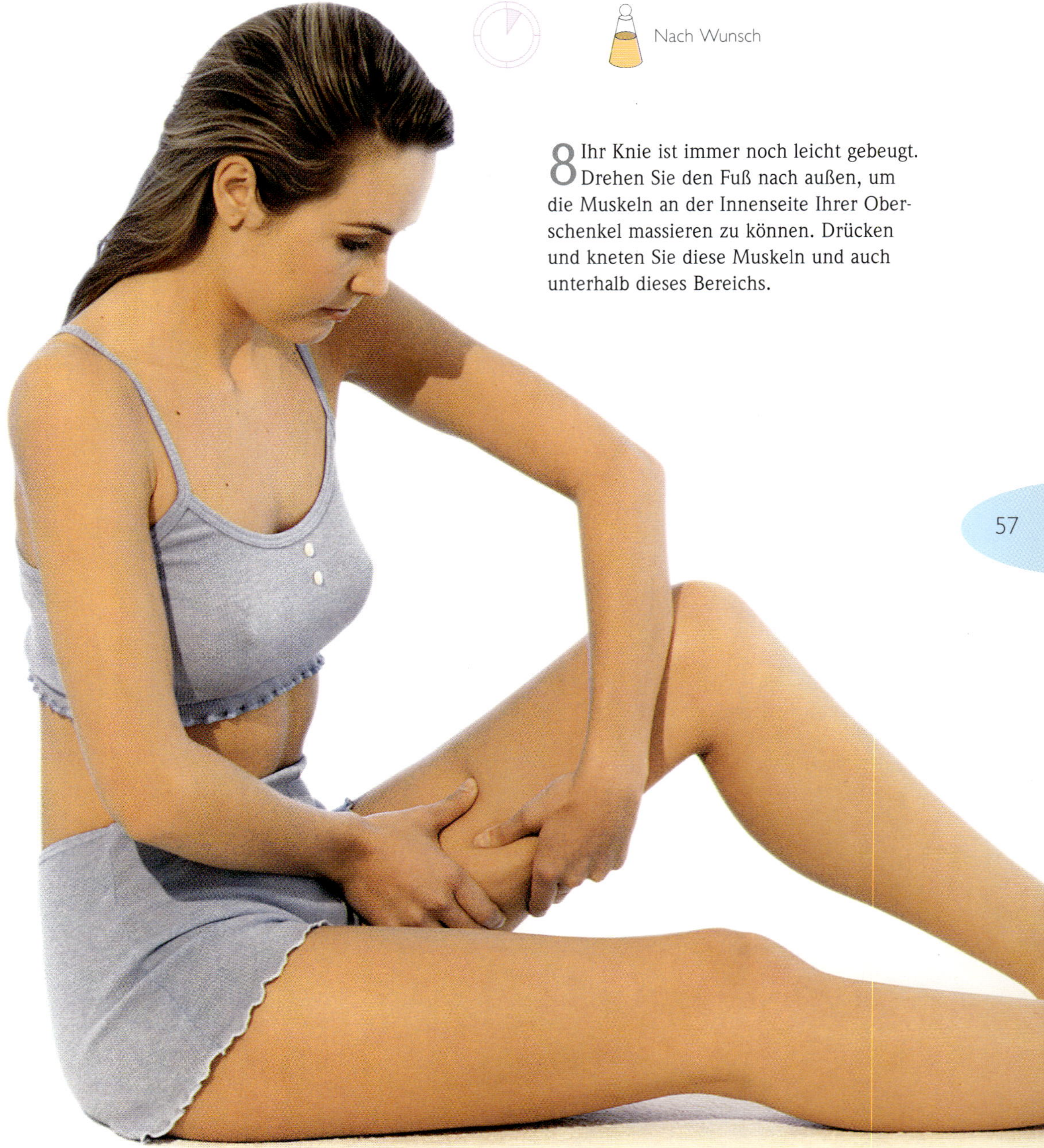

8 Ihr Knie ist immer noch leicht gebeugt. Drehen Sie den Fuß nach außen, um die Muskeln an der Innenseite Ihrer Oberschenkel massieren zu können. Drücken und kneten Sie diese Muskeln und auch unterhalb dieses Bereichs.

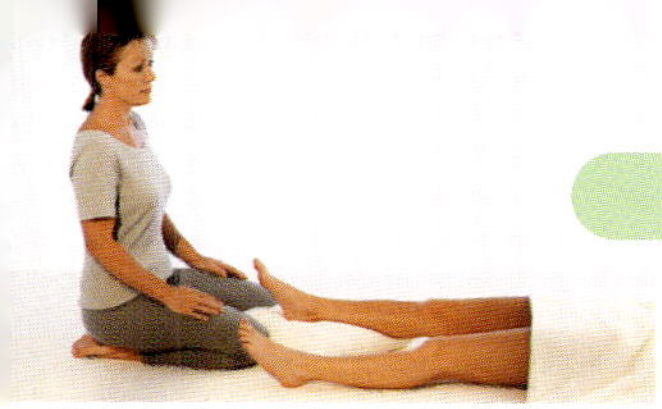

Füße

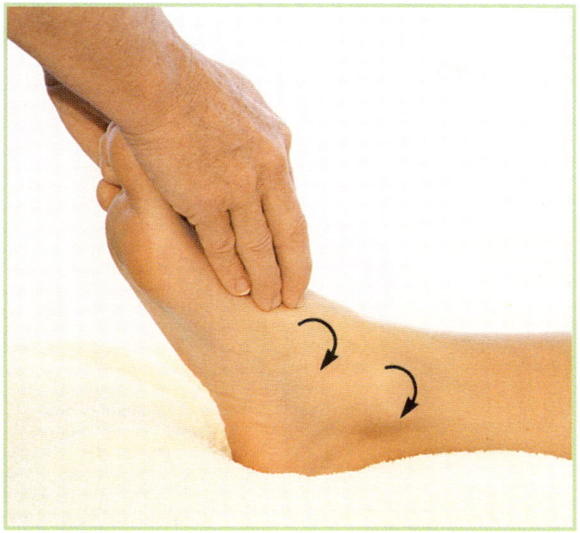

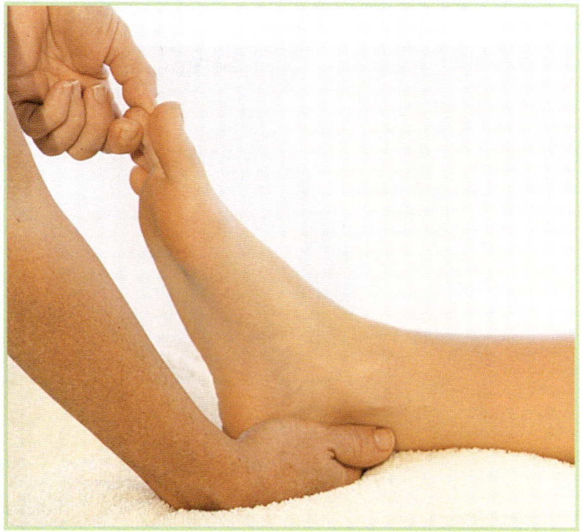

9 Legen Sie die Fingerspitzen beider Hände bei den Zehenwurzeln auf die Fußoberseite und schieben Sie sie mit Druck an die Stelle, wo der Fuß ins Bein übergeht. Dann vollführen Sie mit den Mittelfingern Kreisbewegungen rund um den Fußknöchel.

11 Halten Sie die Ferse mit Ihrer rechten Hand. Legen Sie zunächst den Daumen der linken Hand auf den großen Zeh, den Zeigefinger darunter und reiben und ziehen Sie am Zeh. Bearbeiten Sie die Seiten des Zehs ebenso. Dann massieren Sie die anderen Zehen.

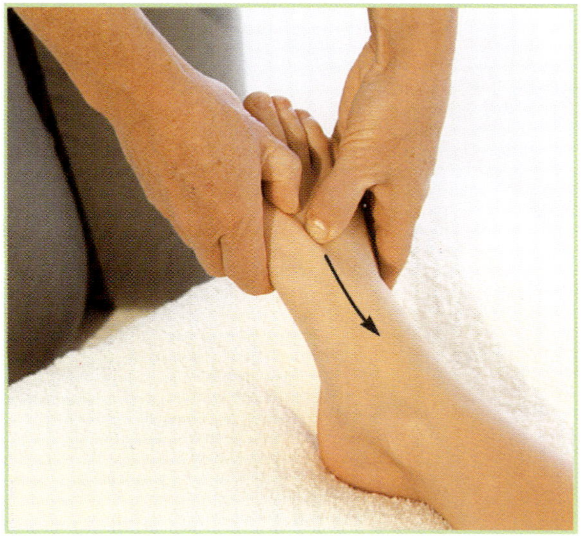

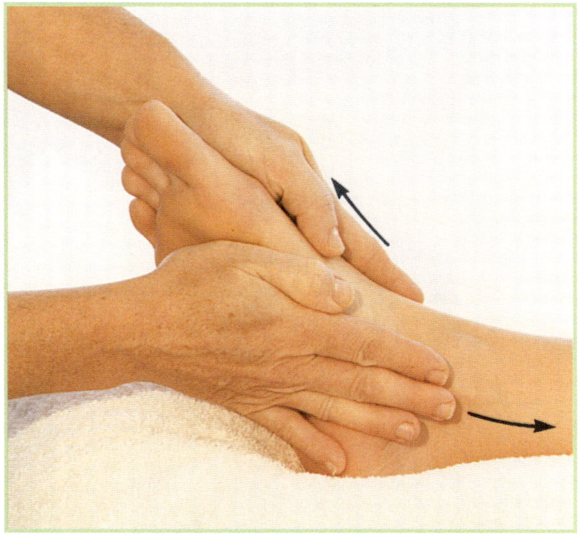

10 Halten Sie den Fuß in beiden Händen; Ihre Daumen liegen oben, die anderen Finger unten. Massieren Sie die Haut zwischen den Zehenknochen, indem Sie mit den Daumen in die Vertiefungen zwischen den Sehnen drücken. Beginnen Sie damit am großen Zeh und wiederholen Sie diese Massage zwischen allen Zehenknochen.

12 Zum Schluß legen Sie Ihre linke Hand auf die Oberseite des Fußes und die rechte Hand auf die Sohle. Dann ziehen Sie in einer ununterbrochenen Streichbewegung die linke Hand in Richtung der Zehen und schieben die rechte zum Bein hin.

◁◁ Wiederholen Sie Schritt 1–12 am linken Fuß. Dann decken Sie die Füße zu und setzen sich rechts neben Ihren Partner.

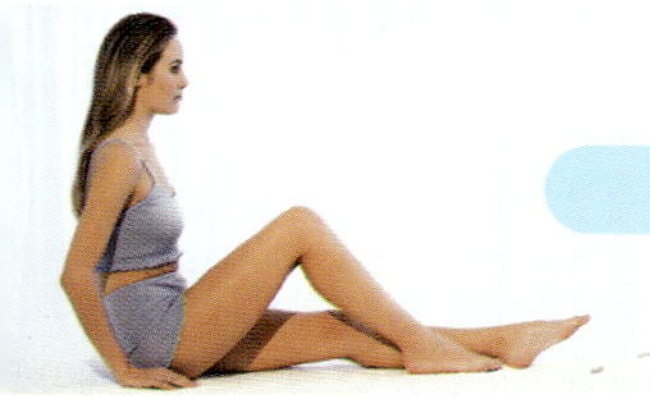

Beine

Nach Wunsch

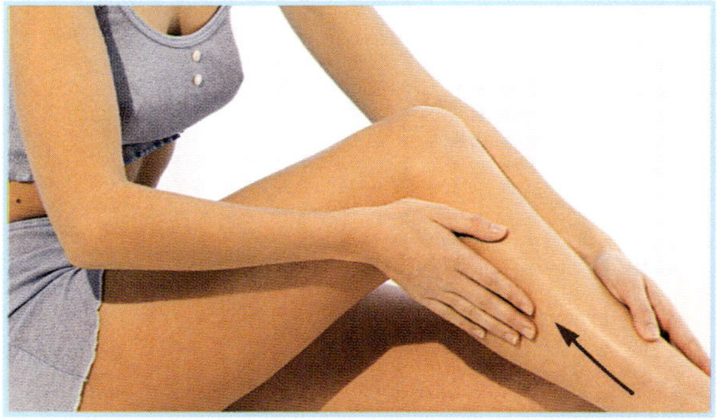

1 Setzen Sie sich auf und beugen Sie ein Bein. Dessen Fußsohle bleibt dabei auf dem Boden. Streichen Sie mit flachen, lockeren Händen vom Knöchel aus mit festem Druck bis zum Knie – zuerst an der Vorderseite, dann an der Hinterseite des Beins.

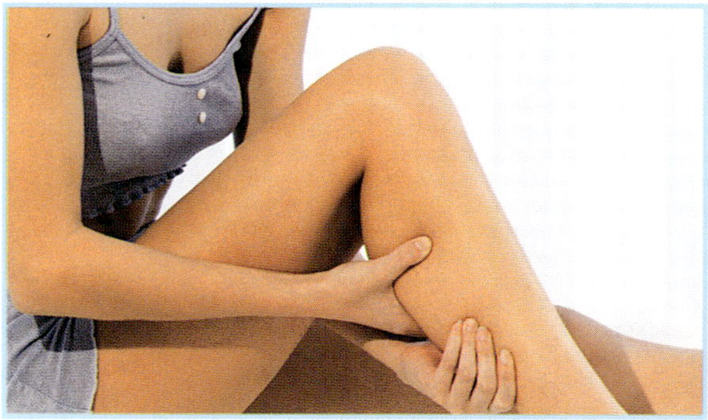

2 Drücken und kneten Sie Ihre Wadenmuskeln abwechselnd mit der linken und der rechten Hand. Beginnen Sie damit oberhalb der Achillessehne.

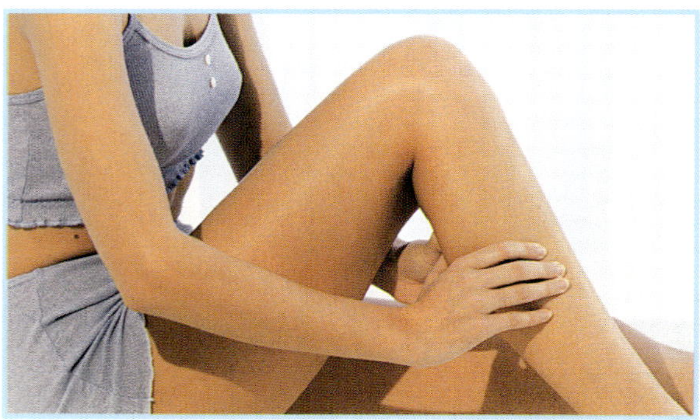

3 Nun schlingen Sie Ihre Finger rund um das Bein und drücken beide Daumen etwa 7 Sekunden lang fest in die Mitte der Wadenmuskeln. Schieben Sie Ihre Hände so jeweils 1 cm weiter nach oben bis zum Knie. Wiederholen Sie diese Druckmassage an allen schmerzempfindlichen Punkten.

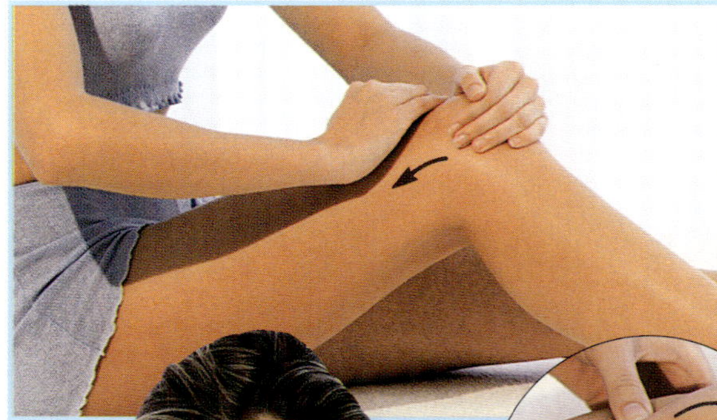

4 Nun streichen Sie mit den Händen leicht über die Oberseite Ihres Knies. Drehen Sie die Ellbogen nach außen und machen Sie mit den Daumen eine Druckmassage rund um die Kniescheibe.

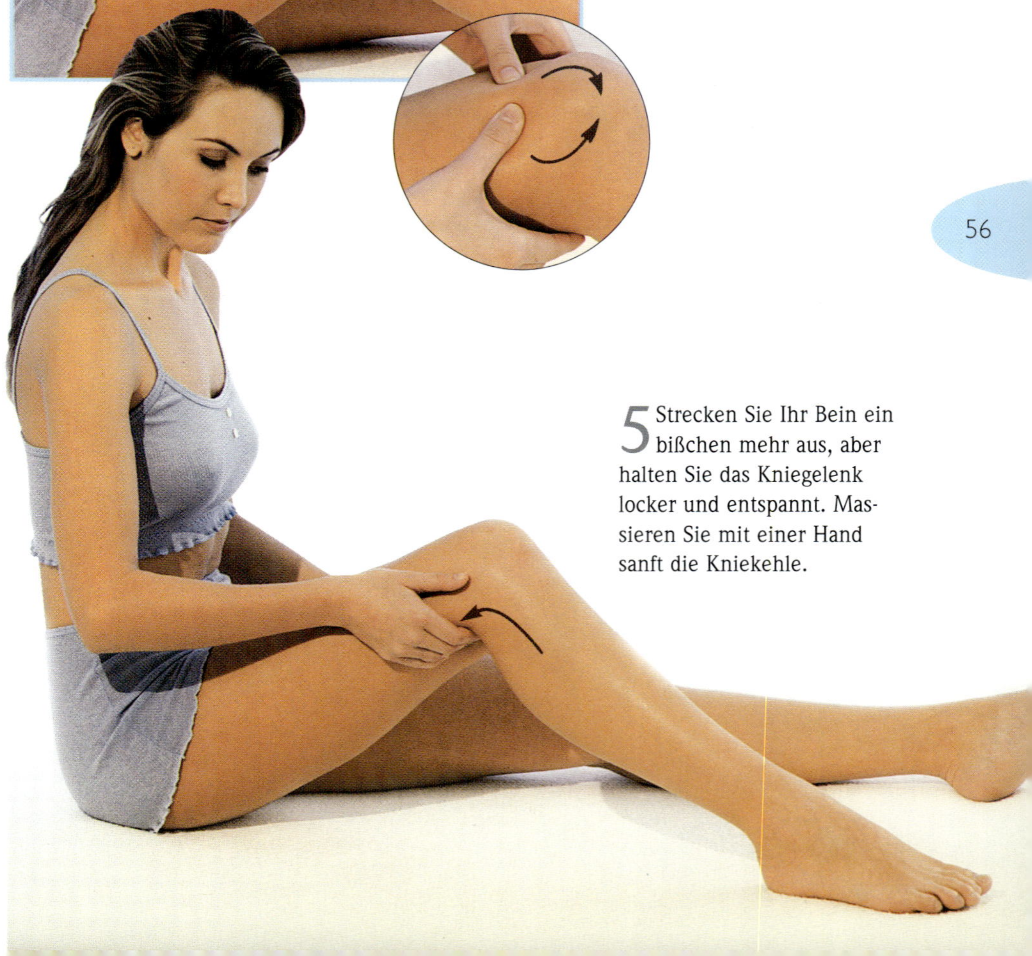

5 Strecken Sie Ihr Bein ein bißchen mehr aus, aber halten Sie das Kniegelenk locker und entspannt. Massieren Sie mit einer Hand sanft die Kniekehle.

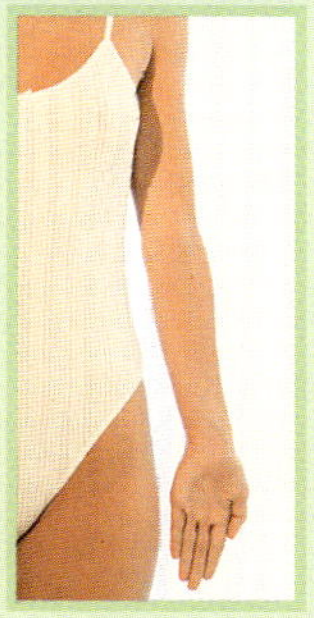

HÄNDE UND ARME

Eine Handmassage können Sie überall ohne jede Vorbereitung durchführen, und Ihr Partner braucht sich dazu auch nicht auszuziehen. Wegen der vielen Druckpunkte an der Hand wirkt eine solche Massage entspannend auf den ganzen Körper. So kann man Menschen jeden Alters etwas Gutes tun.

Die Arme sind im Lauf des Tages großen Belastungen ausgesetzt und müssen oft viel Spannung aushalten, die sich bis in Schultern und Nacken hineinziehen und Beschwerden verursachen kann.

Massagen und Dehnungen können zur Lösung dieser Spannungen beitragen. Heben Sie den Arm vor der Massage leicht an und bewegen Sie ihn hin und her, um die Muskeln zu lockern.

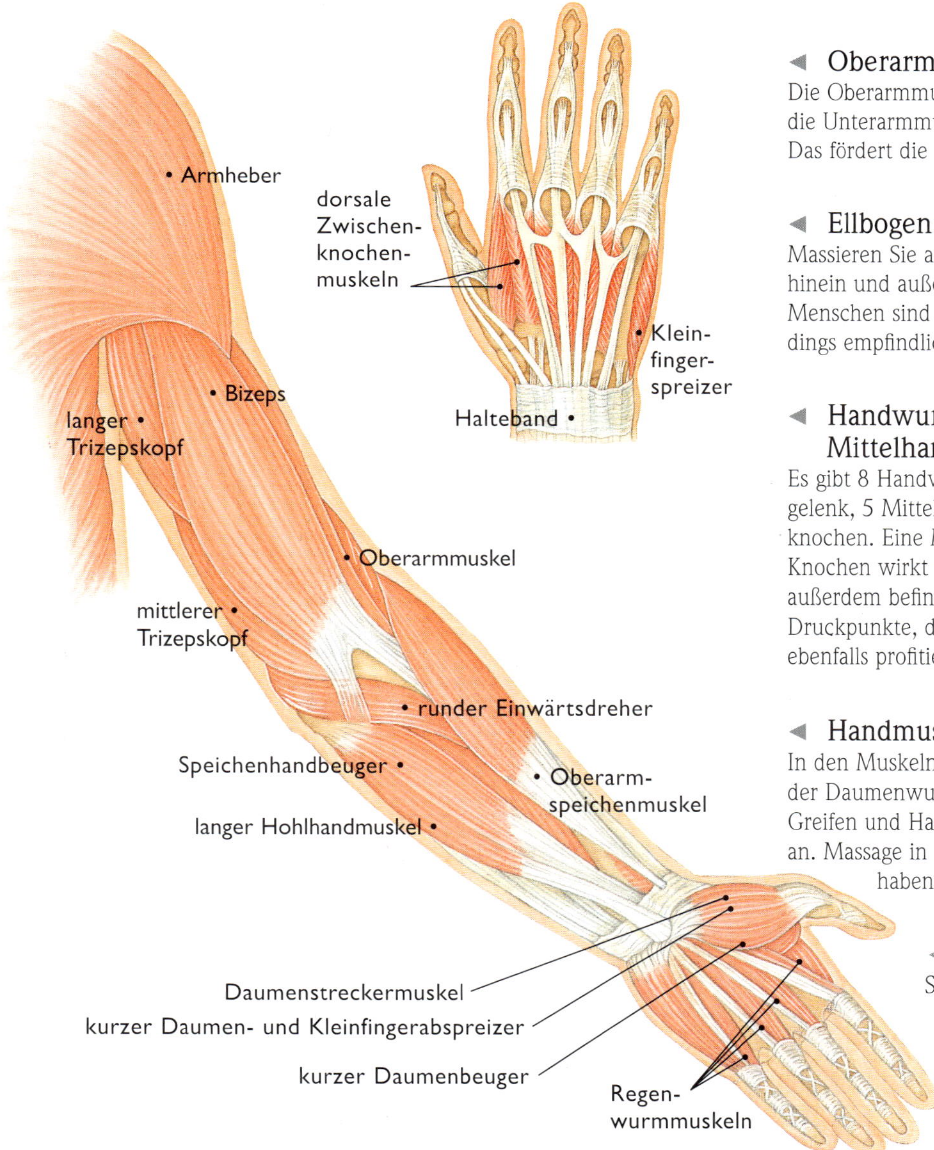

◄ Oberarmmuskeln
Die Oberarmmuskeln vertragen wie die Unterarmmuskeln tiefen Druck. Das fördert die Entspannung.

◄ Ellbogen
Massieren Sie auch in das Ellbogengelenk hinein und außen herum. Manche Menschen sind in diesem Bereich allerdings empfindlich.

◄ Handwurzel- und Mittelhandknochen
Es gibt 8 Handwurzelknochen im Handgelenk, 5 Mittelhand- und 14 Fingerknochen. Eine Massage zwischen diesen Knochen wirkt äußerst entspannend; außerdem befinden sich dort verschiedene Druckpunkte, die von einer Massage ebenfalls profitieren.

◄ Handmuskeln
In den Muskeln der Hand, vor allem an der Daumenwurzel, stauen sich durch das Greifen und Halten viele Verspannungen an. Massage in die Tiefe und Dehnungen haben eine lindernde Wirkung.

◄ Handgelenke
Stützen Sie die Handgelenke immer gut ab und massieren und dehnen Sie sie nur ganz leicht.

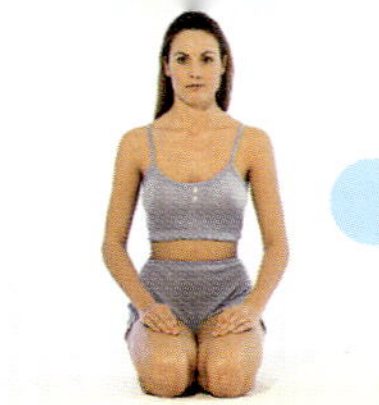

Bauch

Nach Wunsch

1 Bleiben Sie auf den Knien und setzen Sie sich auf Ihre Fersen. Legen Sie die Hände knapp unterhalb des Nabels aufeinander. Entspannen Sie Ihren Bauch und spüren Sie, wie die Wärme Ihrer Hände wohltuend in ihn hineinfließt.

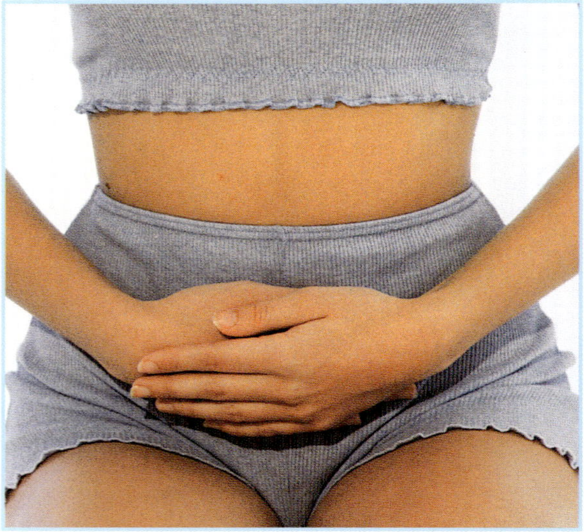

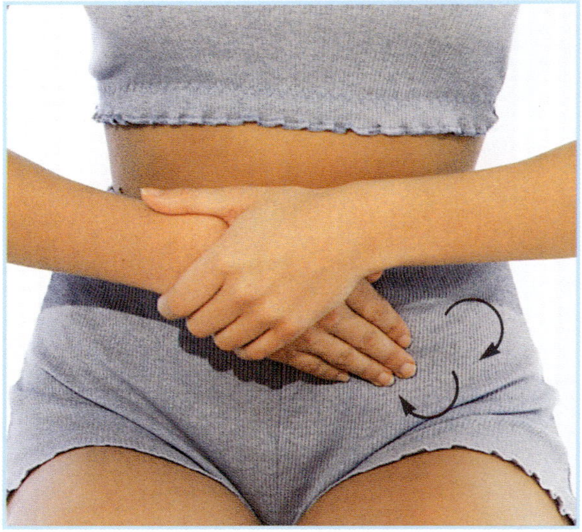

3 Strecken Sie Ihre Finger gerade aus und massieren Sie – immer noch mit den Händen übereinander – in kleineren Kreisen rund um den Bauch.

2 Bewegen Sie nun die Hände in einem großen Kreis langsam drei- oder viermal im Uhrzeigersinn um Ihren Bauch.

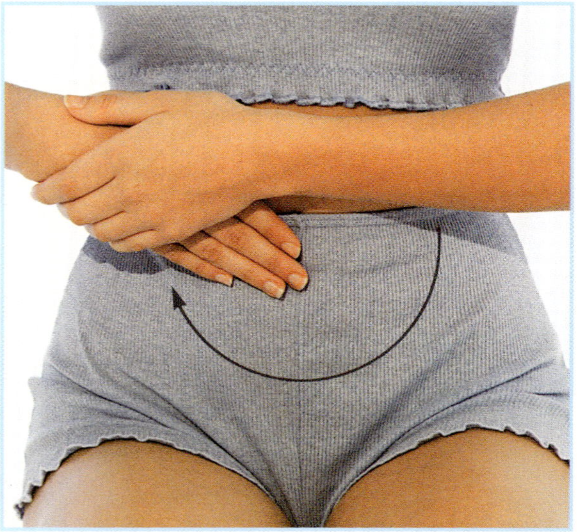

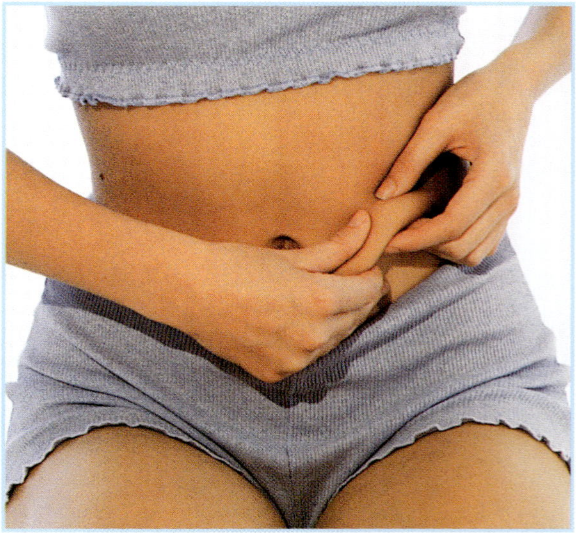

4 Kneten und kneifen Sie das Fleisch im Uhrzeigersinn. Wiederholen Sie Schritt 1 und lassen Sie Ihre Hände dann direkt unterhalb des Nabels ruhen. Schließen Sie die Augen, entspannen Sie sich und spüren Sie, wie die Wärme aus Ihren Händen in Ihren Körper hineinströmt und ihn angenehm entspannt.

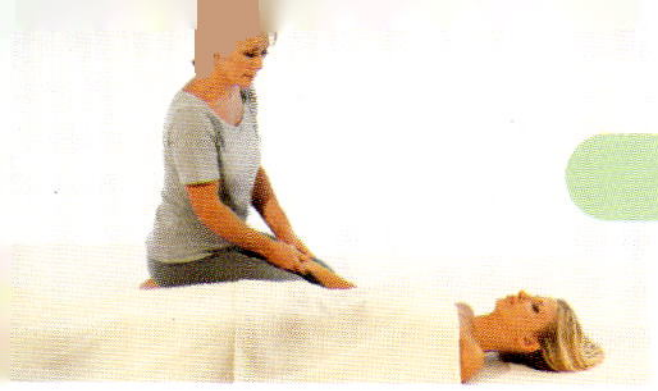

Hände

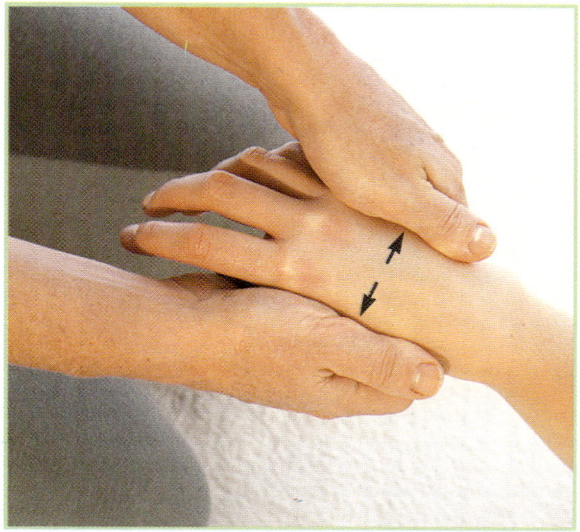

1 Heben Sie die rechte Hand Ihres Partners und schieben Sie Ihre Finger unter seine Handfläche. Die Wurzeln Ihrer Daumen liegen dabei auf dem Handrücken. Nun ziehen Sie Ihre Daumen auseinander und dehnen dadurch den Handrücken Ihres Partners. Dann ziehen Sie Ihre Finger unten an seiner Handfläche auseinander und dehnen so den Handteller.

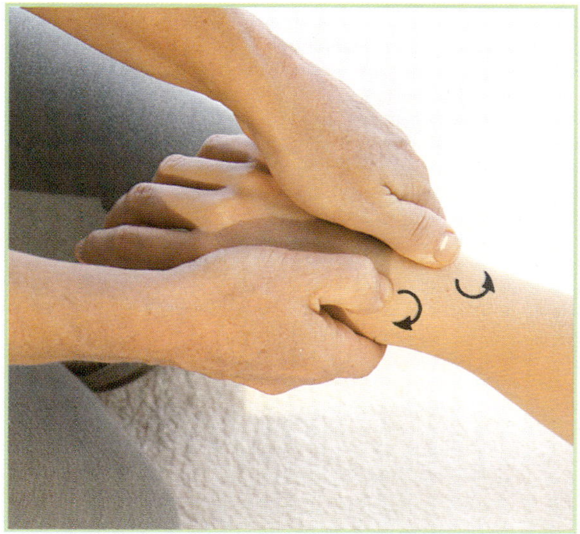

2 Schieben Sie Ihre Hände nun zum Handgelenk Ihres Partners und stützen Sie es von unten gut ab. Massieren Sie das Handgelenk in kleinen Kreisen mit beiden Daumen.

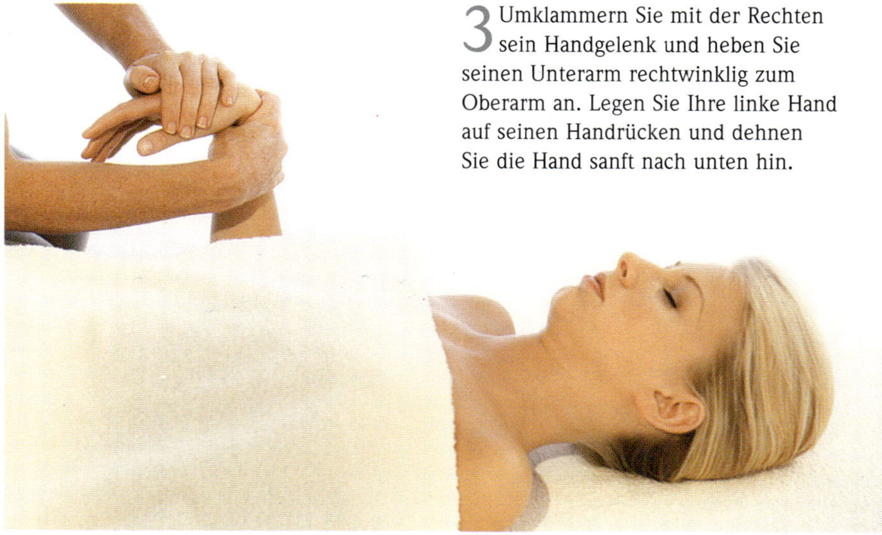

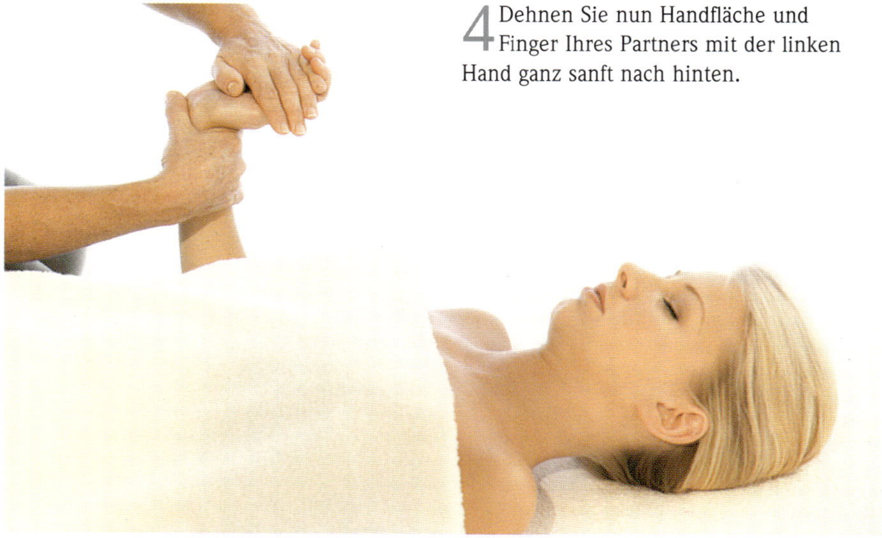

3 Umklammern Sie mit der Rechten sein Handgelenk und heben Sie seinen Unterarm rechtwinklig zum Oberarm an. Legen Sie Ihre linke Hand auf seinen Handrücken und dehnen Sie die Hand sanft nach unten hin.

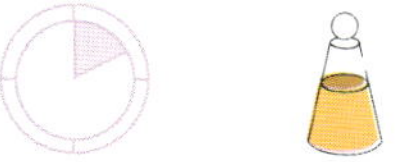

4 Dehnen Sie nun Handfläche und Finger Ihres Partners mit der linken Hand ganz sanft nach hinten.

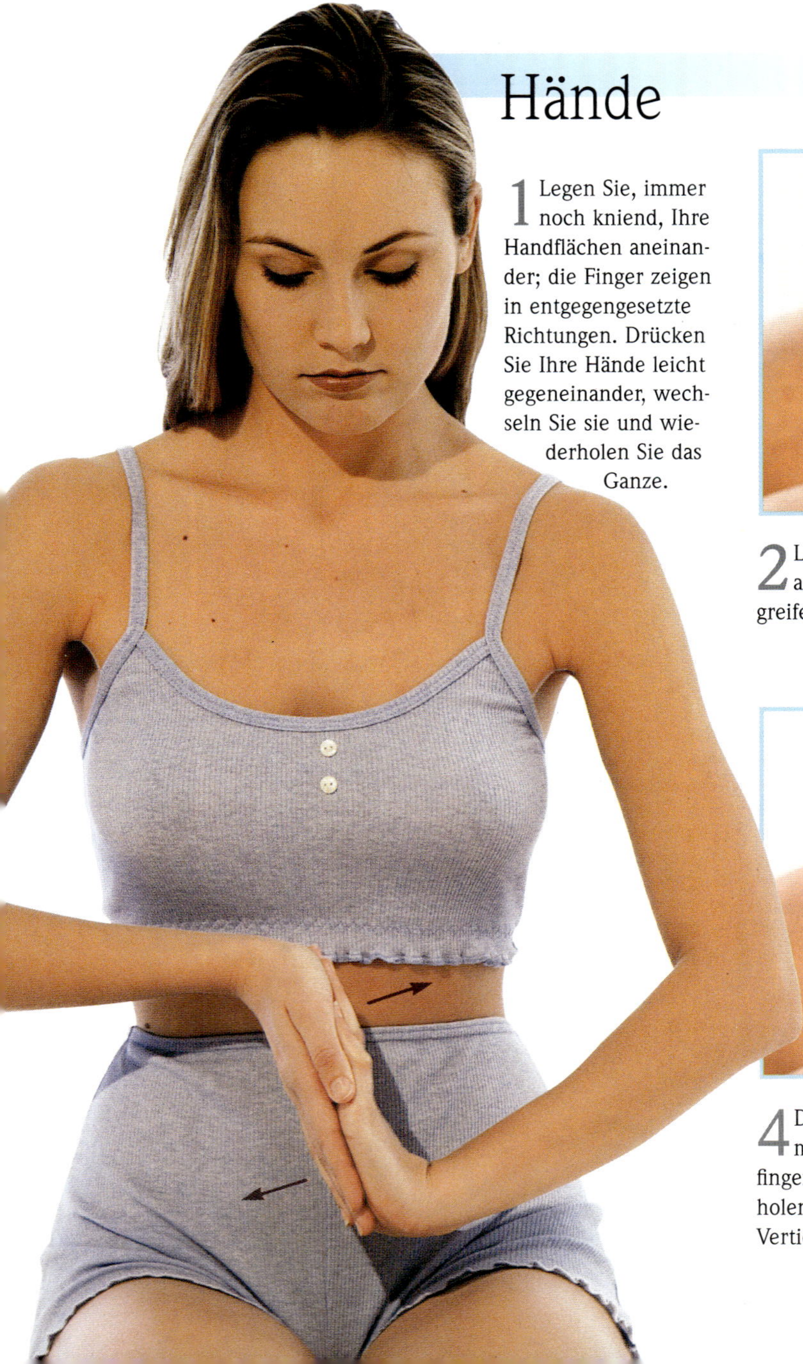

Hände

Nach Wunsch

1 Legen Sie, immer noch kniend, Ihre Handflächen aneinander; die Finger zeigen in entgegengesetzte Richtungen. Drücken Sie Ihre Hände leicht gegeneinander, wechseln Sie sie und wiederholen Sie das Ganze.

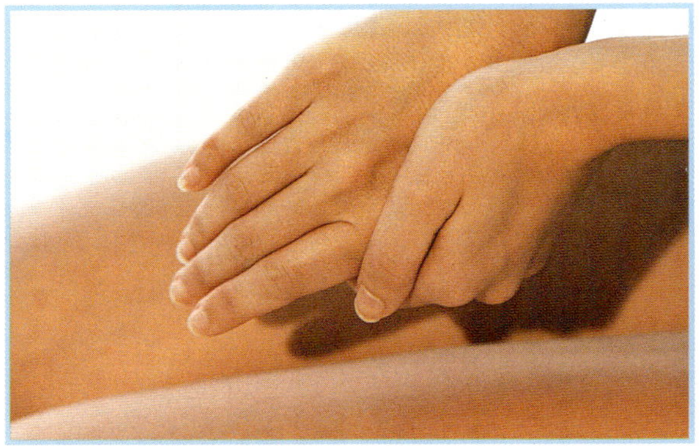

2 Legen Sie einen Handballen auf den Handrücken der anderen Hand, so daß Ihre Finger unter die Handfläche greifen. Üben Sie so auf beide Seiten der Hand Druck aus.

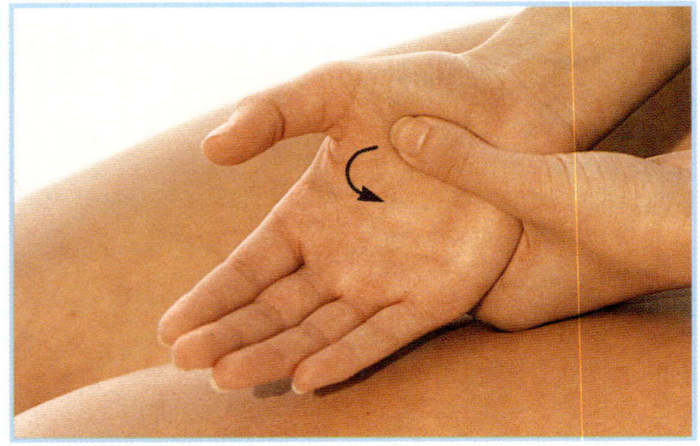

3 Drehen Sie eine Handfläche nach oben. Massieren Sie mit dem anderen Daumen in kleinen Kreisbewegungen den Handteller. Dann üben Sie an verschiedenen Stellen konstanten Druck aus. Konzentrieren Sie sich dabei besonders auf den großen Muskel an der Daumenwurzel.

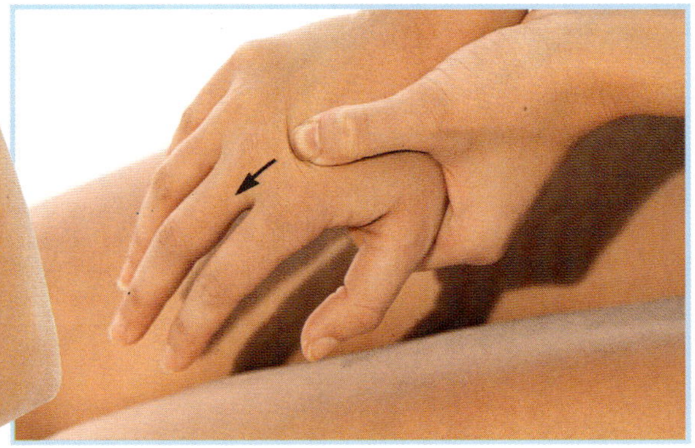

4 Drehen Sie Ihre Hand wieder um. Legen Sie den Daumen in die Vertiefung zwischen Daumen und Zeigefinger. Üben Sie zwischen den Sehnen Druck aus. Wiederholen Sie das ein paarmal und massieren Sie dann die Vertiefungen zwischen den anderen Fingern ebenso.

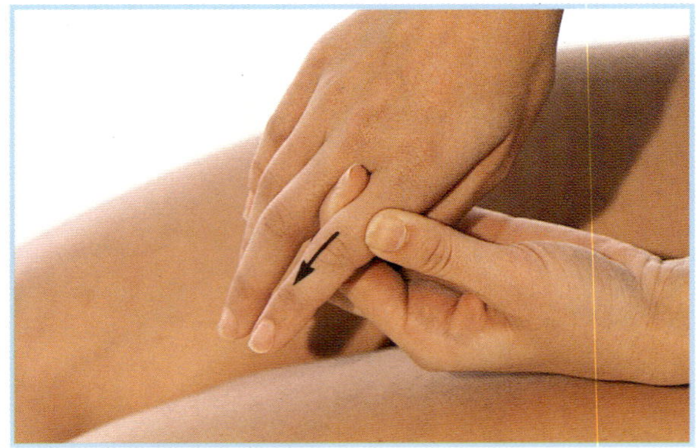

5 Drücken Sie alle Finger von unten bis zu den Fingerspitzen, zuerst an der Oberseite und dann an den Seiten.

◁◁ Wiederholen Sie Schritt 2–5 an der anderen Hand.

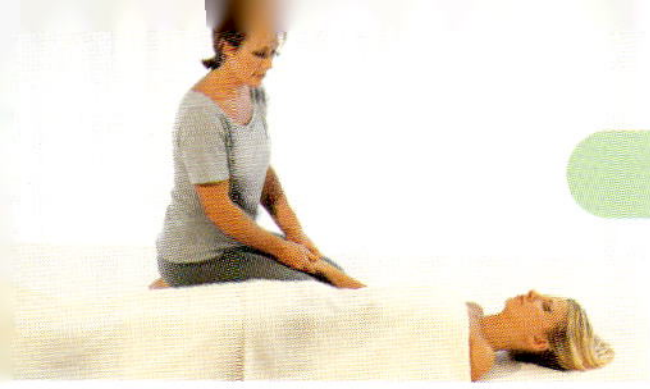

Hände

5 Drehen Sie die Handfläche Ihres Partners zu sich hin und massieren Sie mit den Daumen in winzig kleinen Kreisen die Unterseite des Handgelenks. Arbeiten Sie sich so langsam bis in die großen Muskeln an der Wurzel des Daumens und des kleinen Fingers hinein.

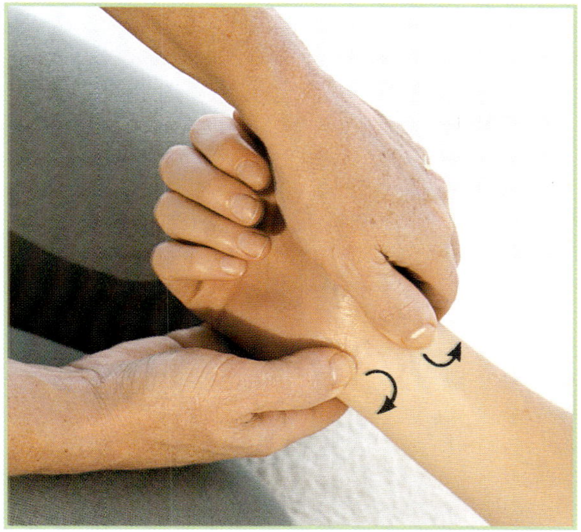

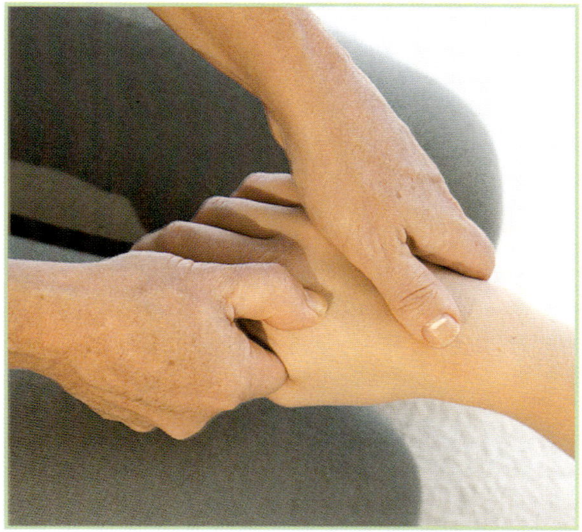

7 Drehen Sie die Hand um und stützen Sie das Handgelenk mit Ihrer linken Hand. Drücken Sie von oben mit dem rechten Daumen und von unten mit dem Zeigefinger zwischen die Knochen. Massieren Sie auf diese Weise alle Vertiefungen im Handrücken Ihres Partners. Falls nötig, wechseln Sie dabei zwischendurch die Hände.

6 Schieben Sie Ihre kleinen Finger von beiden Seiten unter die mittleren drei Finger Ihres Partners. Ihre anderen Finger stützen seinen Handrücken, die Daumen liegen auf der Handfläche. Nun ziehen Sie Ihre Daumen auseinander, drücken Ihre anderen Finger von unten gegen den Handrücken und dehnen dadurch seinen Handteller. Dann massieren Sie ihn in kleinen Kreisen mit beiden Daumen.

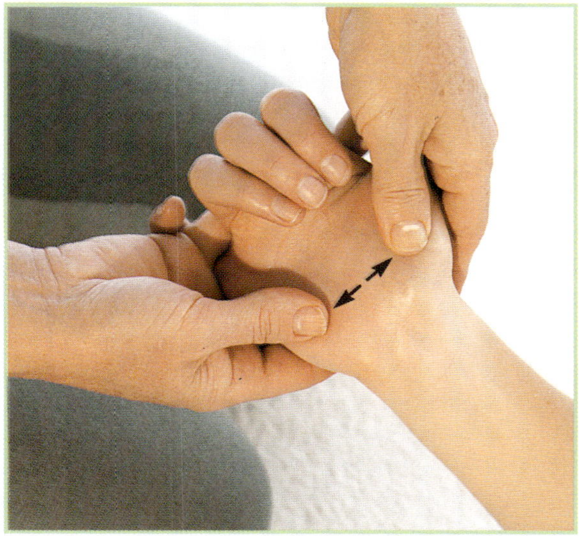

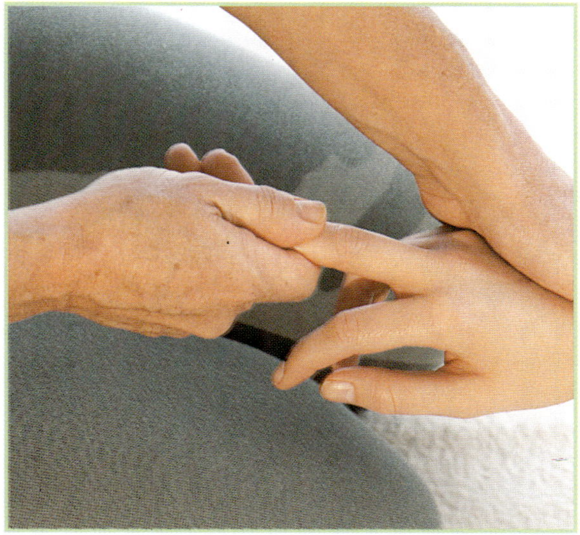

8 Stützen Sie die Hand Ihres Partners weiterhin mit Ihrer Linken und machen Sie mit dem rechten Daumen und Zeigefinger eine Druckmassage entlang der Seiten des kleinen Fingers bis zum Fingernagel. Ziehen Sie dabei leicht an dem Finger. Dann führen Sie an der Ober- und Unterseite des Fingers die gleiche Druckmassage durch und ziehen an der Fingerspitze. Bearbeiten Sie alle Finger so und wechseln Sie zwischendurch die Hände.

Knien Sie sich etwas weiter oben neben Ihren Partner.

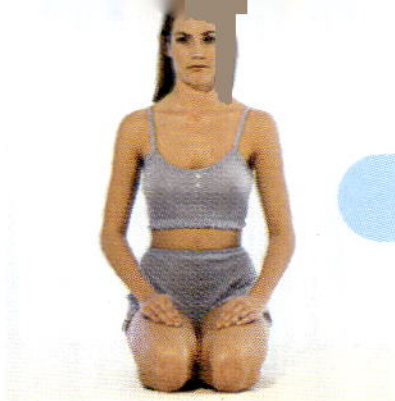

Arme

Nach Wunsch

1 Knien Sie nieder und setzen Sie sich auf Ihre Fersen. Streichen Sie mit der Hand fest außen den Arm hoch – vom Handgelenk hinten über die Schulter – und auf der Innenseite sanft wieder nach unten. Ein paarmal wiederholen.

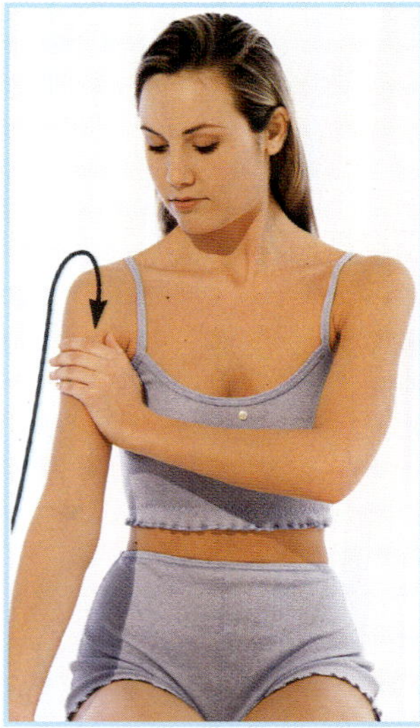

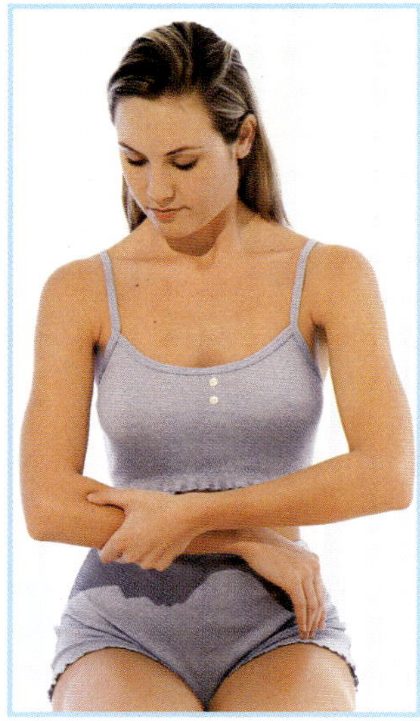

2 Beugen Sie Ihren Arm, als trügen Sie ihn in einer Schlinge. Massieren Sie die Innenseite des Unterarms mit dem Daumen vom Handgelenk in Richtung Ellbogen. Dann drehen Sie den Arm und drücken Ihren Daumen in die Muskeln an der Oberseite des Unterarms.

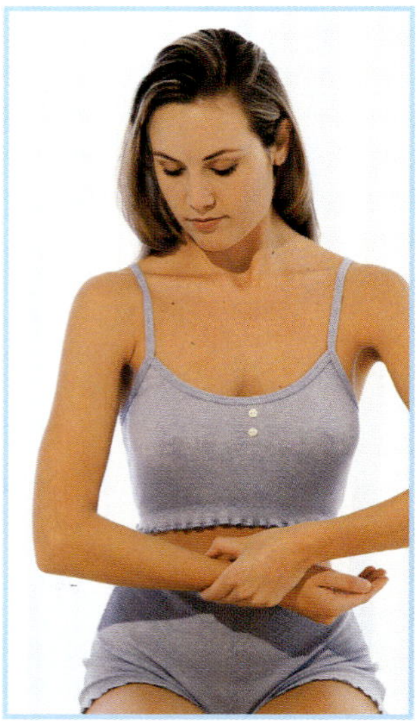

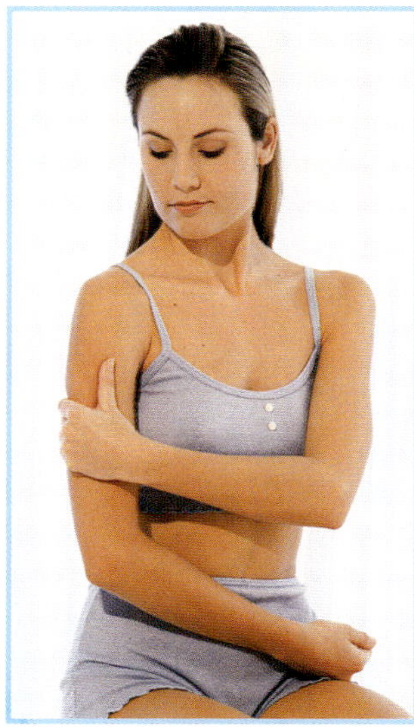

3 Drücken Sie am Unterarm entlang bis zum Ellbogen, zuerst seitlich, dann an der Ober- und Unterseite. Führen Sie mit den Fingern eine Druckmassage rund um den Ellbogen durch.

4 Nun drücken Sie am Oberarm entlang weiter und massieren dabei auch die Muskeln an der Innen- und Hinterseite. Kneten und kneifen Sie das Fleisch. Drücken Sie mit dem Daumen in die Muskeln am Übergang zur Schulter. Dann drücken Sie Ihre Finger in die Hinterseite des Oberarms und ins Schultergelenk.

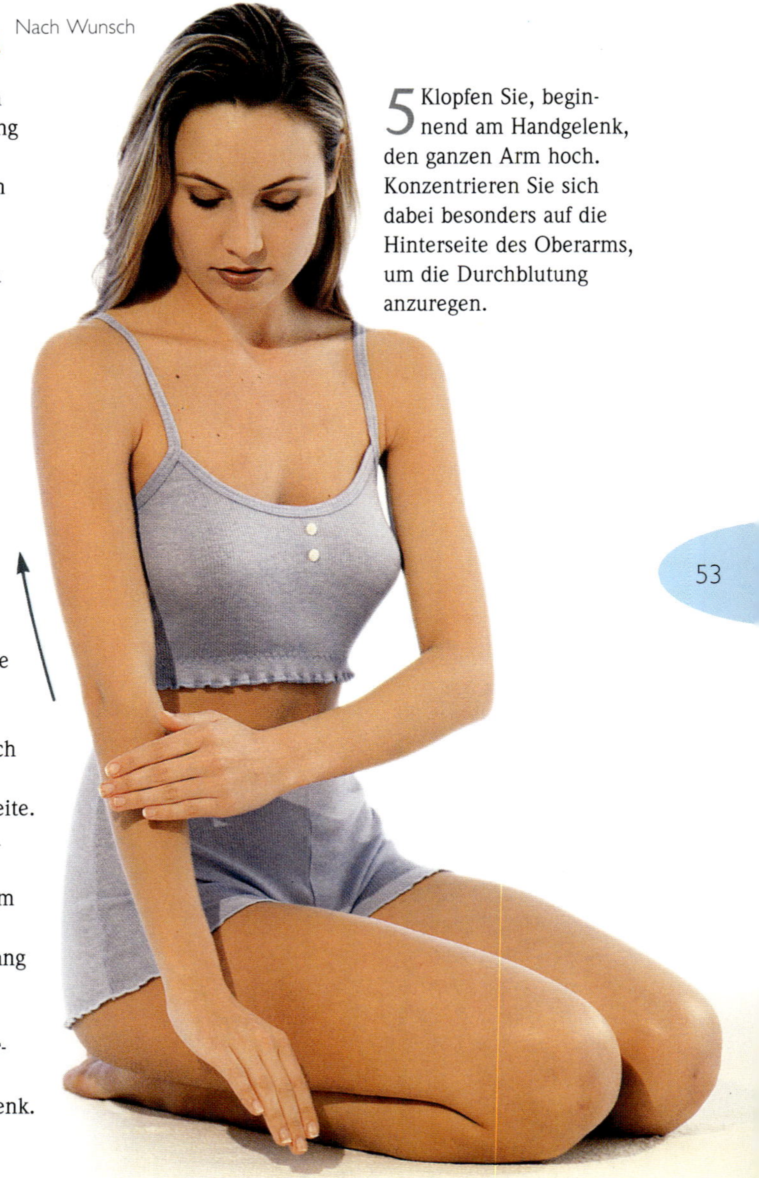

5 Klopfen Sie, beginnend am Handgelenk, den ganzen Arm hoch. Konzentrieren Sie sich dabei besonders auf die Hinterseite des Oberarms, um die Durchblutung anzuregen.

◁◁ Wiederholen Sie Schritt 1–5 am anderen Arm.

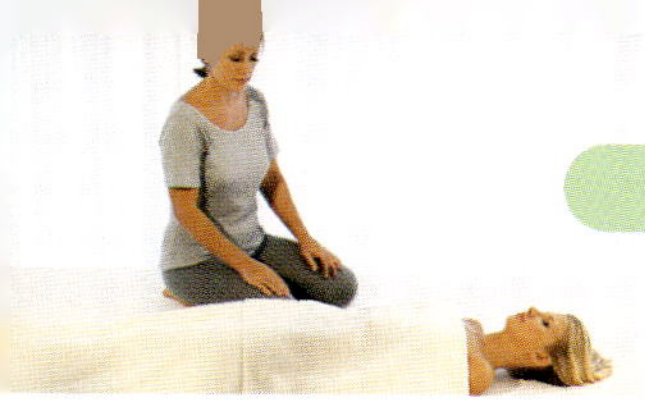

Arme

Üben Sie bei den Massagestrichen in Richtung Hand stets leichteren Druck aus.

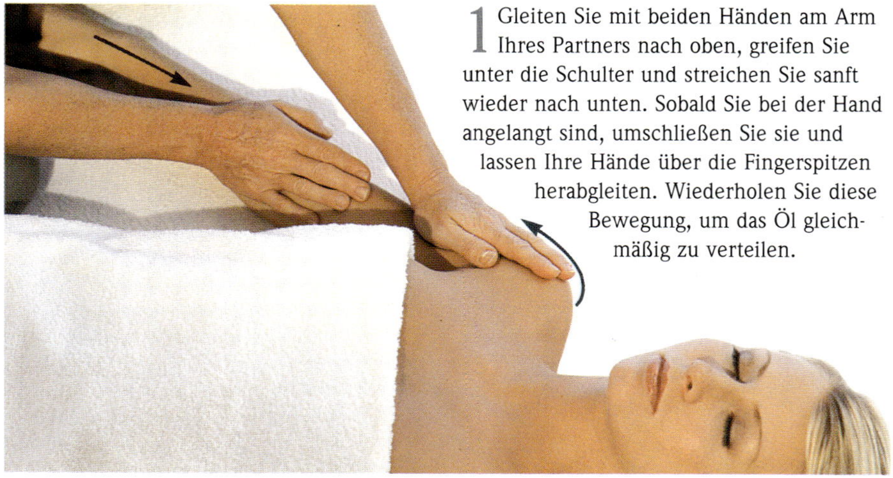

1 Gleiten Sie mit beiden Händen am Arm Ihres Partners nach oben, greifen Sie unter die Schulter und streichen Sie sanft wieder nach unten. Sobald Sie bei der Hand angelangt sind, umschließen Sie sie und lassen Ihre Hände über die Fingerspitzen herabgleiten. Wiederholen Sie diese Bewegung, um das Öl gleichmäßig zu verteilen.

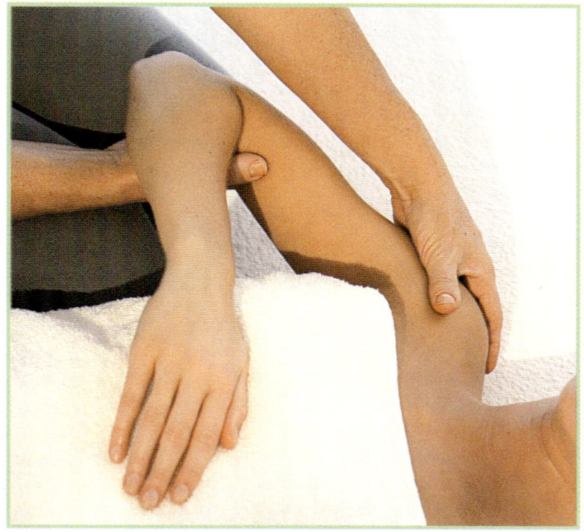

3 Legen Sie seine Hand auf seinen Bauch, und stützen Sie den Ellbogen mit Ihrer rechten Hand. Mit der linken massieren Sie in kreisförmigen Bewegungen den Oberarm und drücken das Fleisch zwischen Fingern und Daumen. Dann schieben Sie Ihre Hand flach unter die Schulter und bearbeiten sie ebenso. Massieren Sie wieder nach unten bis zum Ellbogen.

2 Halten Sie die Hand Ihres Partners und heben Sie seinen Unterarm leicht vom Boden ab. Massieren Sie mit dem rechten Daumen in kreisförmigen Bewegungen vom Handgelenk Richtung Ellbogen. Bearbeiten Sie auf diese Weise alle Seiten des Unterarms und wechseln Sie dabei zwischendurch die Hände. Dann knien Sie sich auf Ellbogenhöhe neben Ihren Partner.

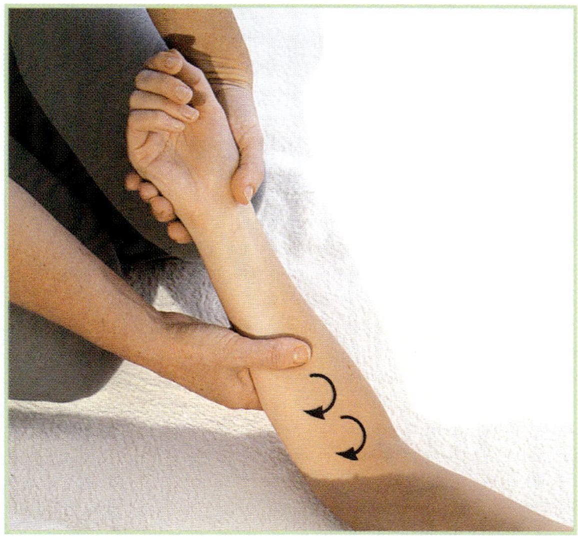

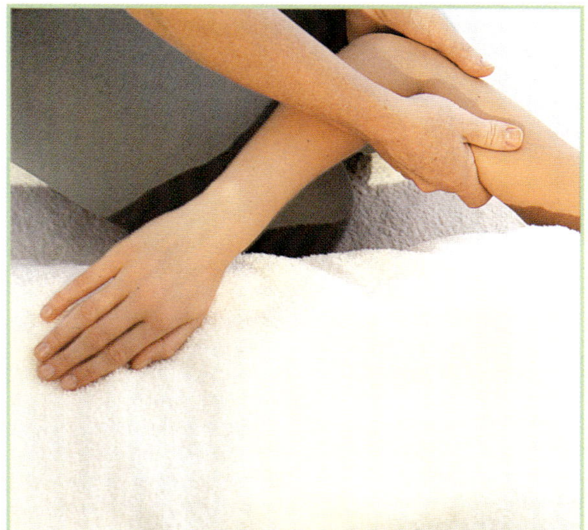

4 Nun wechseln Sie die Hände, stützen den Ellbogen Ihres Partners mit der linken Hand und winkeln ihn dabei leicht von seinem Körper ab. Mit der rechten Hand drücken Sie das Fleisch an der Innenseite seines Oberarms zwischen Daumen und Fingern.

Knien Sie sich noch weiter oben neben Ihren Partner.

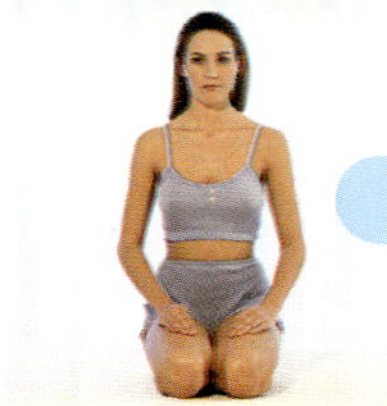

Brust

Nach Wunsch

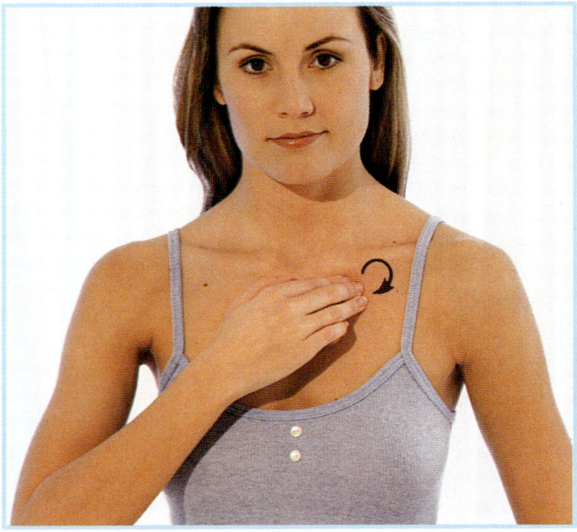

1 Knien Sie nieder und setzen Sie sich auf Ihre Fersen. Legen Sie die drei mittleren Finger Ihrer rechten Hand unten an Ihre Kehle. Massieren Sie in kleinen Kreisen unterhalb des Schlüsselbeins zur gegenüberliegenden Schulter hin. Lassen Sie Ihre Hand zur Mitte zurückwandern, etwas tiefer als vorher, und massieren Sie erneut nach außen. Bearbeiten Sie auf diese Weise den ganzen oberen Brustkorb.

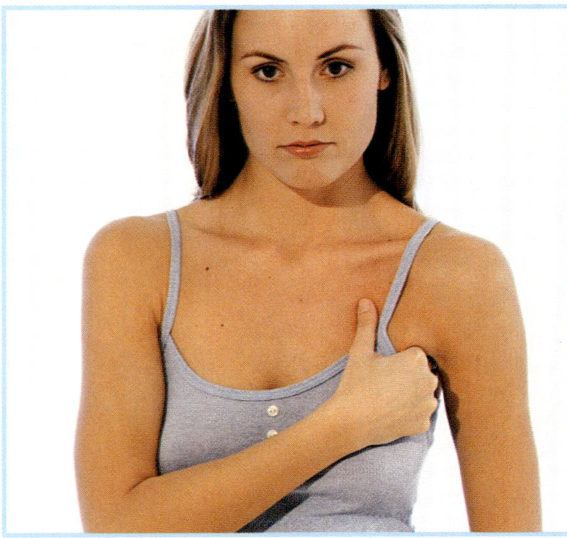

2 Legen Sie den linken Handrücken auf Ihren linken Oberschenkel. Dann schieben Sie die Finger Ihrer rechten Hand in die linke Achselhöhle. Der Daumen liegt dabei oben auf dem Brustmuskel. Drücken Sie in den Muskel hinein und setzen Sie diese Druckmassage zur Brustmitte hin fort.
◁◁ Wiederholen Sie Schritt 1 und 2 auf der rechten Seite.

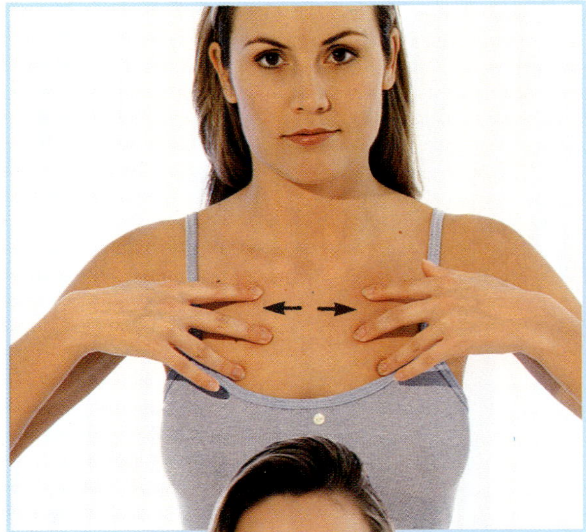

3 Frauen sollten nur ober- und unterhalb des Brustgewebes massieren; Männer können den ganzen Brustbereich bearbeiten. Spreizen Sie die mittleren Finger beider Hände und legen Sie sie in der Mitte waagrecht auf Ihren Brustkorb. Dann ziehen Sie sie ungefähr 1 cm weit auseinander, legen sie in die Vertiefungen zwischen den Rippen und drücken ein paar Sekunden lang nach innen, bevor Sie zu den Seiten massieren.

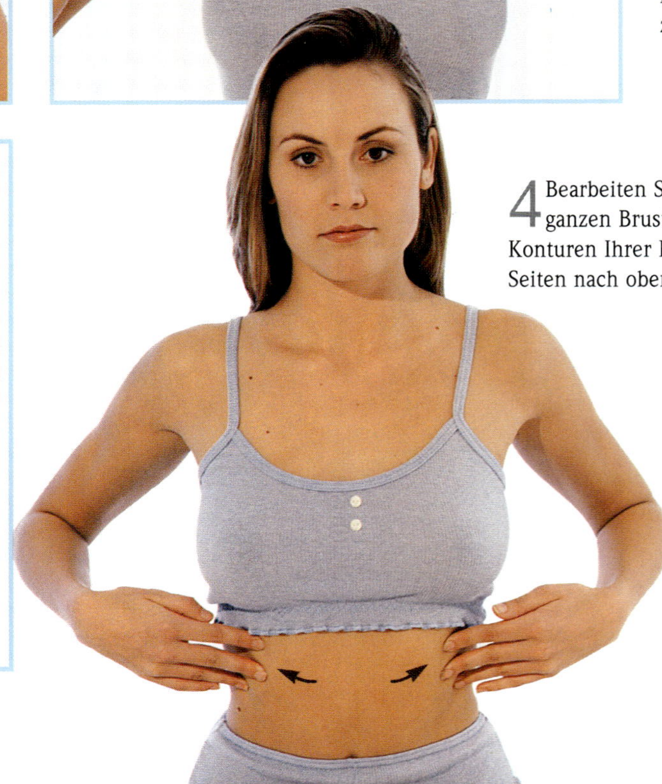

4 Bearbeiten Sie mit dieser Technik den ganzen Brustkorb. Folgen Sie dabei den Konturen Ihrer Rippen, die sich an den Seiten nach oben krümmen.

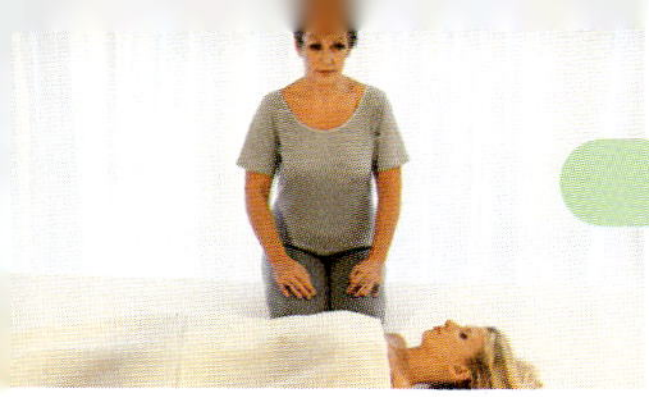

Arme

5 Heben Sie die Hand Ihres Partners an, so daß sein Unterarm einen rechten Winkel zum Oberarm bildet. Umfassen Sie sein Handgelenk fest mit beiden Händen und machen Sie eine Druckmassage an seinem Unterarm entlang bis zum Ellbogen.

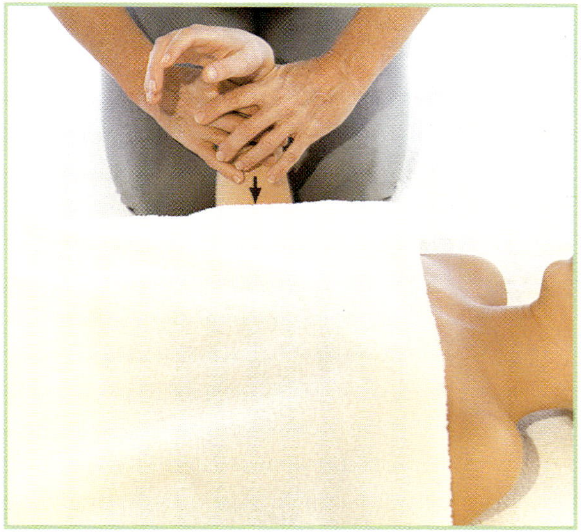

6 Schieben Sie Ihre rechte Hand zu seinem Handgelenk, während Sie mit der linken den Unterarm in der Nähe des Ellbogens umfaßt halten. Dann gehen Sie auf Schulterhöhe neben Ihren Partner, heben seinen Ellbogen senkrecht über die Schulter und legen seine Hand auf die gegenüberliegende Schulter.

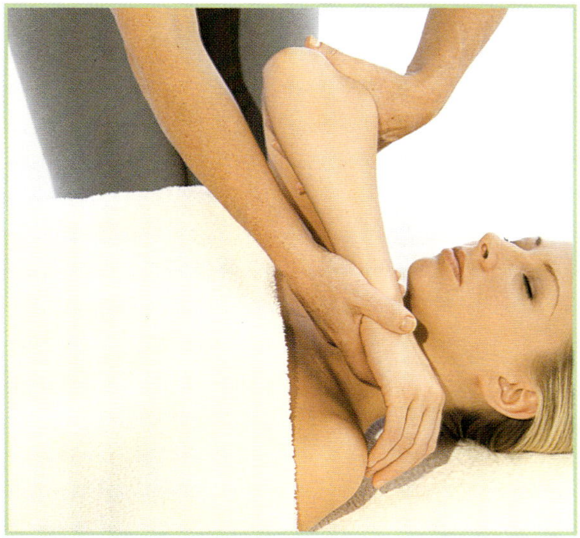

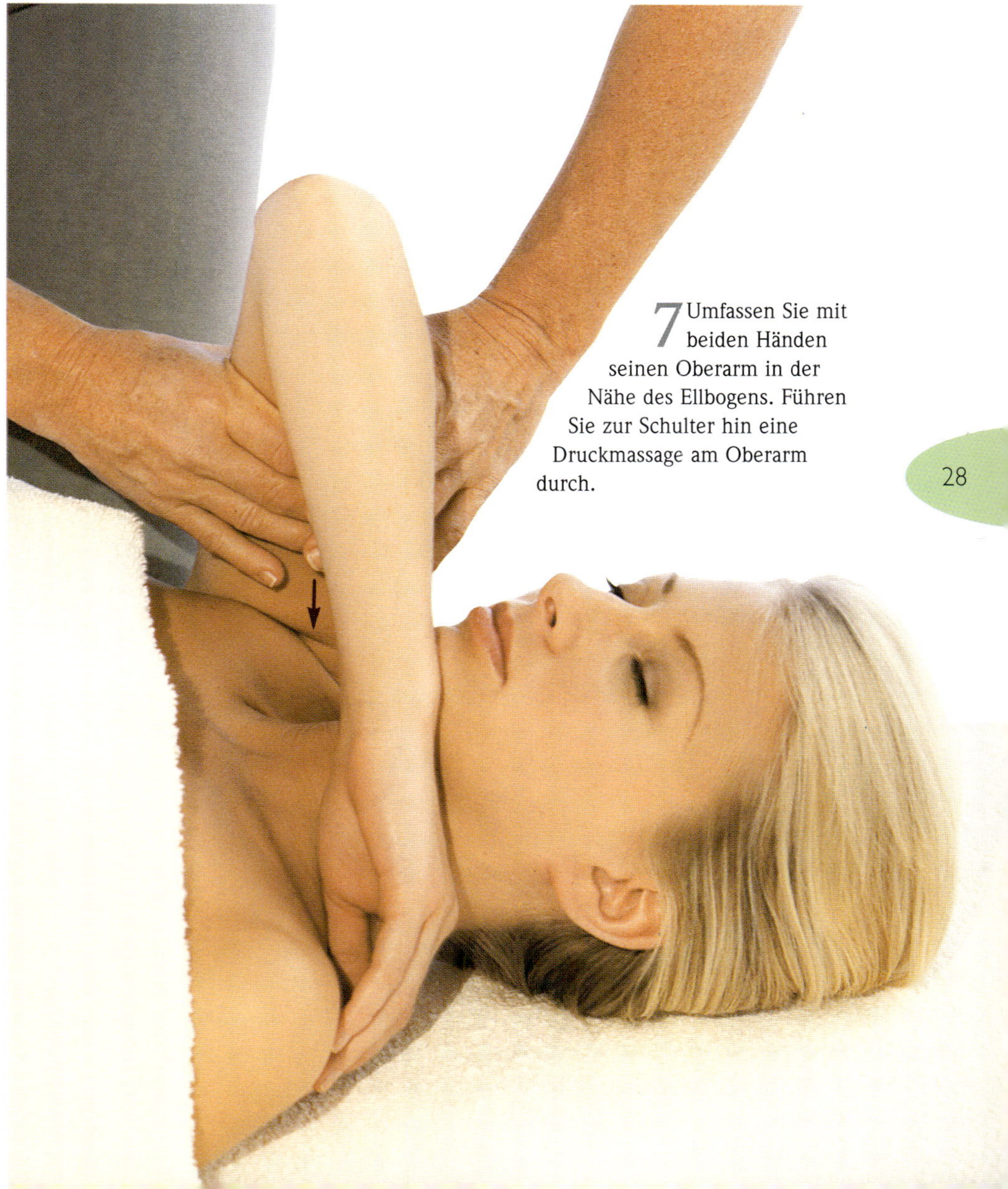

7 Umfassen Sie mit beiden Händen seinen Oberarm in der Nähe des Ellbogens. Führen Sie zur Schulter hin eine Druckmassage am Oberarm durch.

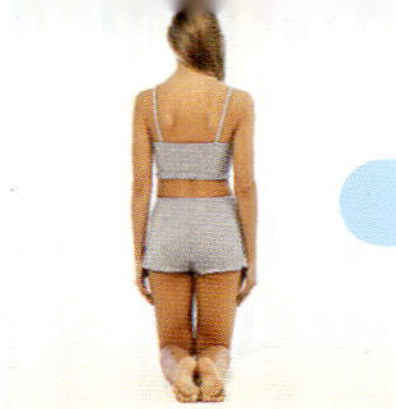

Rücken

Nach Wunsch

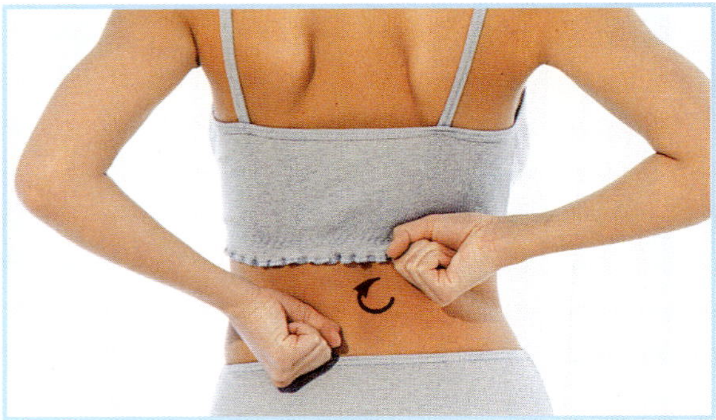

1 Knien Sie sich aufrecht hin. Ballen Sie die Hände locker zu Fäusten und legen Sie sie rechts und links der Wirbelsäule möglichst weit oben auf Ihren Rücken. Dann reiben Sie abwechselnd in Kreisen den Rücken und die Seiten auf und ab.

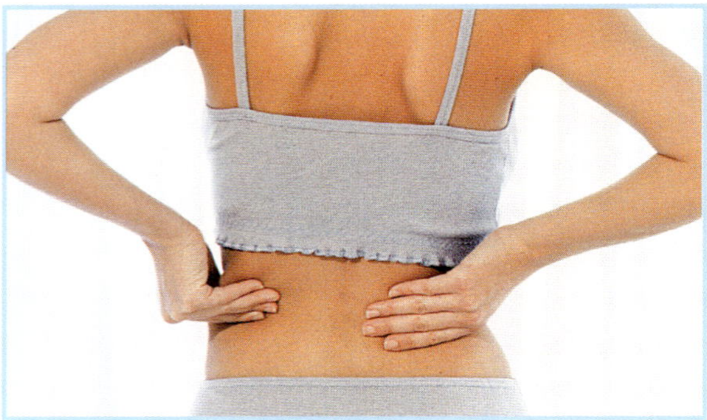

2 Legen Sie die Daumen in die Taille. Ihre Finger liegen flach auf dem Rücken. Drücken Sie nun mit Ihren Händen möglichst viel Fleisch und massieren Sie auf diese Weise von unten nach oben. Dann schieben Sie Ihre Finger nach vorn und kneifen das Fleisch entlang des Brustkorbs.

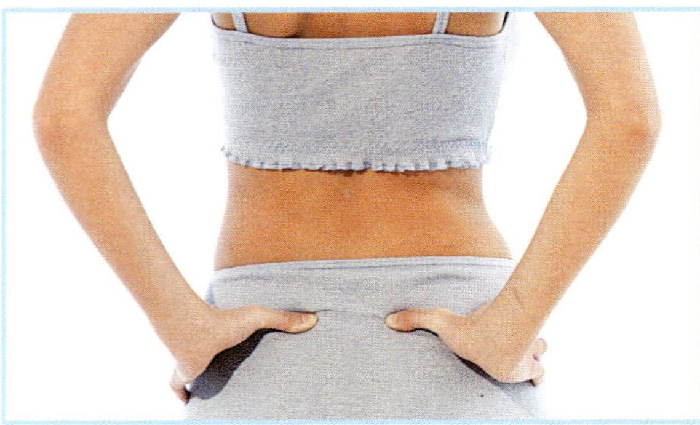

3 Legen Sie die Daumen auf Hüfthöhe rechts und links an die Wirbelsäule. Üben Sie etwa 10 Sekunden lang Druck aus. Massieren Sie so langsam der Wirbelsäule entlang nach unten. Drücken Sie ins Kreuzbein und machen Sie dann eine Druckmassage über das ganze Kreuz zu den Seiten hin.

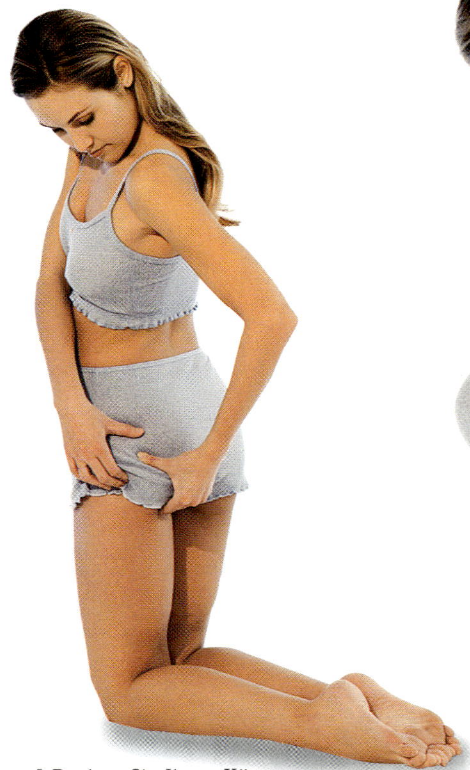

4 Drehen Sie Ihren Körper so, daß Sie mit beiden Händen an einer Gesäßbacke arbeiten können. Nun fassen Sie von der Hüftregion zum Kreuz hin jeweils eine Handvoll Fleisch und drücken es. Dann massieren Sie die ganze Gesäßbacke ebenso.

5 Strecken Sie die mittleren drei Finger Ihrer Hand gerade aus und drücken Sie damit in kleinen Kreisen in die Gesäßbacke hinein.
◁◁ Wiederholen Sie Schritt 4 und 5 an der anderen Gesäßbacke.

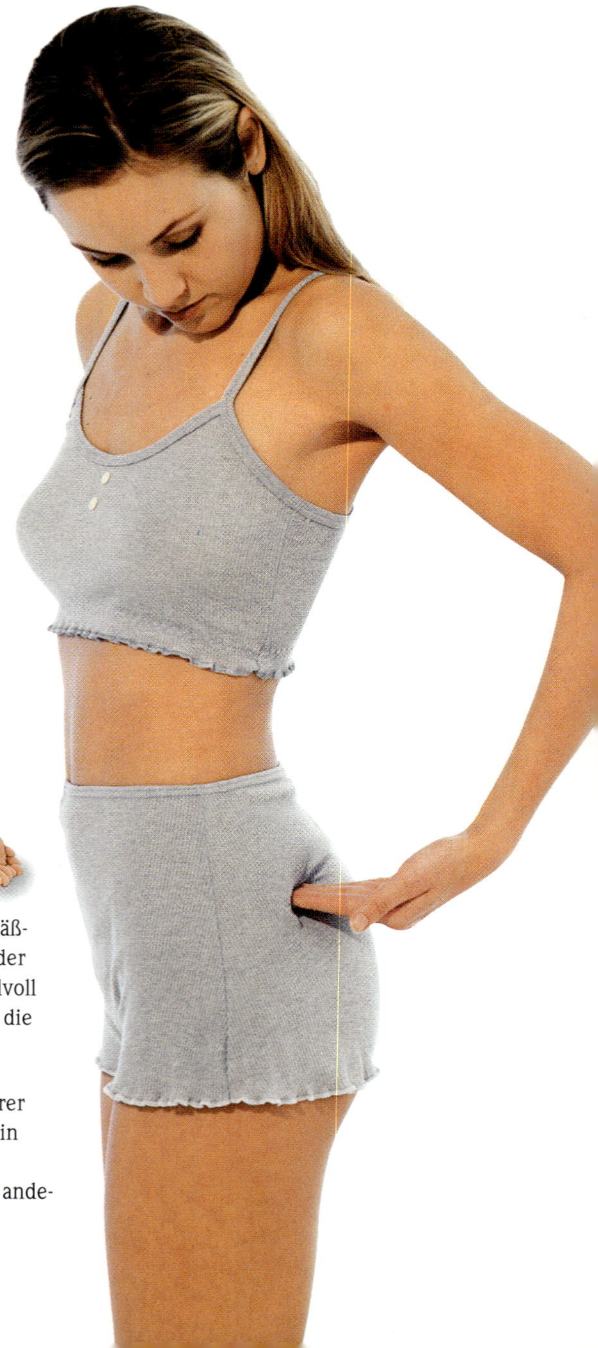

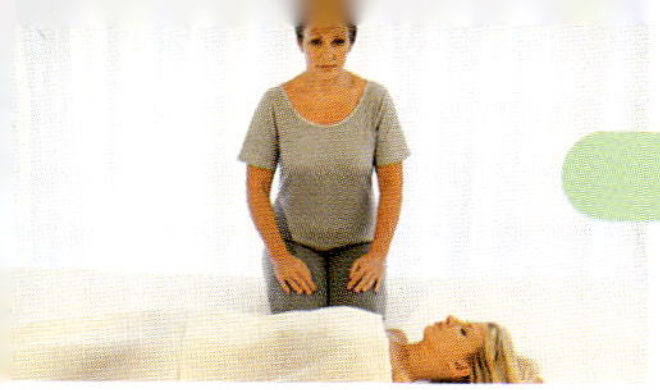

Arme

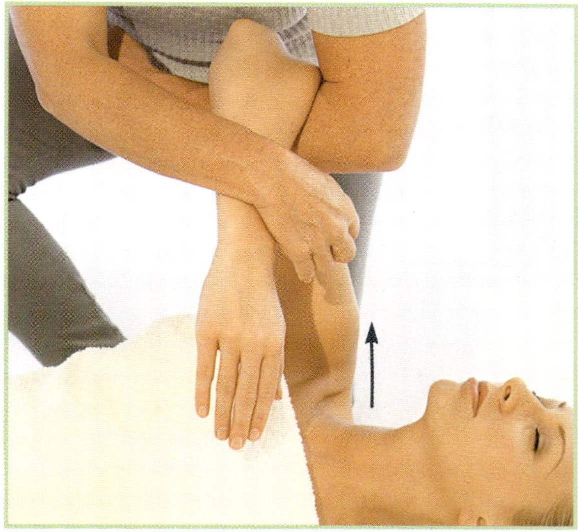

8 Winkeln Sie Ihr rechtes Knie an. Schieben Sie Ihre linke Armbeuge unter den Ellbogen Ihres Partners. Ihre rechte Hand legen Sie über seinen Unterarm und üben Druck darauf aus, um ihn in dieser Position zu fixieren. Dann richten Sie sich etwas auf, heben dabei die Schulter Ihres Partners vom Boden ab und dehnen sie sanft.

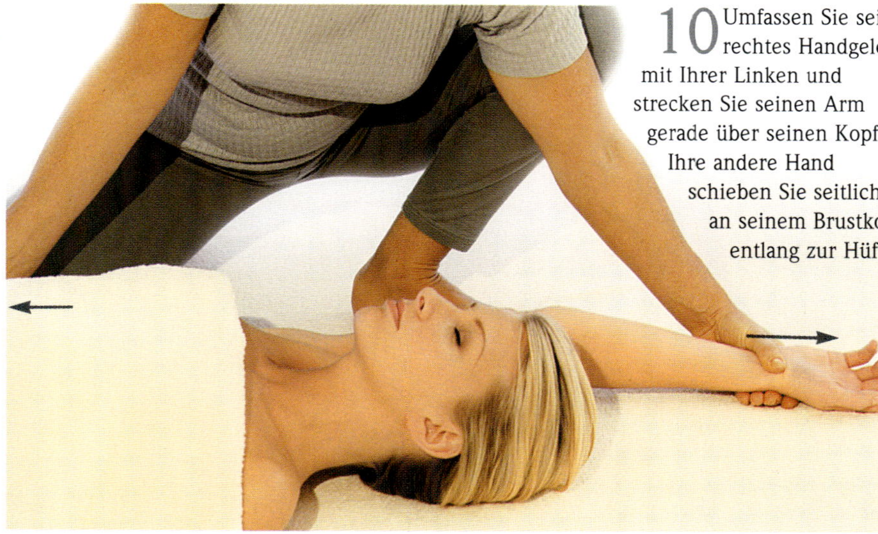

10 Umfassen Sie sein rechtes Handgelenk mit Ihrer Linken und strecken Sie seinen Arm gerade über seinen Kopf. Ihre andere Hand schieben Sie seitlich an seinem Brustkorb entlang zur Hüfte.

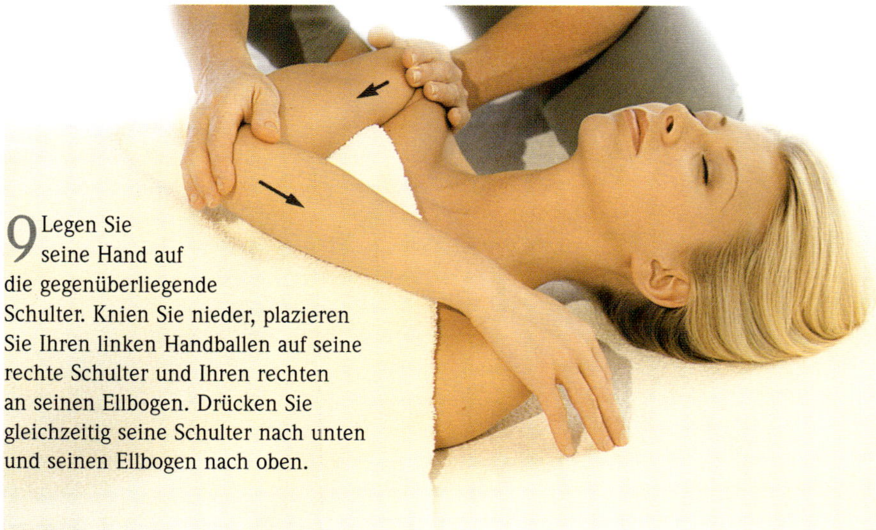

9 Legen Sie seine Hand auf die gegenüberliegende Schulter. Knien Sie nieder, plazieren Sie Ihren linken Handballen auf seine rechte Schulter und Ihren rechten an seinen Ellbogen. Drücken Sie gleichzeitig seine Schulter nach unten und seinen Ellbogen nach oben.

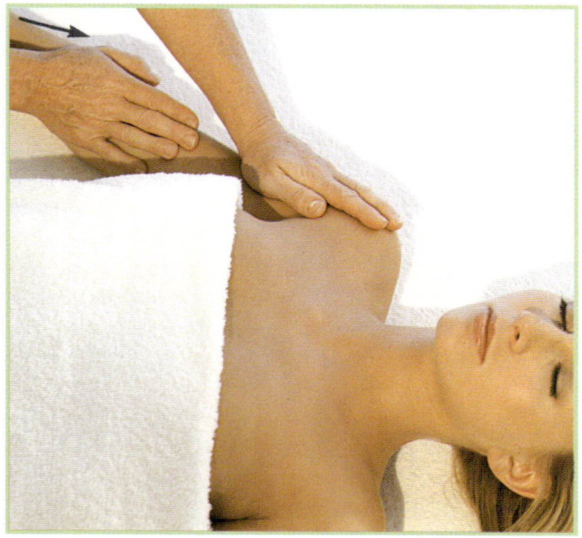

11 Nun bringen Sie den Arm Ihres Partners wieder nach unten. Schieben Sie Ihre Hände, beginnend am Handgelenk, mit einer langen, streichenden Bewegung nach oben bis über seine Schulter und zurück. Dann drücken Sie seine Hand zwischen Ihren beiden Handflächen und lassen Ihre Hand über seine Finger weggleiten. Bedecken Sie Arm und Hand Ihres Partners mit einem Handtuch. Knien Sie sich links neben ihn. ◁◁ Wiederholen Sie die Massagegriffe von Seite 25–29 an seiner linken Seite.

Knien Sie auf Taillenhöhe rechts neben Ihren Partner, so dass Sie zu ihm hinschauen.

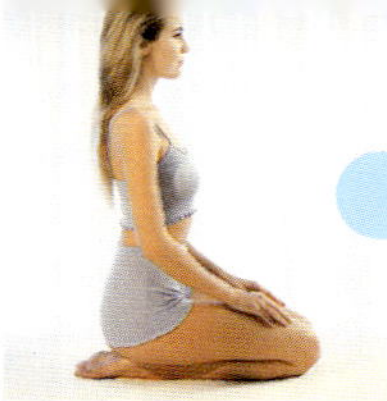

Nacken und Schultern

Nach Wunsch

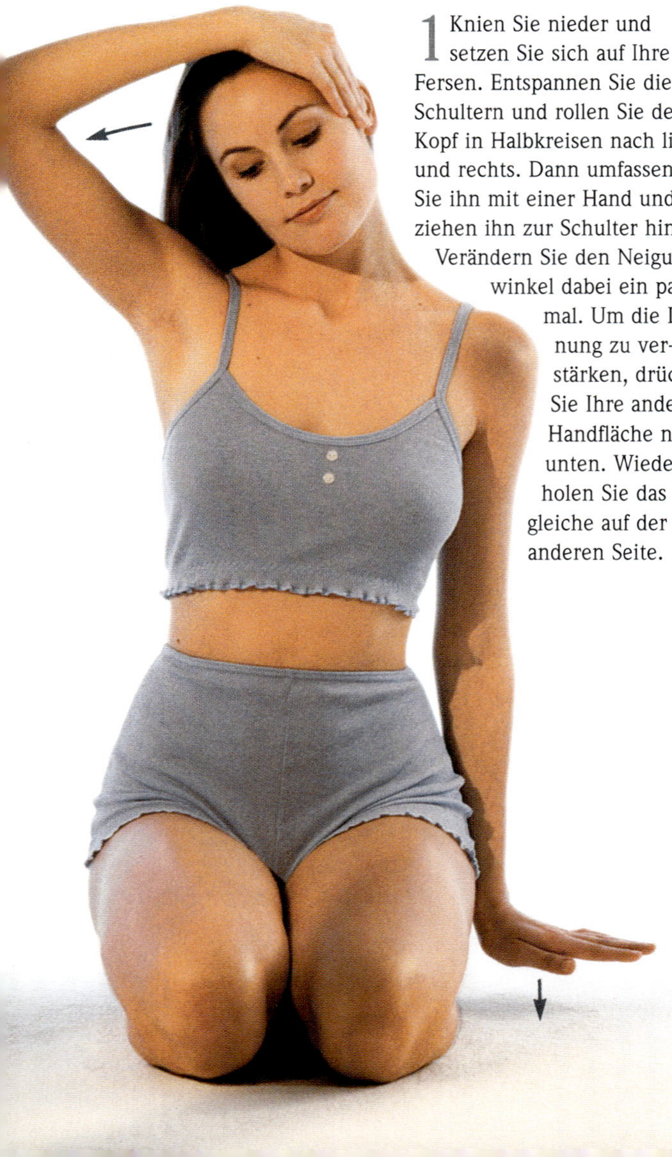

1 Knien Sie nieder und setzen Sie sich auf Ihre Fersen. Entspannen Sie die Schultern und rollen Sie den Kopf in Halbkreisen nach links und rechts. Dann umfassen Sie ihn mit einer Hand und ziehen ihn zur Schulter hinab. Verändern Sie den Neigungswinkel dabei ein paarmal. Um die Dehnung zu verstärken, drücken Sie Ihre andere Handfläche nach unten. Wiederholen Sie das gleiche auf der anderen Seite.

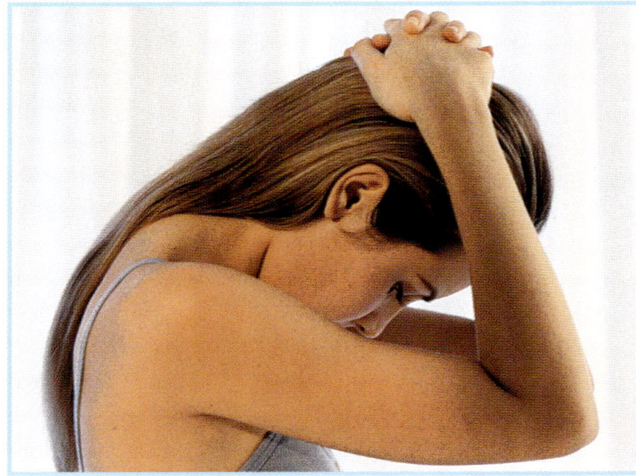

2 Verschränken Sie die Hände hinter dem Kopf und schieben Sie Ihre Ellbogen nach vorn. Nun drücken Sie das Kinn auf die Brust und bleiben ungefähr eine Minute lang in dieser Position. Das dehnt Ihren Nacken und lindert Verspannungen und Kopfschmerzen.

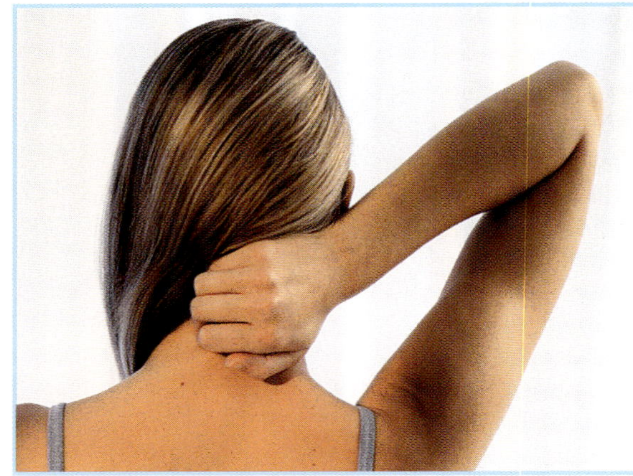

3 Umfassen Sie mit einer Hand Ihren Nacken. Drücken Sie die Muskeln zwischen Fingern und Handballen, und zwar von der Nackenwurzel nach oben und wieder nach unten. Dann wiederholen Sie diese Bewegung mit der anderen Hand.

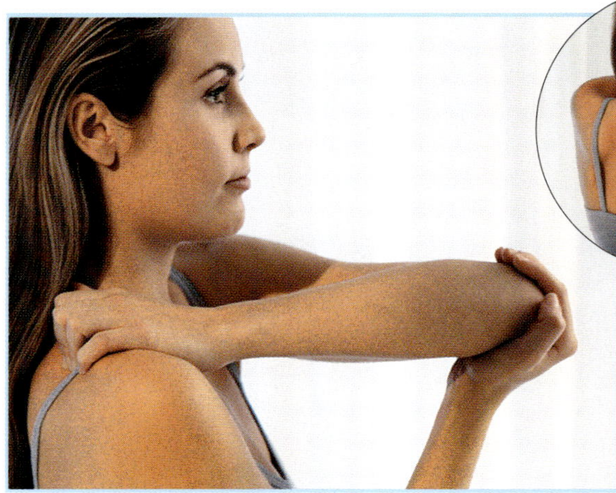

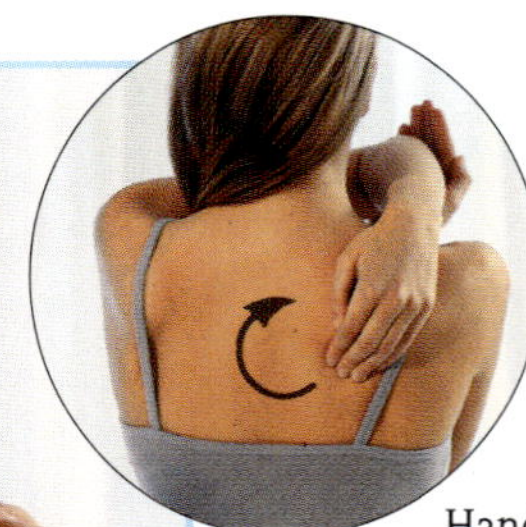

4 Legen Sie Ihre linke Hand auf die rechte Schulter. Mit der rechten Hand stützen Sie Ihren linken Ellbogen. Massieren Sie an der Oberseite Ihrer rechten Schulter entlang. Massieren Sie die Muskeln oben auf Ihrem Schulterblatt in kleinen Kreisbewegungen und drücken Sie dabei tief in verspannte Bereiche hinein. Massieren Sie hinten so weit hinunter, wie Sie können. Dann wechseln Sie die Hände und wiederholen die Schultermassage auf der anderen Seite.

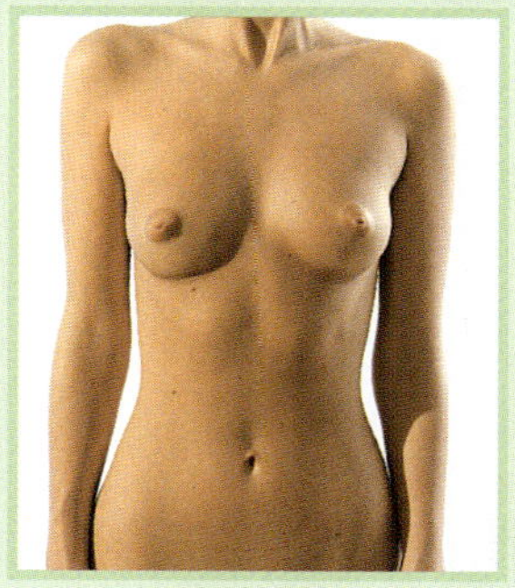

Bauch und Brustkorb

Massieren Sie die Vorderseite des Körpers immer besonders vorsichtig, denn sie ist am empfindlichsten. Auch in der Magengegend sind manche Menschen ziemlich kitzelig und empfinden Berührungen leicht als unangenehm. Vor einer Massage in diesem Bereich sollte Ihr Partner mindestens zwei Stunden lang nichts gegessen haben.

Bei Massagen im Brustkorbbereich sollten Sie das Brustgewebe bei Frauen stets aussparen. Massieren Sie nur oberhalb und unterhalb der Brüste. Bei Männern können Sie die ganze Brust massieren.

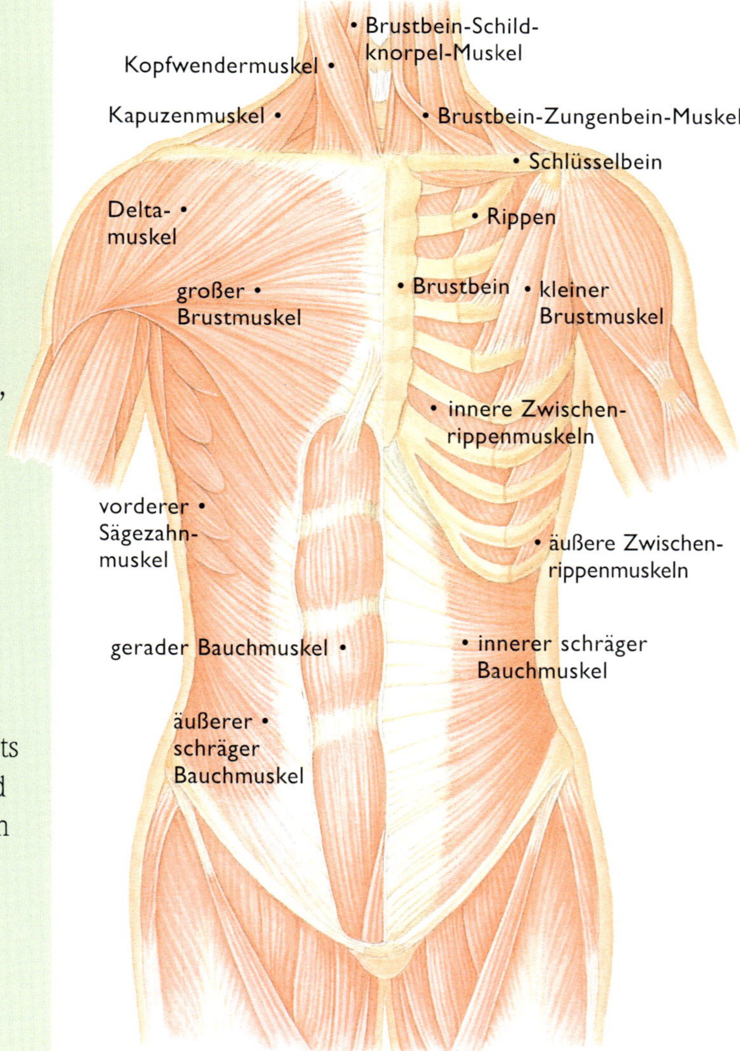

◄ Brustmuskeln

Großer und kleiner Brustmuskel sind bei Männern stärker ausgeprägt als bei Frauen. Beide Muskeln können mit Druck in die Tiefe geknetet werden.

◄ Brustkorb

Der Brustkorb bildet mit seinen Rippen eine schützende Hülle rund um lebenswichtige Organe wie Herz und Lungen. Durch Druck auf bestimmte Punkte kann man Atemwegsbeschwerden lindern (siehe Seite 71).

◄ Zwischenrippenmuskeln

Diese Muskeln sorgen dafür, daß der Brustkorb sich beim Einatmen ausdehnen kann. Eine Massage der Zwischenrippenmuskeln erhöht die Beweglichkeit und kann auch die Atmung verbessern.

◄ Bauch

Es ist wichtig, den Bauch stets im Uhrzeigersinn zu massieren, weil das die Richtung ist, in welcher der Speisebrei die Därme passiert.

Beachten Sie: Die linke Seite der Grafik zeigt oberflächliche Muskeln, die rechte Seite tiefer liegende Muskeln.

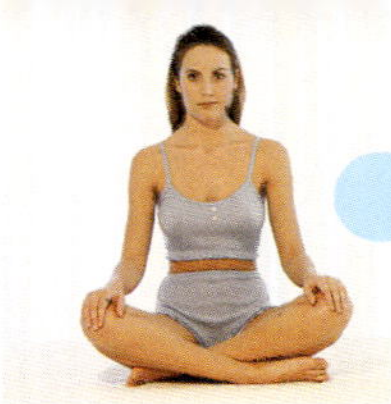

Kopf

1 Bleiben Sie in einer bequemen Position sitzen und streichen Sie mit den Händen abwechselnd nach oben über Ihre Stirn. Als nächstes streichen Sie über den Kopf nach unten bis ins Genick und dann von den Schläfen seitlich rund um Ihren Kopf.

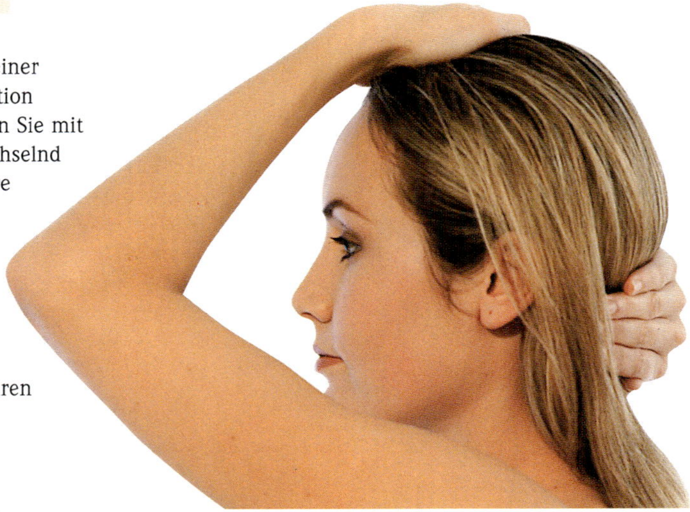

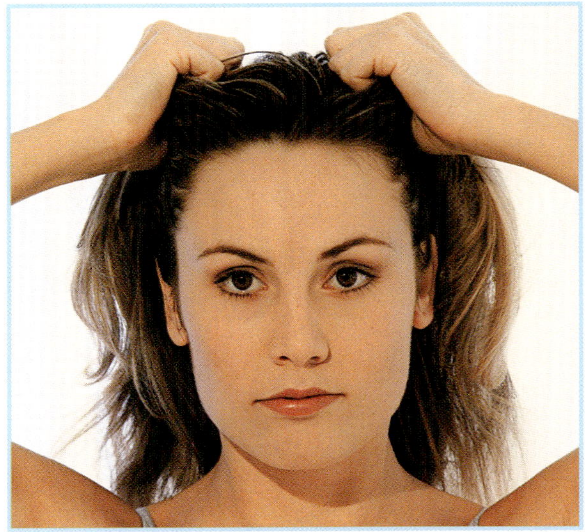

3 Fassen Sie immer wieder eine Handvoll Haare in der Nähe der Wurzeln und ziehen Sie sanft daran, um die Haarfollikel zu stimulieren.

2 Reiben Sie mit den Fingerspitzen über Ihre Kopfhaut, als wollten Sie das Haar einshampoonieren. Massieren Sie auf diese Weise den ganzen Kopf und konzentrieren Sie sich dabei besonders auf empfindliche oder verspannte Bereiche.

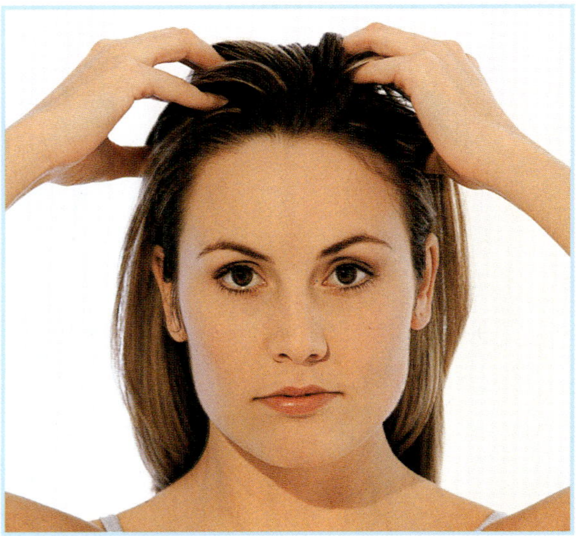

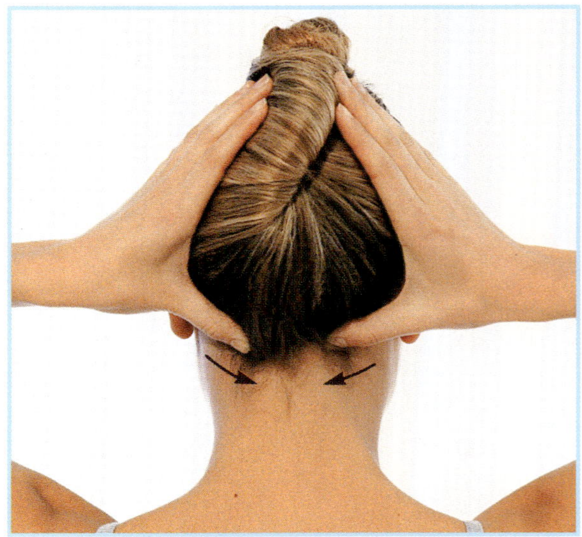

4 Drücken Sie unterhalb des Knochenkamms an der Schädelbasis mit beiden Daumen nach oben. Massieren Sie Ihren Schädel auf diese Weise zuerst hinter beiden Ohren und dann zur Mitte hin. Neigen Sie den Kopf dabei leicht nach hinten. In diesem Bereich befinden sich mehrere Druckpunkte zur Linderung von Kopfschmerzen und Verspannungen (siehe Seite 66).

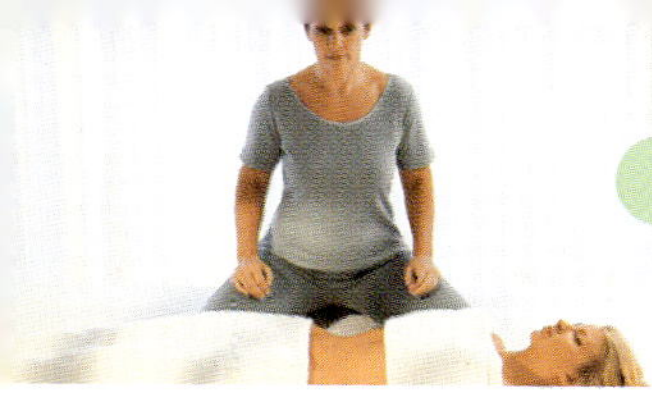

Bauch

Arbeiten Sie mit festem Druck und langsamen Bewegungen, um Ihren Partner nicht zu kitzeln

1 Schlagen Sie das untere Ende des oberen Handtuchs hoch, um den Bauch Ihres Partners freizulegen. Legen Sie sanft beide Hände darauf und bleiben Sie ein paar Sekunden lang regungslos in dieser Position. Ziehen Sie mit den Handflächen im Uhrzeigersinn weite Kreise über den ganzen Bauch.

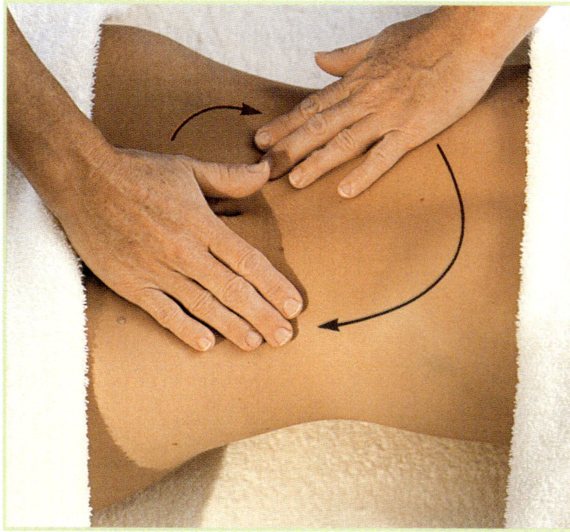

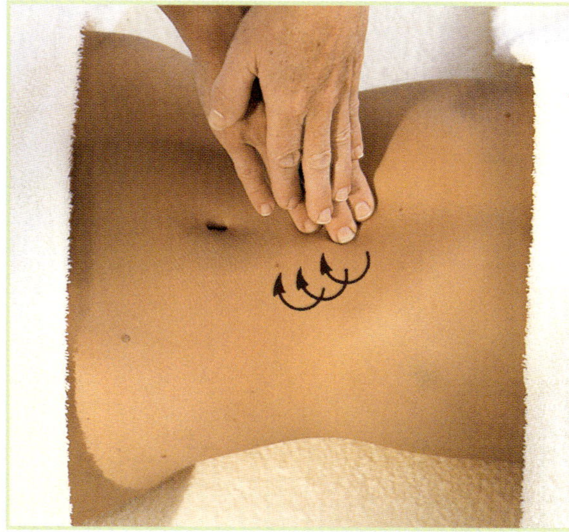

3 Ihre linke Hand liegt immer noch auf der rechten. Gleiten Sie mit beiden Händen zu einem Punkt etwa 5 cm oberhalb des Nabels. Massieren Sie mit den Fingern in kleinen Kreisen im Uhrzeigersinn rund um den Bauch und üben Sie dabei etwas tieferen Druck aus.

2 Massieren Sie den Bauch nun in einer rautenförmigen Bewegung. Ihre linke Hand liegt dabei auf der rechten. Lassen Sie Ihre Hände erst nach oben zwischen die Rippen und nach außen zur Taille gleiten. Dann schieben Sie Ihren Handballen in Richtung Schambein und ziehen ihn schließlich zur Taille auf Ihrer Seite. Zum Schluß gleiten die Finger wieder zwischen die Rippen.

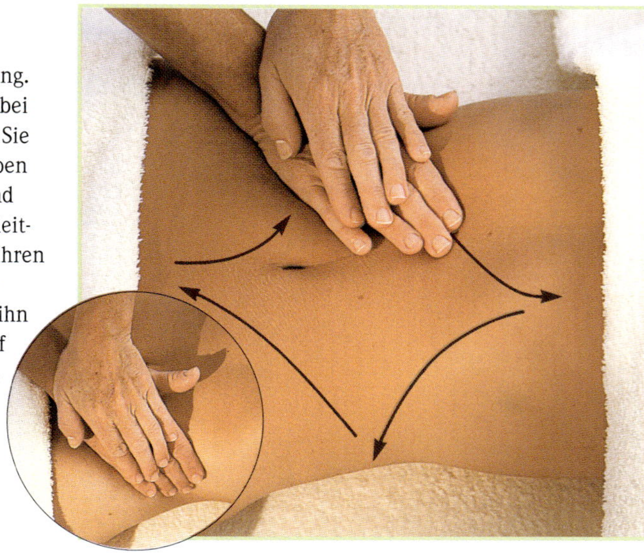

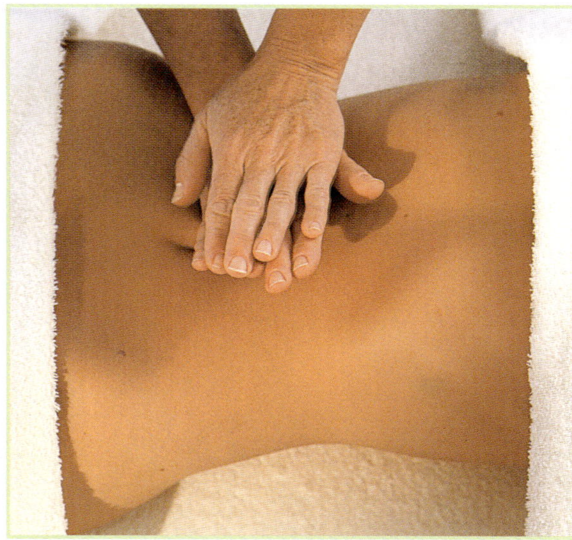

4 Erzeugen Sie eine Wellenbewegung, indem Sie Ihre Handballen sanft von sich wegschieben und Ihre Finger wieder zurückziehen. Massieren Sie so im Uhrzeigersinn rund um den Bauch oder bewegen Sie Ihre Hände in geraden Linien auf dem Bauch auf und ab.
◁◁ Wiederholen Sie Schritt 1. Lassen Sie die Bewegung langsam abebben und Ihre Hände ein paar Sekunden lang auf dem Bauch Ihres Partners ruhen, ehe Sie sie sanft wegziehen.

Bedecken Sie den Bauch Ihres Partners und setzen Sie sich an sein Kopfende.

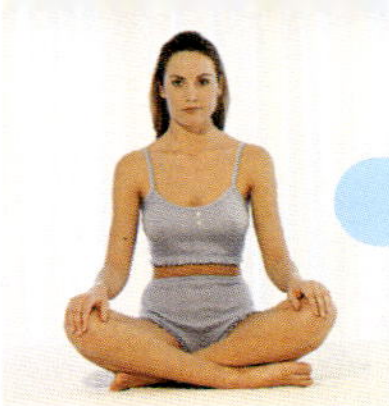

Gesicht

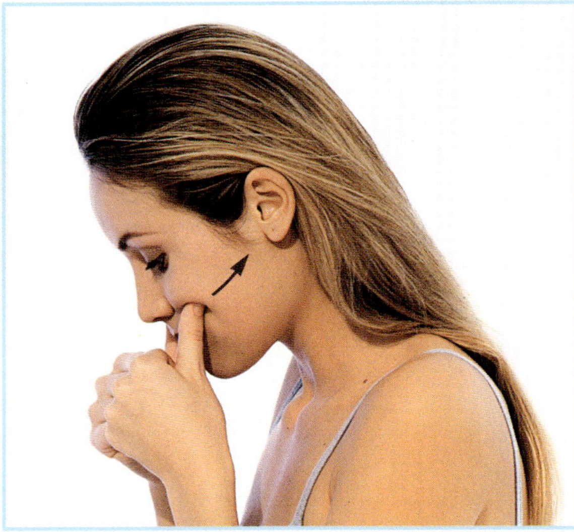

5 Drücken Sie mit den Daumen von unten gegen die Wangenknochen und anschließend außen herum. Lassen Sie das ganze Gewicht Ihres Kopfes auf Ihren Daumen ruhen. Dann drücken Sie mit den Daumen nach außen zu den Ohren hin.

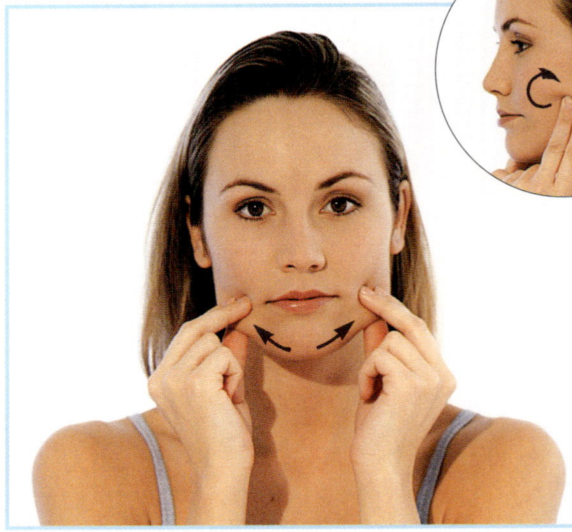

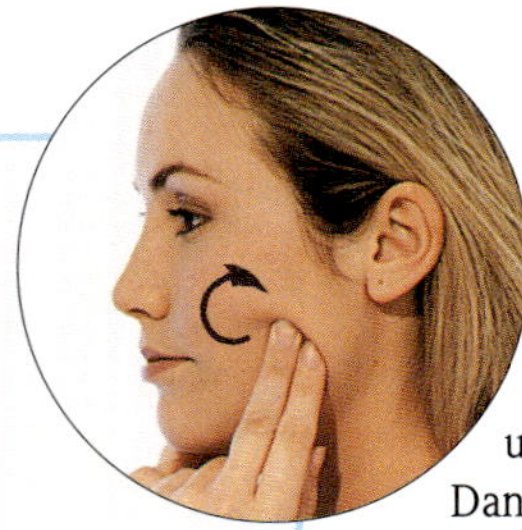

7 Machen Sie mit Daumen, Zeige- und Mittelfinger eine Kneifmassage rund um Ihr Kinn und Ihre Kieferpartie. Dann massieren Sie in Kreisbewegungen Ihre Kaumuskulatur.

6 Drücken Sie Ihre Ohrläppchen. Dann massieren Sie an den Ohrmuscheln entlang nach oben und ziehen dort an den Ohren. Anschließend massieren Sie mit kleinen Kreisbewegungen den knochigen Bereich hinter den Ohren.

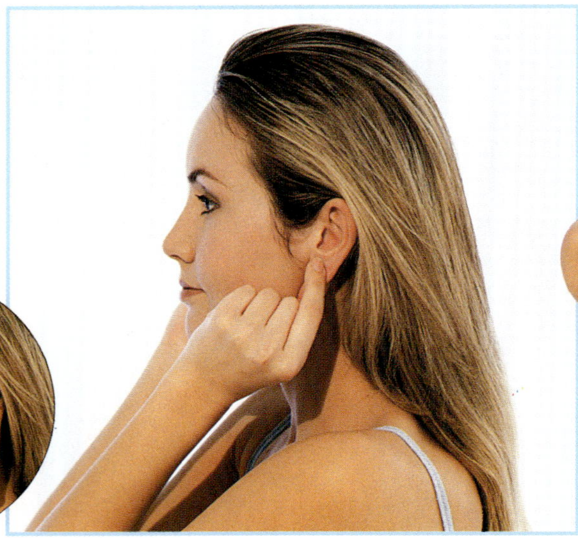

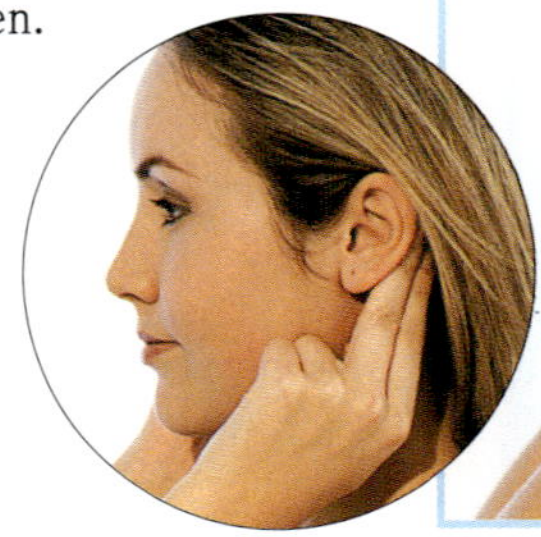

8 Streichen Sie mit den Handrücken abwechselnd vom unteren Ende der Schlüsselbeine zum Kinn. Dann strecken Sie Ihre linke Hand waagerecht unter dem Kinn aus und schlagen mit der rechten von unten leicht dagegen.

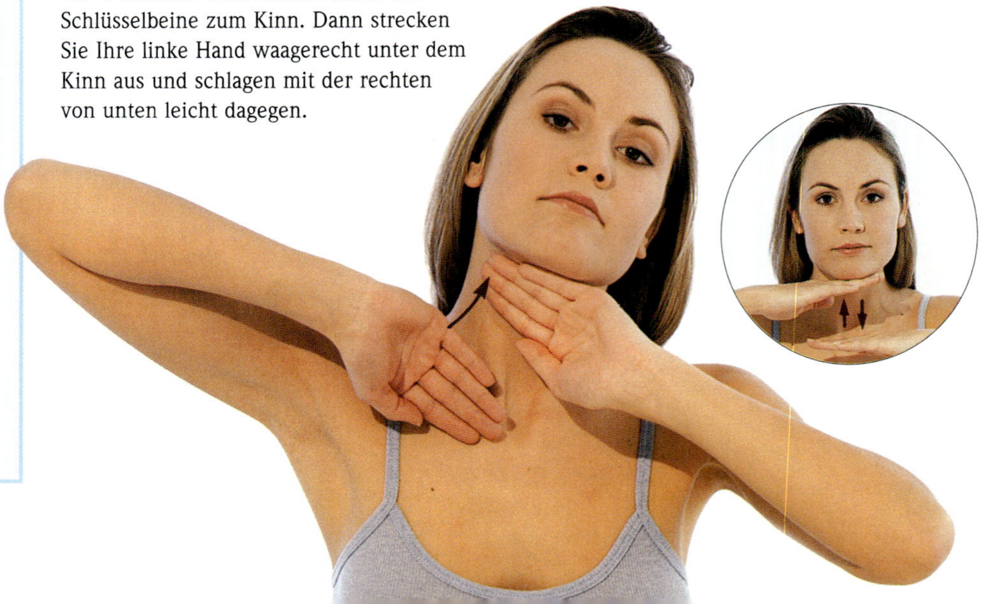

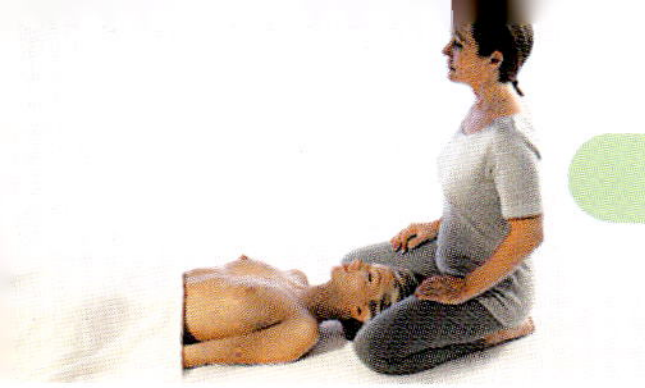

Brust

Massieren Sie bei Frauen nicht auf den Brüsten

Fragen Sie Ihre Partnerin, ob ihr Brustbereich massiert werden soll. Wenn nicht, halten Sie ihn bedeckt und gehen zu Schritt 3–5

1 Schlagen Sie das obere Handtuch nach unten. Legen Sie Ihre Hände auf den oberen Brustbereich und lassen Sie sie über das Brustbein nach unten gleiten. Auf Taillenhöhe teilen Sie Ihre Hände, streichen nach außen und an den Seiten entlang wieder nach oben.

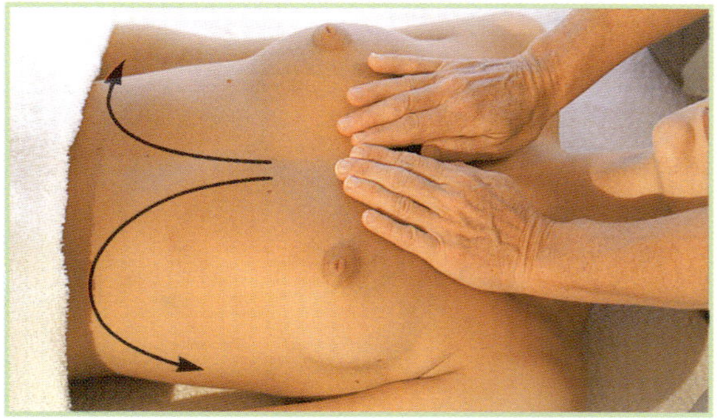

2 Schieben Sie Ihre Hände nach unten. Während Sie sie auseinandergleiten lassen, spreizen Sie die Finger und tasten nach den Vertiefungen zwischen den Rippen. Ziehen Sie diese von der Mitte nach außen hin nach und führen Sie Ihre Hände dann nach oben zum Schlüsselbein. Ein paarmal wiederholen.

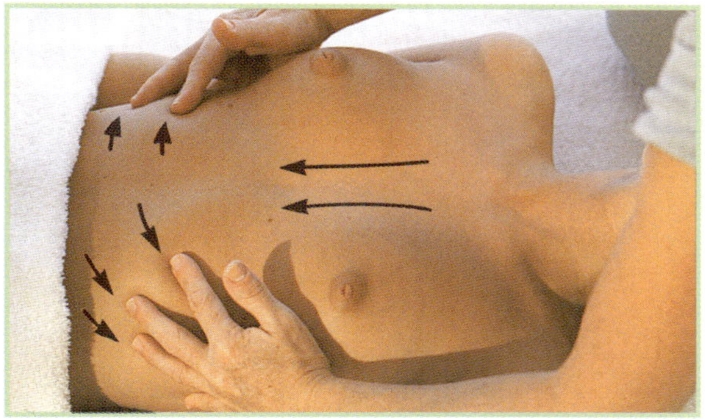

3 Kneten Sie die Brustmuskeln neben der Achselhöhle leicht. Arbeiten Sie dabei mit beiden Händen erst auf der einen Seite, dann auf der anderen und schließlich an beiden Seiten gleichzeitig mit jeweils einer Hand.

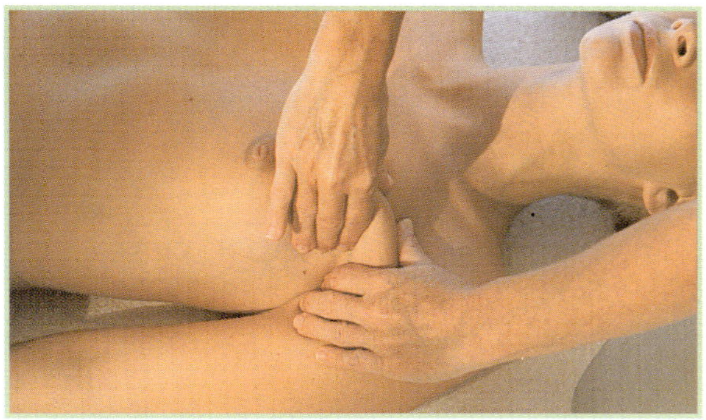

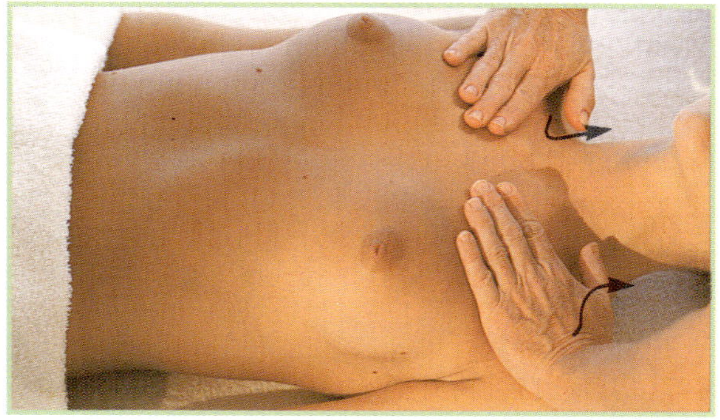

4 Legen Sie Ihre Hände oben auf den Brustkorb. Ihre Fingerspitzen zeigen zueinander. Nun ziehen Sie Ihre Handballen auseinander und üben damit leichten Druck auf die Schultern aus. Dann lassen Sie Ihre Hände unter die Schultern gleiten und ziehen sie im Nacken hoch und über den Hinterkopf Ihres Partners weg.

5 Bitten Sie Ihren Partner, den Scheitelpunkt auf den Boden zu drücken und den Rücken zu wölben. Schieben Sie Ihre Hände rechts und links neben seine Wirbelsäule, so weit Sie reichen können. Dann bitten Sie ihn, tief einzuatmen und beim Ausatmen lockerzulassen. In diesem Augenblick ziehen Sie Ihre leicht gekrümmten Finger am Rücken entlang nach oben und über den Scheitelpunkt vom Körper weg.

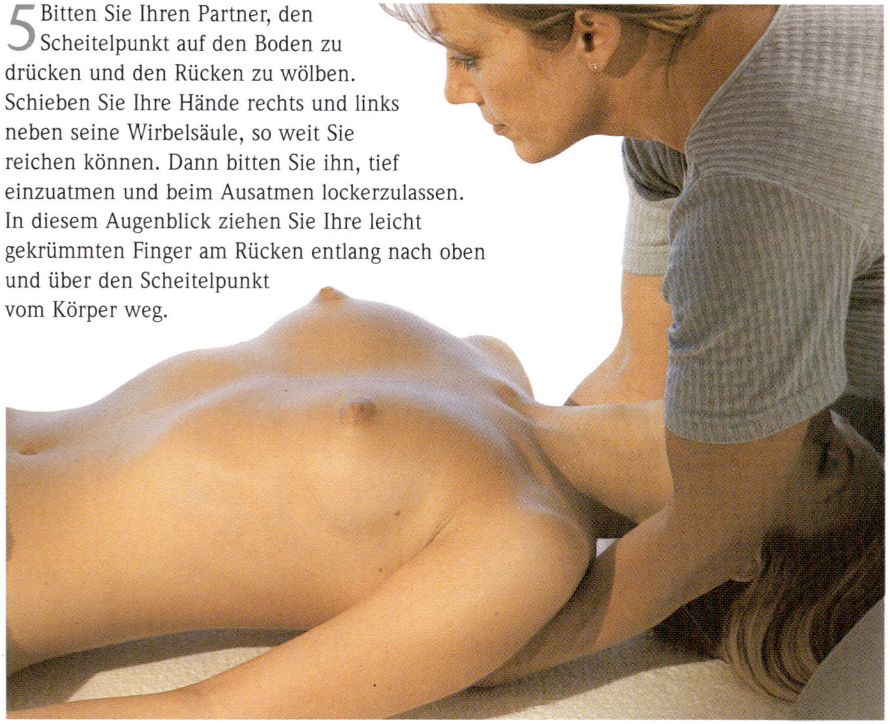

Bedecken Sie den Brustkorb Ihres Partners mit dem Handtuch.

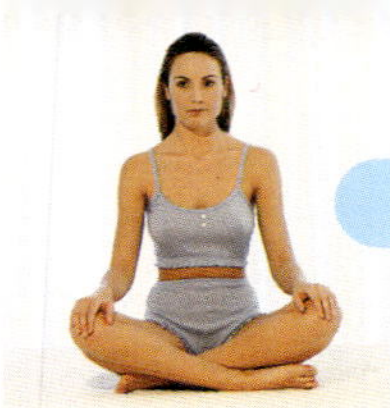

Gesicht

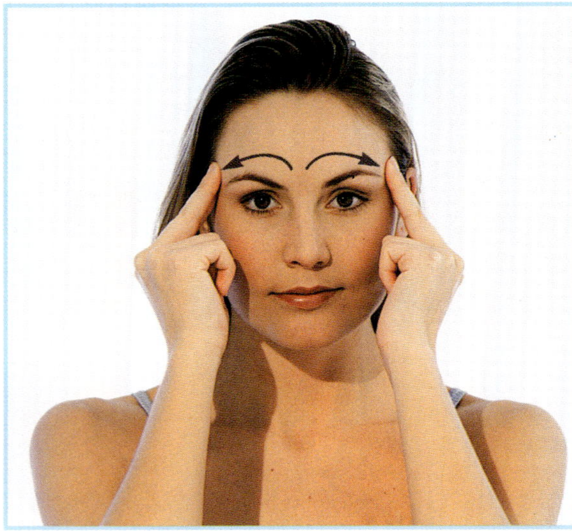

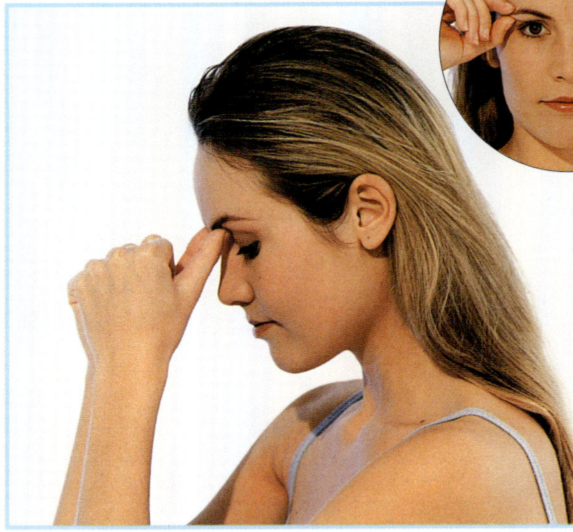

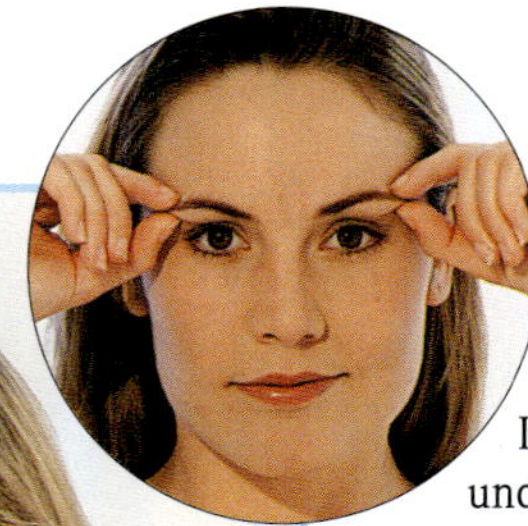

1 Setzen Sie sich hin. Schieben Sie Zeige- und Mittelfinger beider Hände von der Nasenwurzel nach oben zum Haaransatz. Nun teilen Sie Ihre Hände und gleiten in kleinen Kreisbewegungen nach außen zu den Schläfen. Wiederholen Sie diese Bewegung und lassen Sie Ihre Hände dabei jedesmal an einem tieferen Punkt auseinandergleiten, bis Sie die ganze Stirn massiert haben.

2 Massieren Sie nun zwischen Ihren Augenbrauen, um Runzelfalten vorzubeugen. Schieben Sie die Haut mit den Fingern nach oben und außen.

3 Legen Sie Ihre Daumen links und rechts unter die inneren Enden Ihrer Augenbrauen und drücken Sie sie ein paar Sekunden lang nach oben. Dann führen Sie mit Zeigefinger und Daumen eine Kneifmassage entlang der Brauen durch, und zwar von innen nach außen.

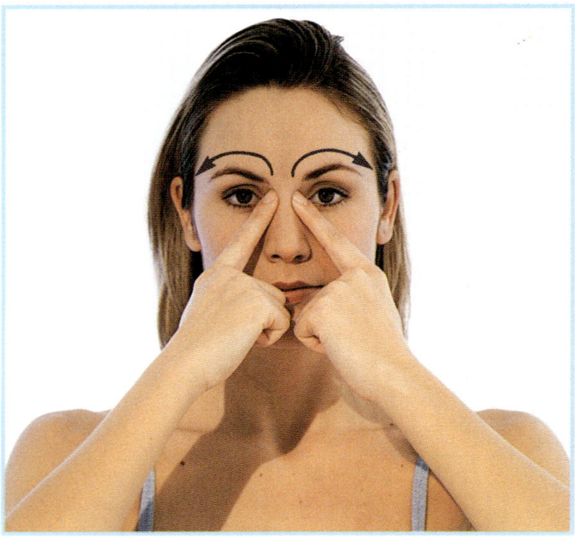

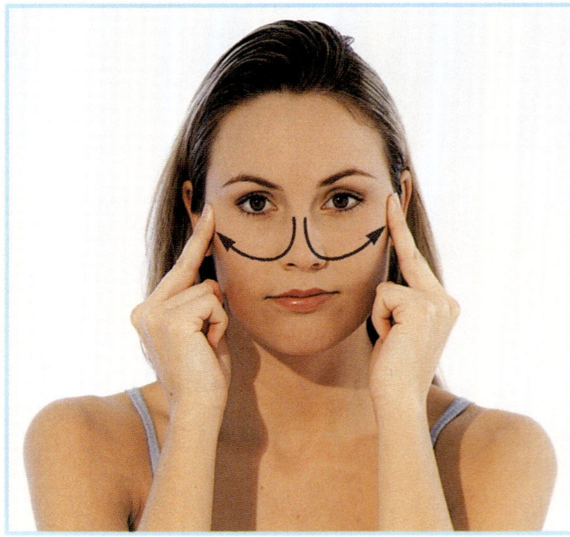

4 Streichen Sie an Ihrer Nase entlang bis zur Nasenspitze, dann links und rechts über die Nasenflügel nach außen zu den Ohren.

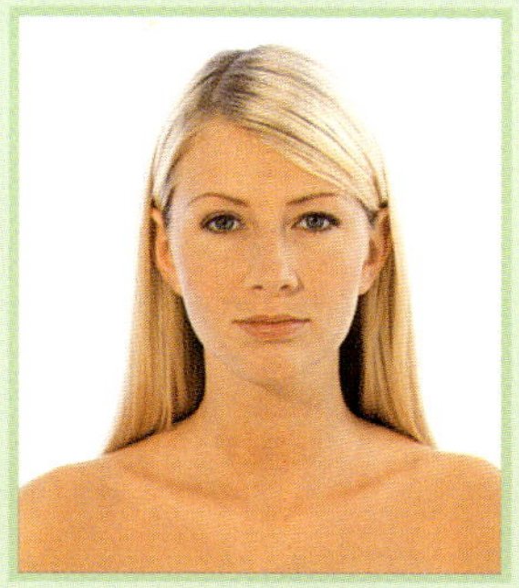

Nacken, Kopf und Gesicht

Durch eine Massage von Nacken, Kopf und Gesicht lassen sich Spannungen, Kopfschmerzen und Nervosität sehr gut lindern. Eine Kopfhautmassage fördert die Durchblutung dieses Bereichs und verbessert die Gesundheit der Haare.

Führen Sie die Nackendehnungen sehr vorsichtig durch und lassen Sie sich dabei von Ihrem Partner Feedback geben, was für ihn angenehm ist und was nicht.

In den winzigen Gesichtsmuskeln, die den ganzen Tag über unsere Mimik und unsere Gesichtsbewegungen – Stirnrunzeln, Lächeln, Kauen usw. – steuern, stauen sich leicht Spannungen an. Eine Gesichtsmassage kann den ganzen Körper revitalisieren.

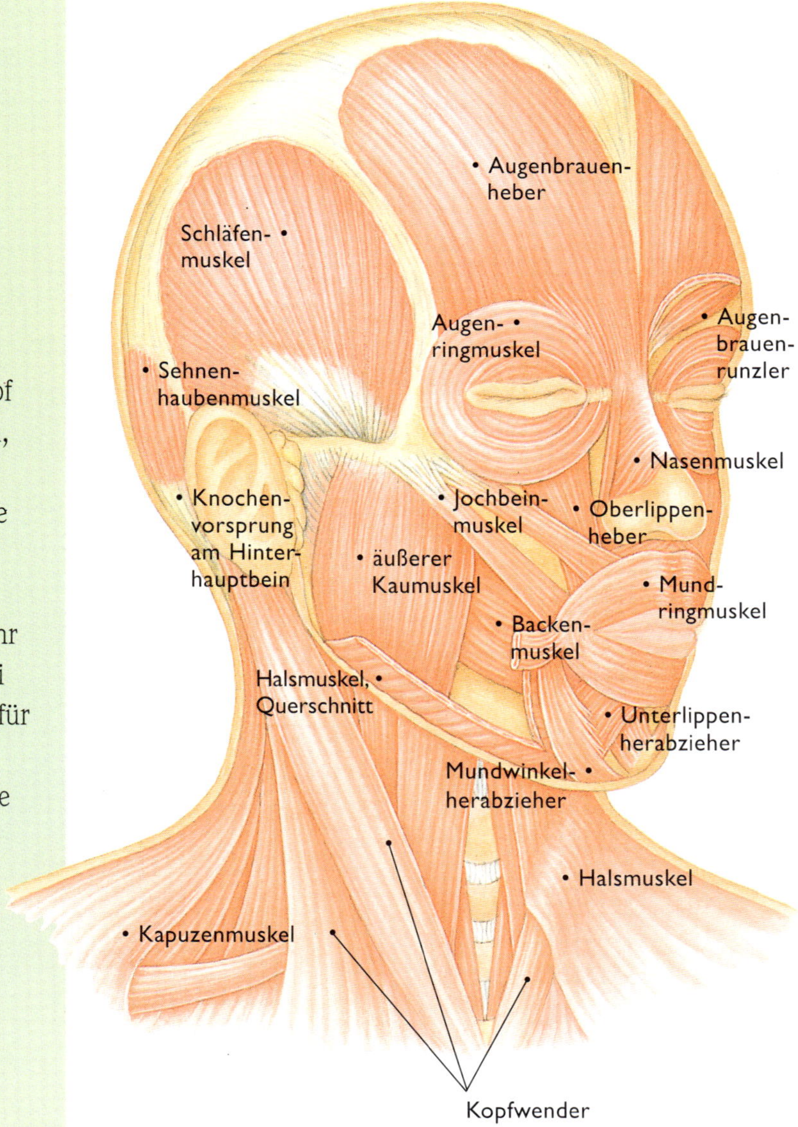

◄ Schädel

Die Muskel, die den Schädel bedecken, z. B. Augenbrauenheber und Schläfenmuskel, sind zwar kaum an heftigen Bewegungen beteiligt; trotzdem stauen sich dort Spannungen an, die sich durch eine Massage lindern lassen.

◄ Knochenvorsprung am Hinterhauptbein

An der Schädelbasis entlang dieses Knochenvorsprungs befinden sich viele Druckpunkte. Drücken Sie Ihre Finger in diese Punkte und halten Sie den Druck 7–10 Sekunden lang. Dadurch löst sich blockierte Energie und Anspannung.

◄ Kiefermuskeln

Im wichtigsten Kiefermuskel, dem äußeren Kaumuskel, staut sich viel Spannung an, vor allem bei Menschen, die häufig die Zähne zusammenbeißen.

◄ Gesichtsmuskeln

Augenbrauenheber und -runzler, Mundringmuskel, Jochbeinmuskel und Mundwinkelherabzieher sind an unserer Mimik beteiligt.

◄ Nackenmuskulatur

In den Muskeln unseres Nackens (Kapuzenmuskel und Kopfwender) staut sich viel Spannung an. Sie vertragen einen mittelstarken Druck, und auch Nackendehnungen tun ihnen gut.

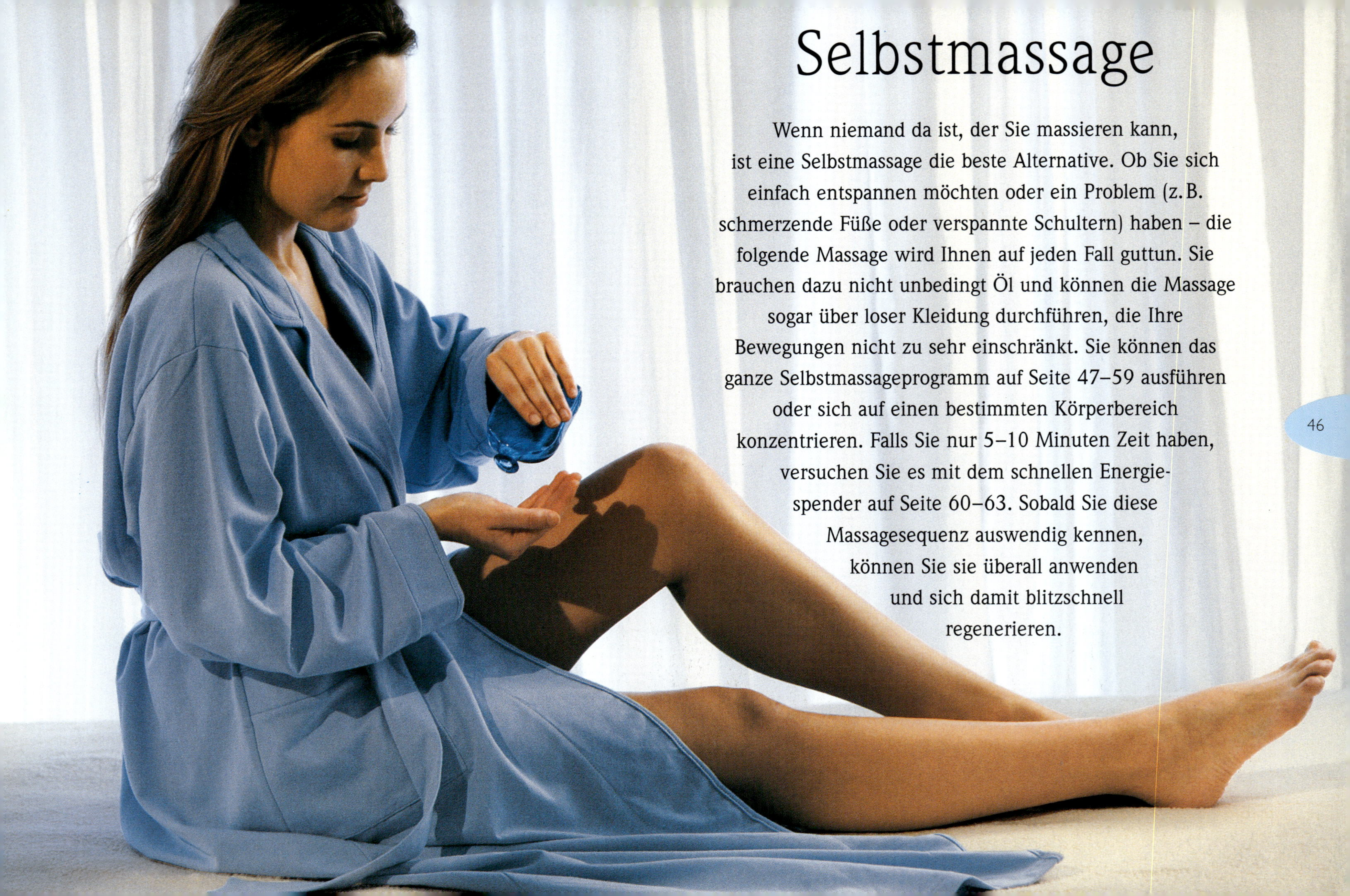

Selbstmassage

Wenn niemand da ist, der Sie massieren kann, ist eine Selbstmassage die beste Alternative. Ob Sie sich einfach entspannen möchten oder ein Problem (z. B. schmerzende Füße oder verspannte Schultern) haben – die folgende Massage wird Ihnen auf jeden Fall guttun. Sie brauchen dazu nicht unbedingt Öl und können die Massage sogar über loser Kleidung durchführen, die Ihre Bewegungen nicht zu sehr einschränkt. Sie können das ganze Selbstmassageprogramm auf Seite 47–59 ausführen oder sich auf einen bestimmten Körperbereich konzentrieren. Falls Sie nur 5–10 Minuten Zeit haben, versuchen Sie es mit dem schnellen Energiespender auf Seite 60–63. Sobald Sie diese Massagesequenz auswendig kennen, können Sie sie überall anwenden und sich damit blitzschnell regenerieren.

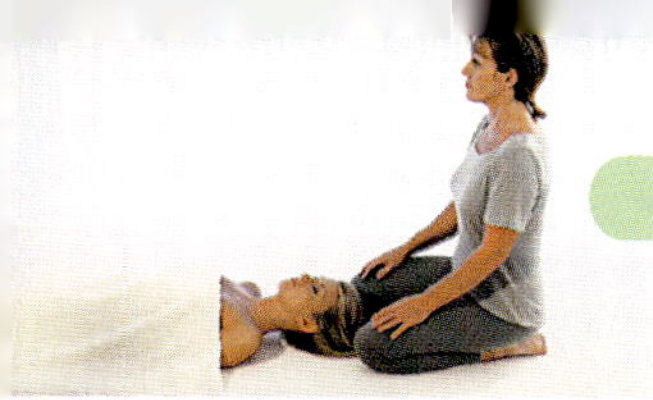

Nacken

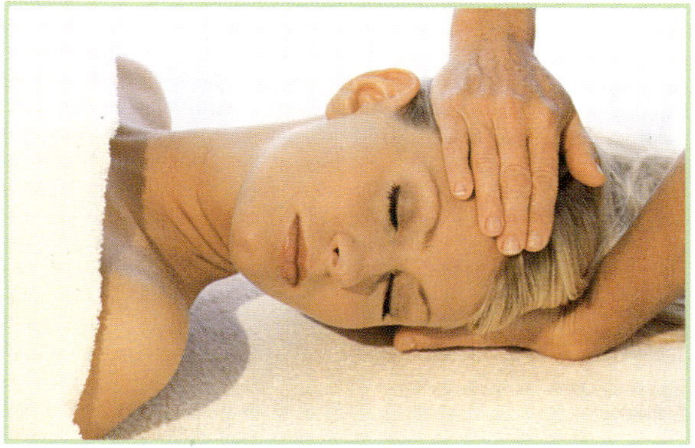

1 Schieben Sie Ihre Hände unter den Nacken Ihres Partners und seitlich am Kopf nach oben bis über die Ohren. Heben Sie seinen Kopf leicht an und drehen Sie ihn langsam erst nach rechts, dann nach links.

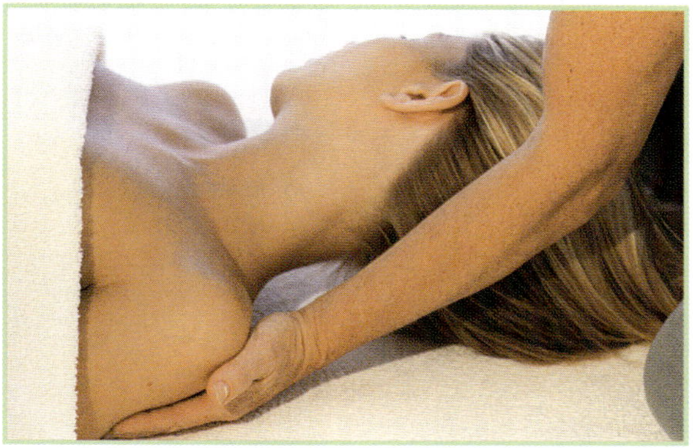

2 Drehen Sie seinen Kopf nach rechts und lassen Sie ihn auf Ihrer rechten Hand ruhen. Massieren Sie mit der linken Handfläche in einer halbmondförmigen Bewegung von unten seinen Rücken, von der Schulter zum Nacken.

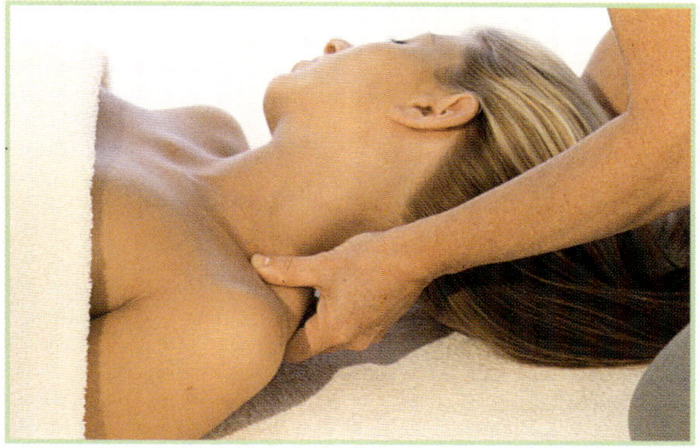

3 Kneten und kneifen Sie den fleischigen Bereich an der Oberseite seiner Schulter. Drücken Sie mit den Fingern in die Hinterseite der Schulter hinein; dort stauen sich häufig Spannungen an.

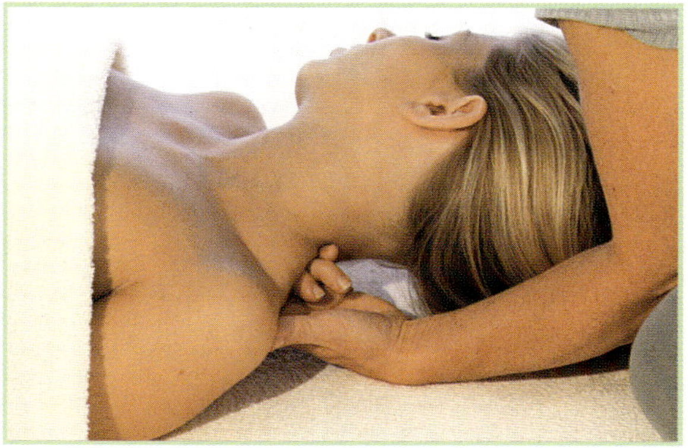

4 Krümmen Sie Ihre Finger. Drücken und kreisen Sie mit dem flachen mittleren Teil Ihrer Finger an der Unterseite der Schulter Ihres Partners und nach innen zur Nackenwurzel hin.

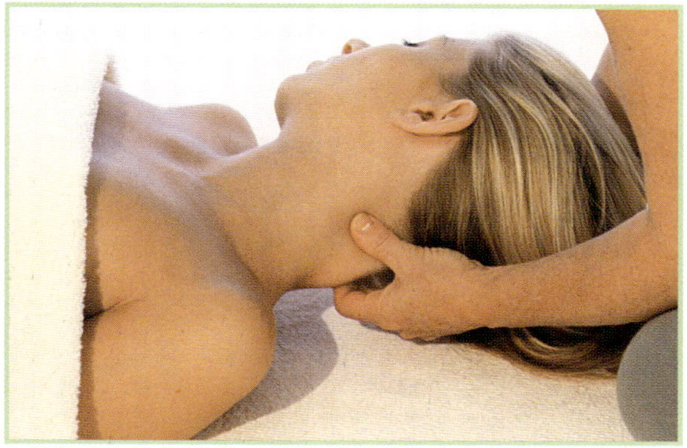

5 Dann lassen Sie Ihre Finger unter seinen Nacken gleiten und massieren in kreisförmigen Bewegungen entlang der entspannten Muskeln an der rechten Nackenseite.

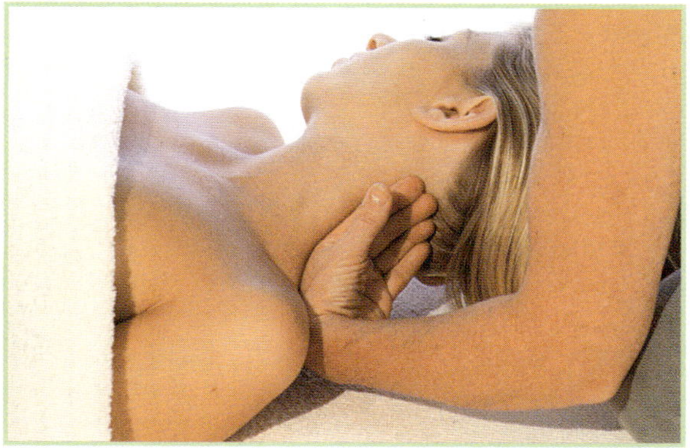

6 Legen Sie Ihren Handrücken oben an die Schulter Ihres Partners; Ihre Finger zeigen nach innen. Gleiten Sie nun mit einer langen, ununterbrochenen Streichbewegung an der Schulter entlang seitlich zum Genick hoch.

◁◁ Wiederholen Sie Schritt 1–6 an der anderen Seite.

Massage im Sitzen

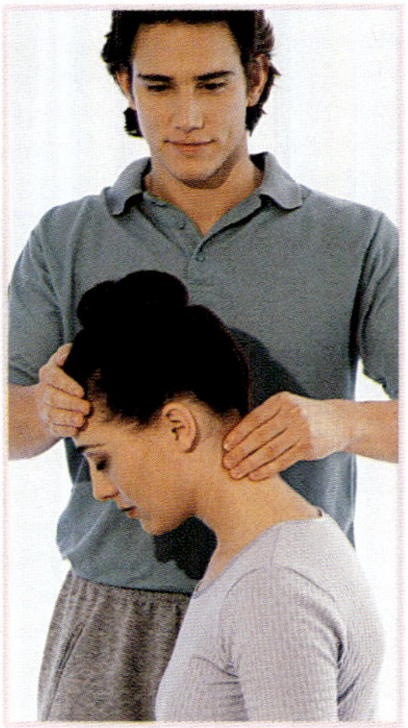

21 Stellen Sie sich rechts neben Ihren Partner und legen Sie Ihre rechte Hand auf seine Stirn. Bitten Sie ihn, seinen Kopf leicht nach vorn in Ihre Hand hineinzuschmiegen und sein Gewicht dort ruhen zu lassen. Legen Sie Ihre linke Hand in seinen Nacken und kneten Sie mit Daumen und Fingern in Kreisbewegungen nach oben und unten. Massieren Sie auf diese Weise den ganzen Nackenbereich.

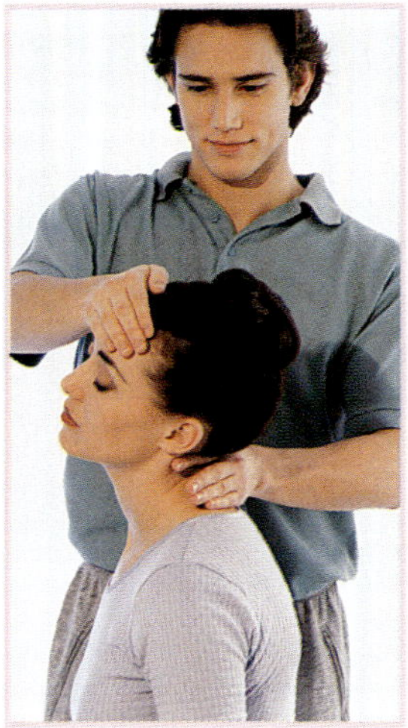

22 Nun spreizen Sie den Daumen Ihrer Linken und legen die Hand unter den Knochenkamm an seiner Schädelbasis. Neigen Sie seinen Kopf leicht nach hinten, aber überdehnen Sie den Nacken nicht. Rollen Sie seinen Kopf nach links bis zur Spitze Ihres Zeigefingers und langsam wieder nach rechts bis zur Spitze Ihres Daumens. Bewegen Sie den Kopf ein paarmal so hin und her und üben Sie dann unter dem Knochenkamm an der Schädelbasis Druck aus.

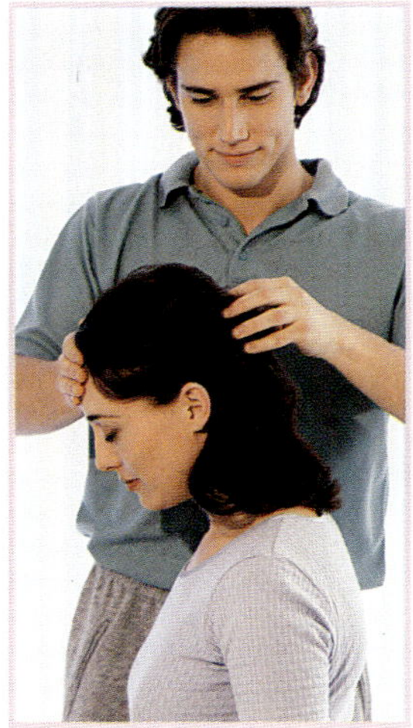

23 Stützen Sie den Kopf weiterhin mit der Rechten. Falls das Haar zusammengebunden ist, lösen Sie es und massieren mit den Fingern nach oben, als wollten Sie es einshampoonieren. Dann wechseln Sie die Hände und stützen den Kopf von unten, während Sie die Oberseite massieren. Zum Schluß streichen Sie mit der stützenden Hand nach oben bis über die Stirn.

◁◁ Wiederholen Sie Schritt 21–23 an der anderen Seite.

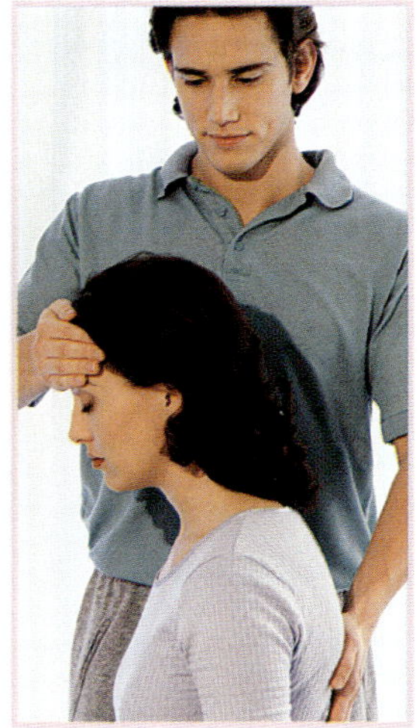

24 Stellen Sie sich wieder rechts neben Ihren Partner und stützen Sie seinen Kopf mit der rechten Hand wie vorher. Legen Sie Ihre linke Hand auf die Mitte seines Rückens unterhalb der Schulterblätter. Bleiben Sie ungefähr 30 Sekunden lang regungslos in dieser Position. Dann lösen Sie die linke Hand langsam von seinem Rücken, bringen seinen Kopf in eine aufrechte Position und nehmen auch Ihre rechte Hand weg.

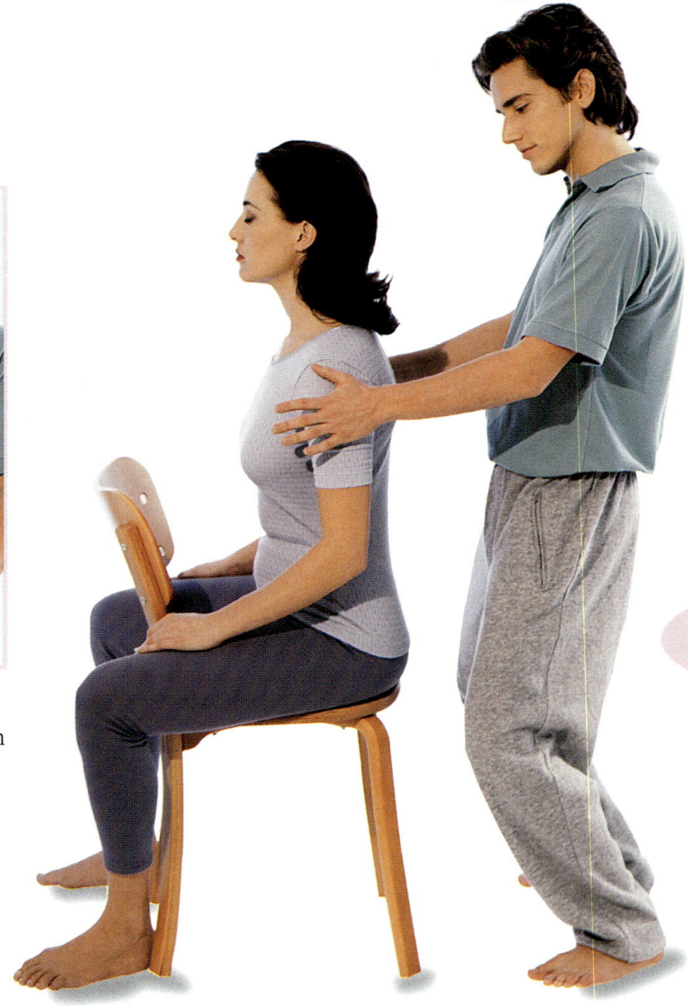

25 Stellen Sie sich hinter Ihren Partner und streichen Sie an seinen Schultern und Armen entlang nach unten. Wiederholen Sie das ein paarmal und streichen Sie dann am Ende der Massage über seinen ganzen Rücken nach unten. Das wird ihm ein erfrischendes, reinigendes Gefühl geben.

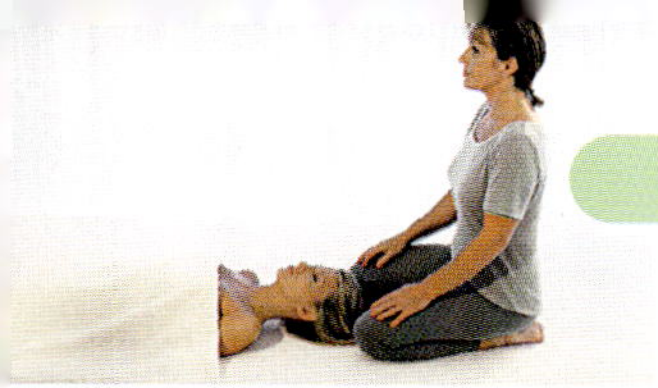

Nacken

Falls Ihr Partner Nackenprobleme hat, lassen Sie diese Massagegriffe weg

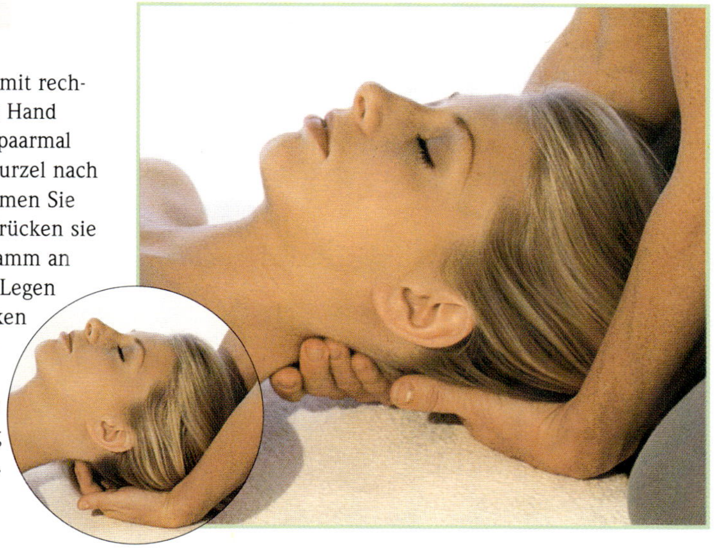

7 Streichen Sie mit rechter und linker Hand abwechselnd ein paarmal von der Nackenwurzel nach oben. Dann krümmen Sie Ihre Finger und drücken sie in den Knochenkamm an der Schädelbasis. Legen Sie Ihre Handrücken ab und halten Sie den Kopf Ihres Partners ungefähr 30 Sekunden lang in dieser Position.

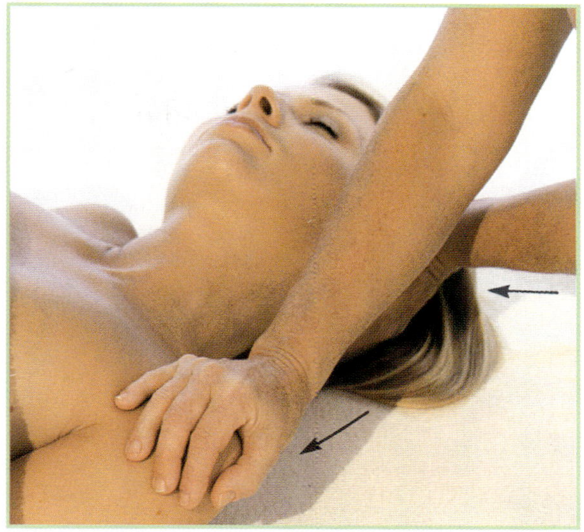

9 Heben Sie den Kopf kurz hoch und schieben Sie das rechte Ohr zur rechten Schulter hin. Legen Sie Ihre linke Hand seitlich an den Kopf; dann greifen Sie mit der rechten Hand darüber hinweg und legen sie auf die linke Schulter Ihres Partners. Nun drücken Sie beide Hände sanft in entgegengesetzte Richtungen.

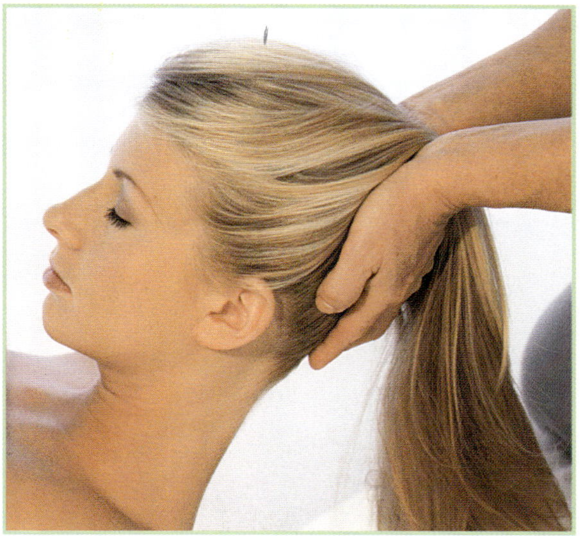

8 Nun legen Sie Ihre Hände unter seinen Kopf, heben ihn leicht an und ziehen ihn sanft nach hinten. Dann heben Sie den Kopf etwas höher und drücken dagegen, so daß das Kinn sich zur Brust hin bewegt. Dadurch wird der Nacken gedehnt. Lassen Sie den Kopf anschließend wieder zu Boden sinken.

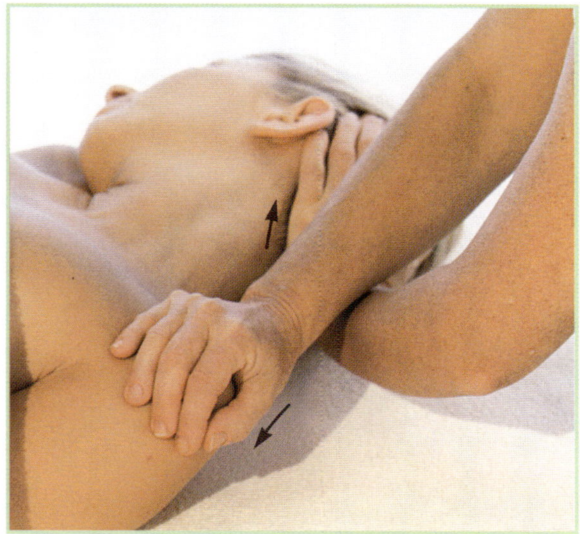

10 Drehen Sie den Kopf Ihres Partners so, daß seine Nase zur rechten Schulter zeigt. Überkreuzen Sie Ihre Hände wieder und legen Sie den linken Handballen unter den Knochenkamm an der Schädelbasis, die rechte Hand auf seine linke Schulter. Drücken Sie sanft in entgegengesetzte Richtungen. Dann legen Sie den Kopf Ihres Partners gerade auf den Boden.

◁◁ Wiederholen Sie Schritt 9 und 10 an der anderen Seite.

Massage im Sitzen

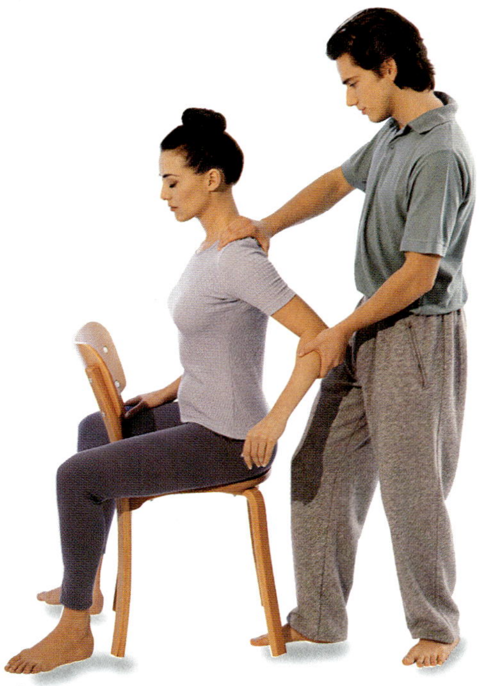

17 Legen Sie Ihre rechte Hand flach auf die Schulter Ihres Partners und fassen Sie seinen linken Arm direkt unterhalb des Ellbogens. Drehen Sie den Arm in einer Kreisbewegung nach vorn und oben, während Sie mit der rechten Hand gleichzeitig sanft nach vorn gegen seine Schulter drücken. Schieben Sie dabei den linken Fuß vor, um Ihr Gewicht gleichmäßig auf beide Beine zu verteilen. Drehen Sie den Arm Ihres Partners ein paarmal, ehe Sie in einer fließenden Bewegung zum nächsten Massageschritt übergehen.

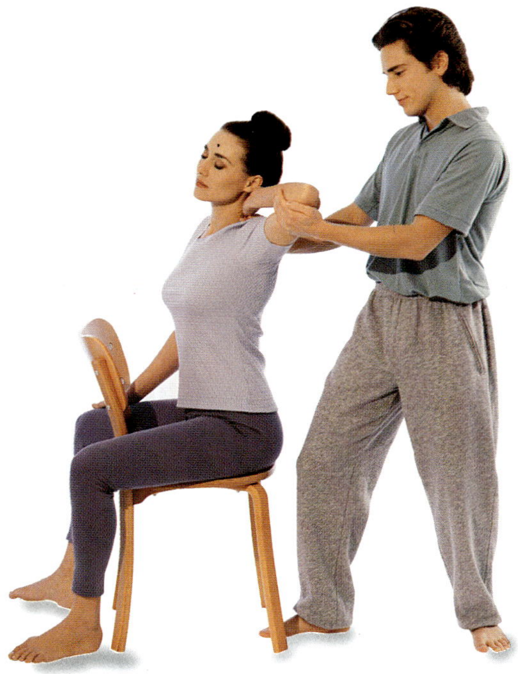

18 Während Sie den Arm Ihres Partners nach oben drehen, beugen Sie seinen Ellbogen so, daß seine Hand hinter seinem Kopf zu liegen kommt. Drücken Sie seine rechte Schulter nach vorn und ziehen Sie gleichzeitig seinen linken Oberarm nach hinten, um den Brustkorb zu dehnen. Aber üben Sie dabei nicht zu viel Kraft aus – fragen Sie Ihren Partner, inwieweit diese Dehnung für ihn angenehm ist. Danach lassen Sie seinen Arm sinken.
◁◁ Wiederholen Sie Schritt 17 und 18 auf der anderen Seite.

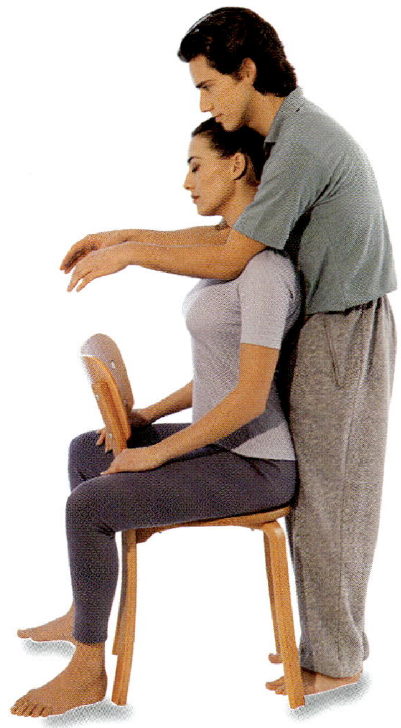

19 Stützen Sie Ihre Unterarme auf den Schultern Ihres Partners ab. Schieben Sie Ihre Ellbogen nach vorne und drücken Sie sie oben in seinen Brustkorb. Üben Sie dabei gleichzeitig mit Ihren Schultern eine Zugbewegung nach hinten aus, um den Brustkorb zu dehnen, und drücken Sie Ihren Körper nach vorn gegen seinen Rücken, um ihn abzustützen.

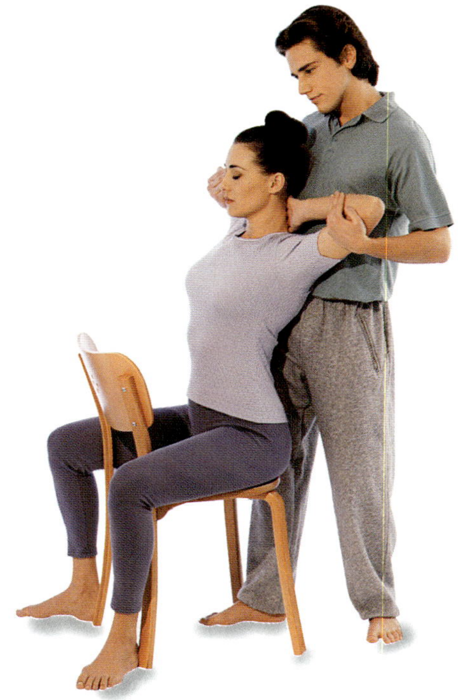

20 Fassen Sie beide Unterarme Ihres Partners direkt unterhalb der Ellbogen und heben Sie sie über seinen Kopf. Lassen Sie ihn die Hände hinter dem Kopf verschränken und einatmen. Schieben Sie Ihre Hände rund um seine Ellbogen und ziehen Sie seine Unterarme nach hinten, während Ihr Partner ausatmet. Drücken Sie Ihr Becken gegen seinen Rücken, um ihn abzustützen, während Sie seine Arme nach hinten ziehen. Wiederholen Sie diese Bewegung und lassen Sie die Arme dann wieder sinken.

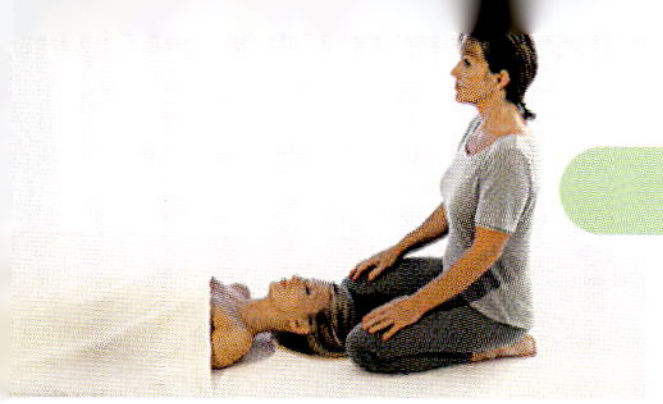

Kopf

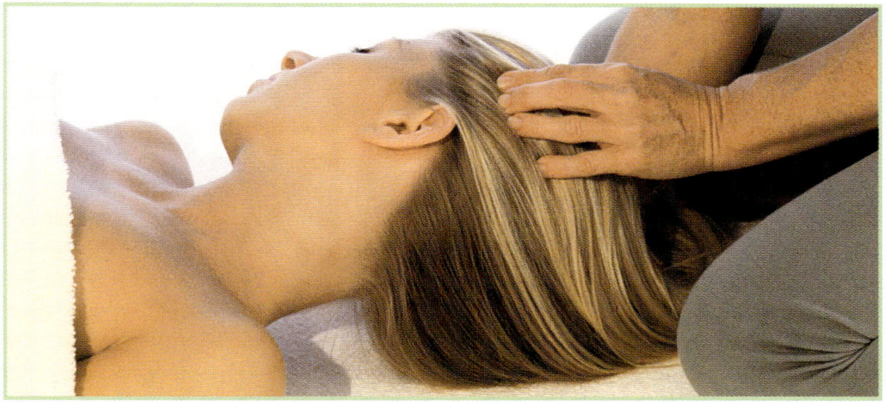

1 Schieben Sie Ihre Hände unter den Nacken und seitlich am Kopf nach oben bis zu den Ohren. Drehen Sie den Kopf sanft nach rechts und massieren Sie mit der Linken in kreisförmigen Bewegungen die Kopfhaut links.

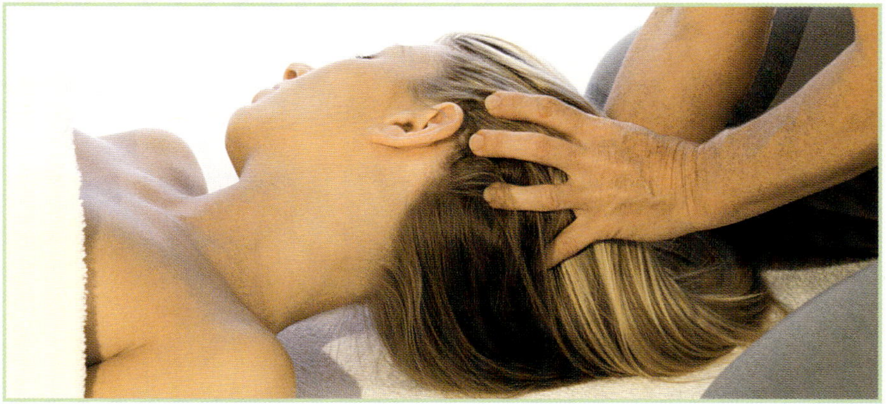

2 Ihre Finger sind leicht gebeugt und gespreizt. Reiben Sie mit den Fingerspitzen die Kopfhaut Ihres Partners, als wollten Sie seine Haare einshampoonieren. Massieren Sie dabei nicht nur die Seite seines Kopfes, sondern auch den Hinterkopf.

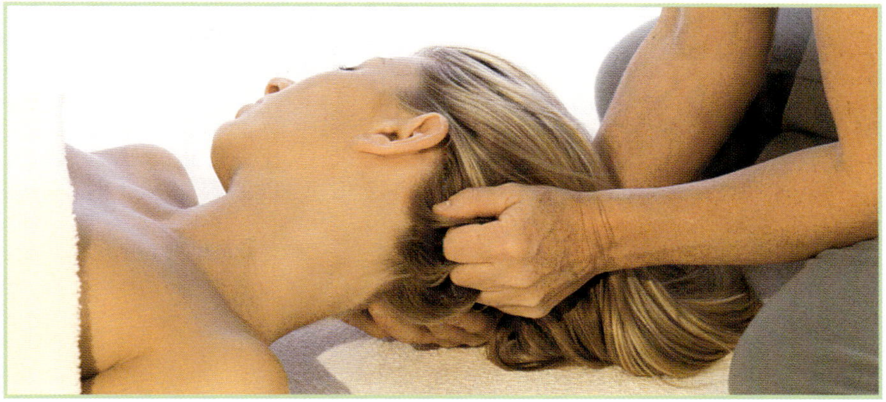

3 Fassen Sie mit der linken Hand jeweils eine Handvoll Haare nahe der Wurzeln und ziehen Sie daran, um die Haarwurzeln zu stimulieren. Dann drehen Sie den Kopf nach links. ◁◁ Wiederholen Sie Schritt 1–3 an der rechten Seite.

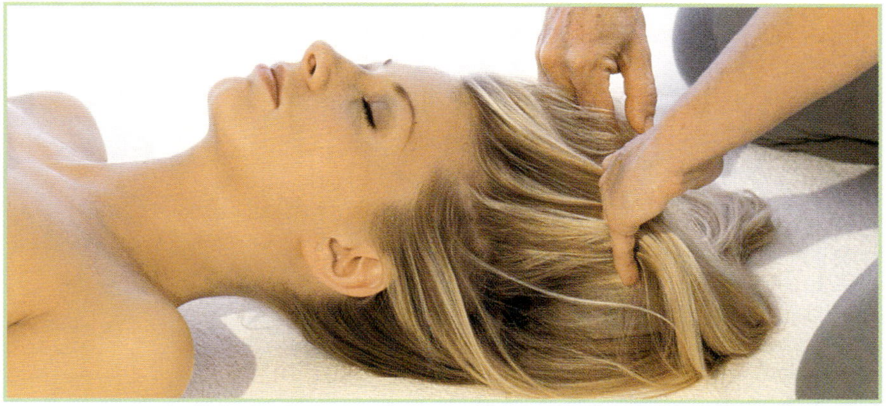

4 Richten Sie den Kopf gerade und streichen Sie mit den Handflächen über Stirn und Kopfoberseite. Dann spreizen Sie Ihre Finger und durchkämmen damit das Haar: zuerst oben, dann zu den Seiten hin und schließlich wieder oben.

Massage im Sitzen

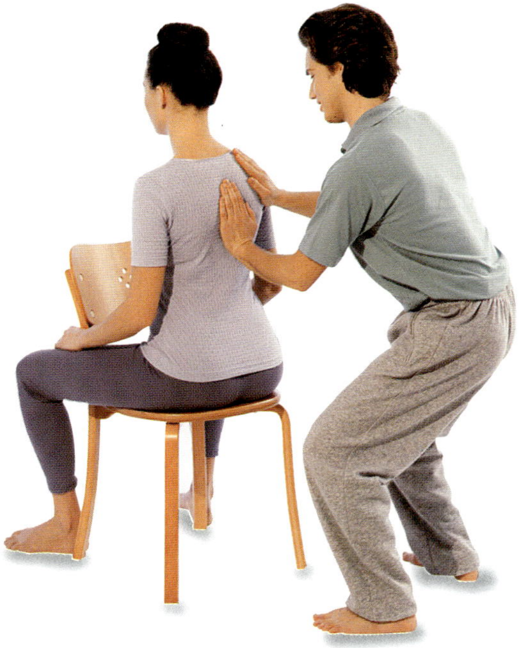

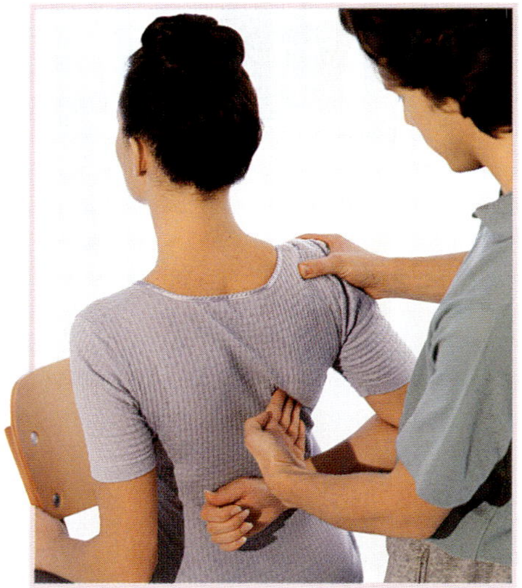

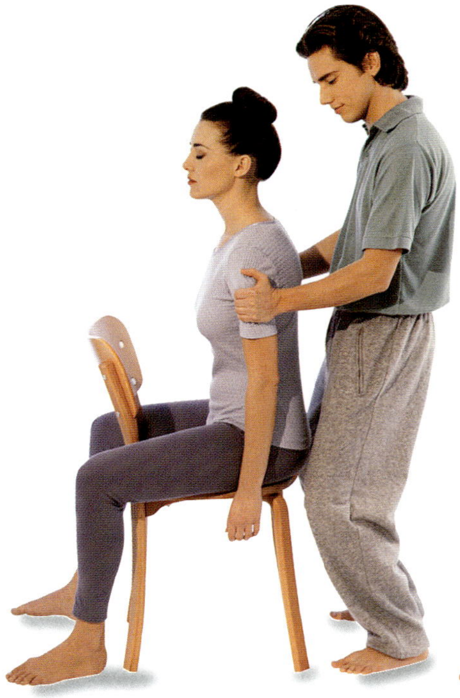

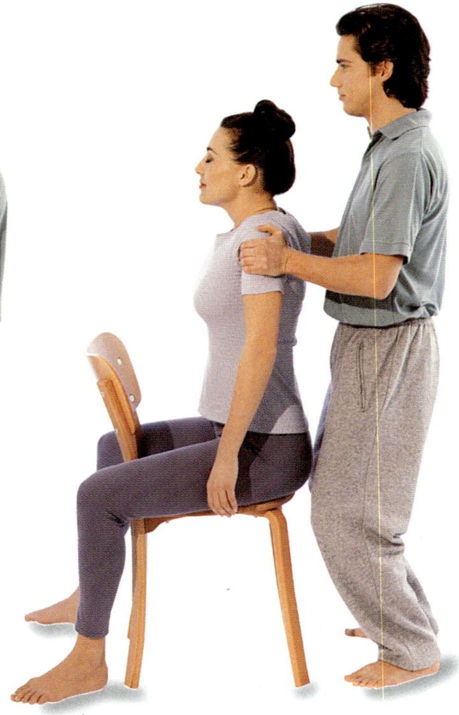

13 Bitten Sie Ihren Partner, sich wieder aufrecht hinzusetzen. Massieren Sie nacheinander beide Schulterblätter, indem Sie mit den Handflächen nach oben und unten sowie nach innen zu den Muskeln bei der Wirbelsäule hin reiben. Dann fassen Sie mit den Fingern die Muskeln über dem Schulterblatt und heben sie ab.

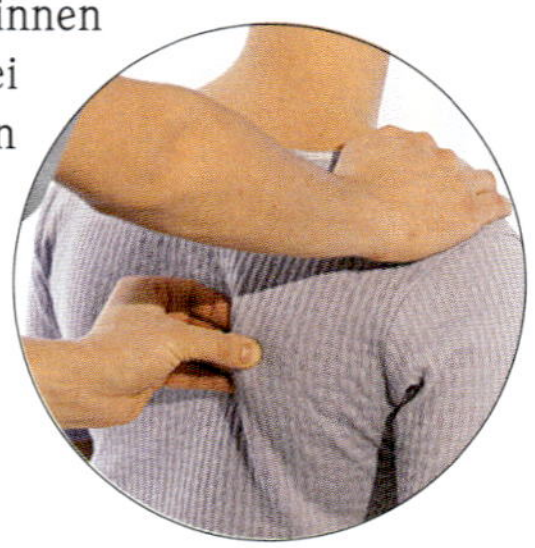

14 Beugen Sie den rechten Ellbogen Ihres Partners und ziehen Sie seinen Unterarm hinter seinen Rücken. Legen Sie Ihre rechte Hand über dem Schultergelenk um seine rechte Schulter. Dann strecken Sie die Finger Ihrer linken Hand und drücken sie schräg unter das Schulterblatt, während Sie die Schulter gleichzeitig zu sich hinziehen. Massieren Sie so um die Innenseite des Schulterblatts herum. Dann lassen Sie den Arm Ihres Partners wieder herabsinken. ◁◁ Wiederholen Sie Schritt 13 und 14 auf der anderen Seite.

15 Lassen Sie die Arme Ihres Partners seitlich herabhängen. Dann drücken Sie mit beiden Händen an den Armen entlang nach unten, und zwar von den Schultern bis zu den Handgelenken. Wiederholen Sie das ein paarmal und massieren Sie dabei alle Seiten der Arme.

16 Nun umfassen Sie mit den Händen beide Oberarme Ihres Partners. Bitten Sie ihn, einzuatmen, während Sie seine Schultern bis auf die Höhe seiner Ohren anheben. Halten Sie die Schultern ein paar Sekunden lang in dieser Position und lassen Sie sie dann wieder sinken. Fordern Sie Ihren Partner auf, dabei auszuatmen. Wiederholen Sie das ein paarmal.

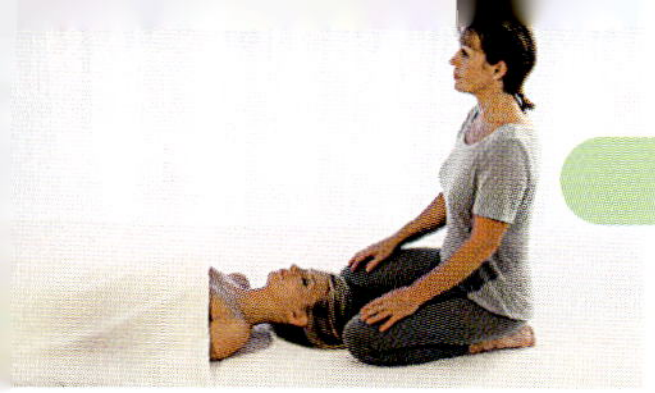

Gesicht

Falls nötig, verwenden Sie etwas Öl

Achten Sie darauf, daß Ihr Partner keine Kontaktlinsen trägt

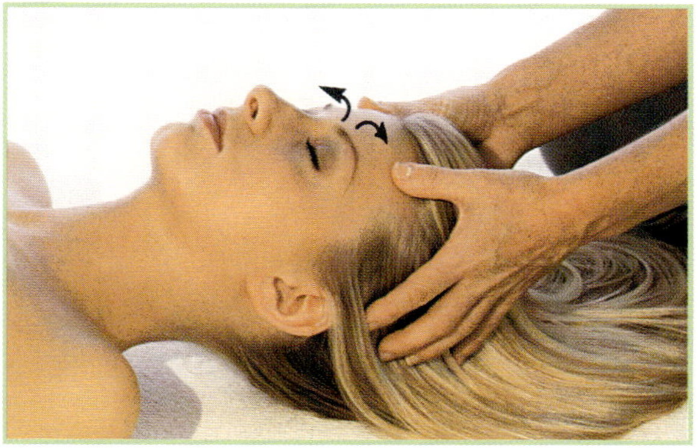

1 Legen Sie Ihre Daumen über die Augenbrauenmitte und machen Sie eine Druckmassage zu den Schläfen hin. Wiederholen Sie dies in parallelen Linien über die ganze Stirn.

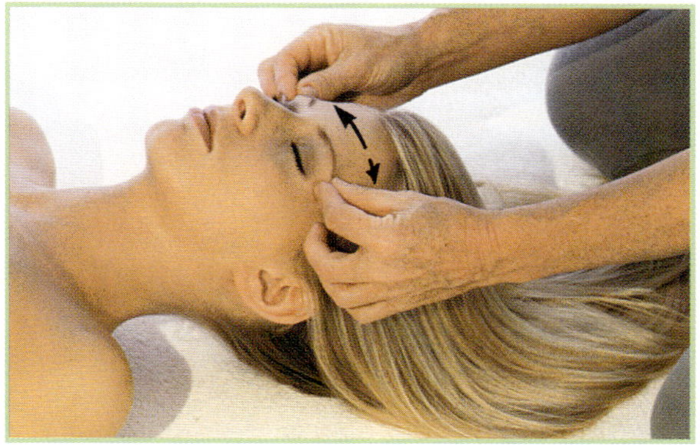

2 Kneifen Sie mit Daumen und Zeigefingern leicht die Haut unter und unterhalb der Brauen, und zwar von der Mitte nach außen. Wiederholen Sie diese Kneifmassage mehrere Male.

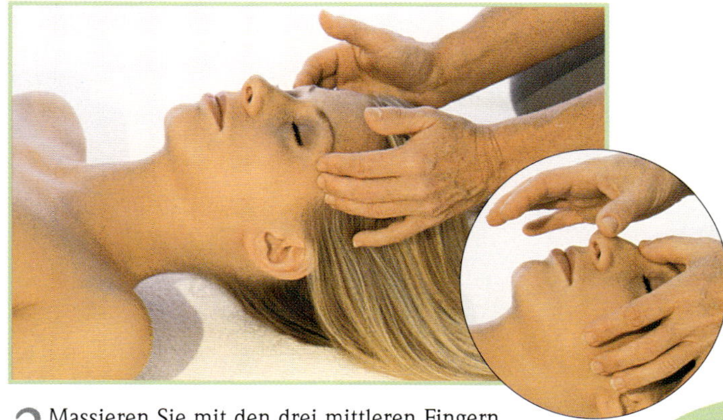

3 Massieren Sie mit den drei mittleren Fingern in kleinen Kreisen rund um die Schläfen. Üben Sie dabei keinen zu festen Druck aus. Dann streichen Sie abwechselnd mit den Daumen nach unten über die Nase.

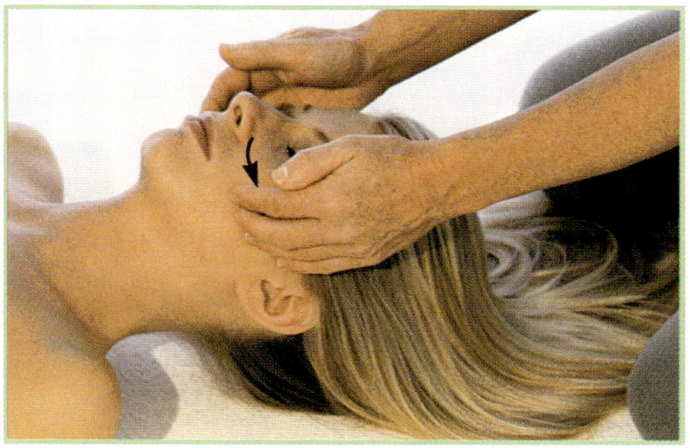

4 Massieren Sie mit geschlossenen Fingern von der Nase zum Ohr hin. Dann wiederholen Sie diese Bewegung etwas weiter unten. Massieren Sie so den ganzen Wangenbereich.

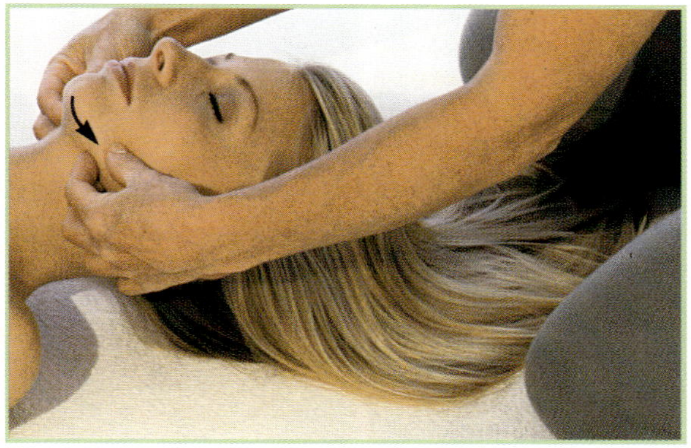

5 Kneifen Sie mit Daumen und Zeigefingern an Kinn und Kieferknochen entlang. Schließlich massieren Sie mit ausgestreckten Fingern in kreisförmigen Bewegungen in die Kiefermuskeln hinein.

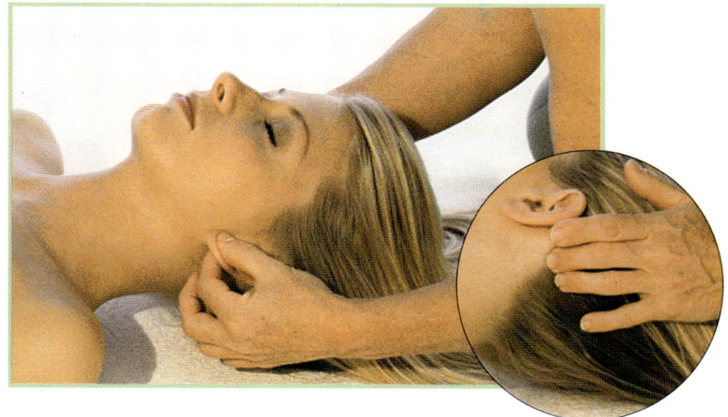

6 Drücken Sie die Ohrläppchen. Dann ziehen und drücken Sie die ganze Ohrmuschel von unten nach oben und zurück. Massieren Sie mit den Mittelfingern den Knochenkamm hinter den Ohren.

Massage im Sitzen

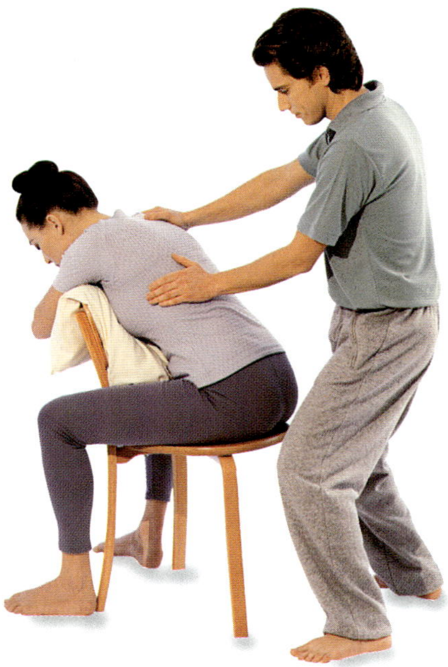

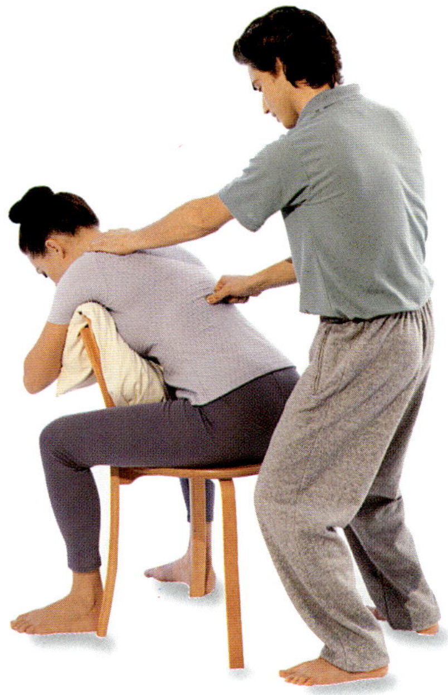

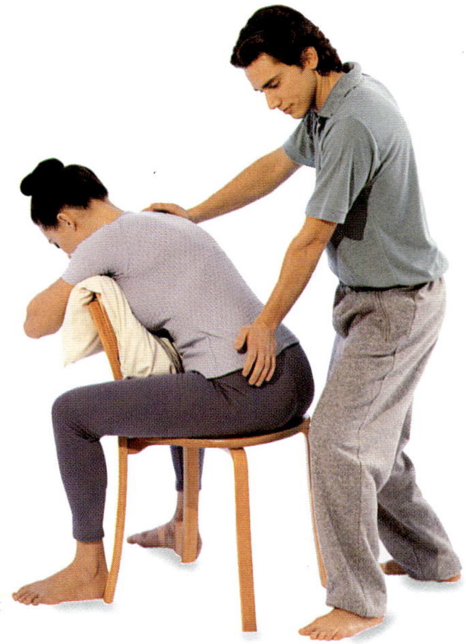

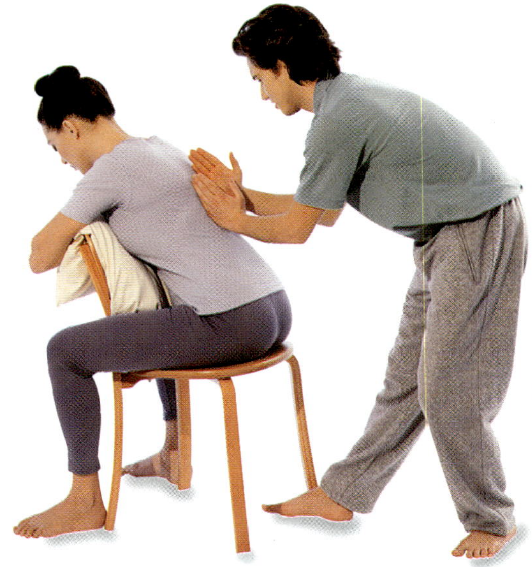

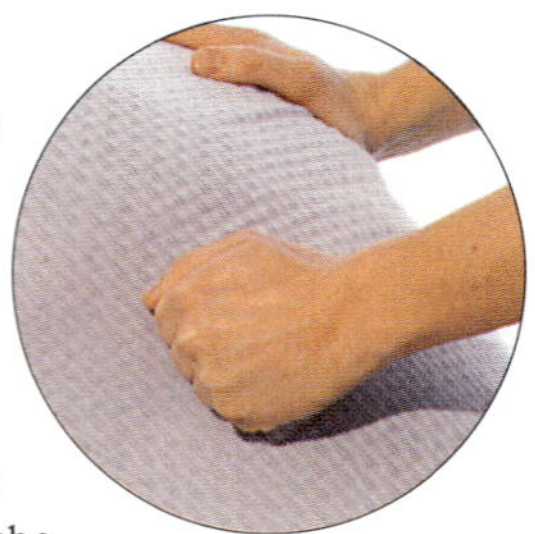

9 Legen Sie ein Kissen über die Stuhllehne und bitten Sie Ihren Partner, sich vorzulehnen. Reiben Sie die linke Seite seines Rückens mit der linken Handfläche. Dann reiben Sie sie mit geballter Faust. Massieren Sie bis zum Kreuz und drücken Sie Ihre Faust in die Gesäßbacken. Wechseln Sie die Hände und wiederholen Sie das gleiche auf der anderen Seite.

10 Legen Sie Ihre linke Hand auf die linke Schulter Ihres Partners. Winkeln Sie den Zeigefinger Ihrer Rechten an und üben Sie mit dem Daumen und dem gekrümmten Finger rechts und links der Wirbelsäule etwa 7 Sekunden lang konstanten Druck aus. Beginnen Sie damit auf der Höhe der Schulterblätter und arbeiten Sie sich bis zum unteren Ende der Wirbelsäule vor. Dann wechseln Sie die Hände und wiederholen diese Massagesequenz.

11 Legen Sie Ihre rechte Hand auf die rechte Schulter Ihres Partners und drücken Sie mit dem linken Handballen nach unten in sein Kreuz hinein. Dann drücken Sie mit dem Daumen an der Oberseite seines Gesäßes entlang. Wechseln Sie die Hände und wiederholen Sie die Bewegung.

12 Nun legen Sie Ihre Handkanten im oberen Rückenbereich links und rechts der Wirbelsäule an und reiben sie ungefähr 5 cm weit in entgegengesetzte Richtungen vor und zurück. Massieren Sie mit dieser Technik die ganze Wirbelsäule hinauf und hinunter.

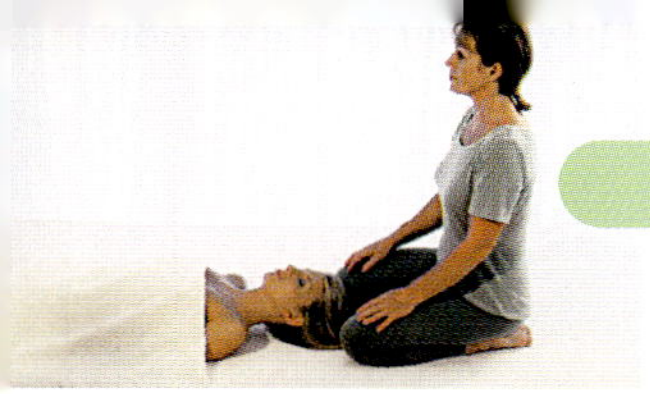

Gesicht und Kopf miteinander verbinden

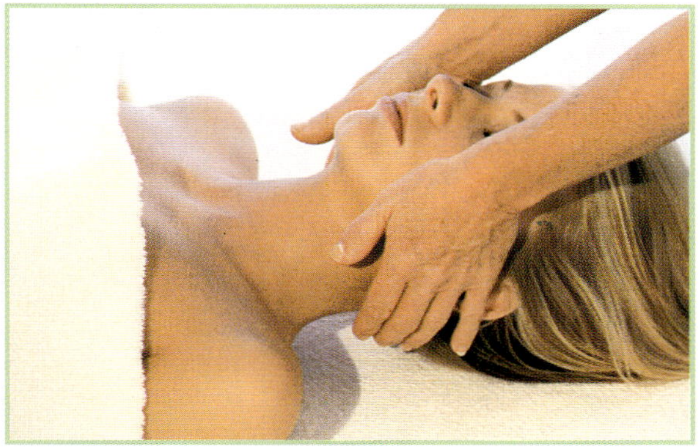

1 Schieben Sie Ihre Finger unter den Nacken des Partners und legen Sie Ihre Handballen an seine Wangen. Dann drücken Sie sie nach unten und zu den Ohren hin.

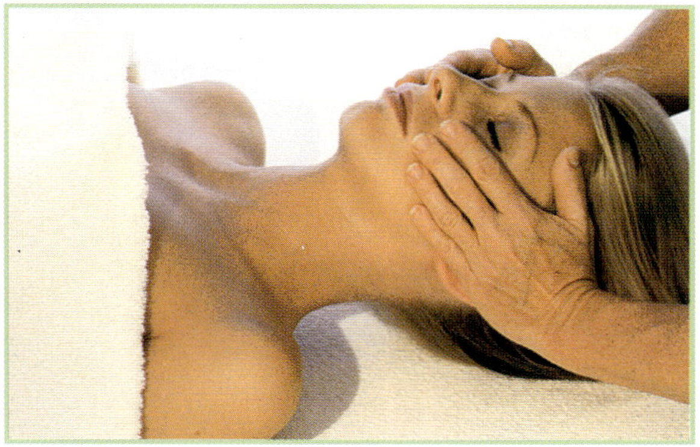

2 Drehen Sie Ihre Finger nach oben und legen Sie sie rechts und links neben seine Nase. Dann lassen Sie sie zu den Ohren hinabgleiten.

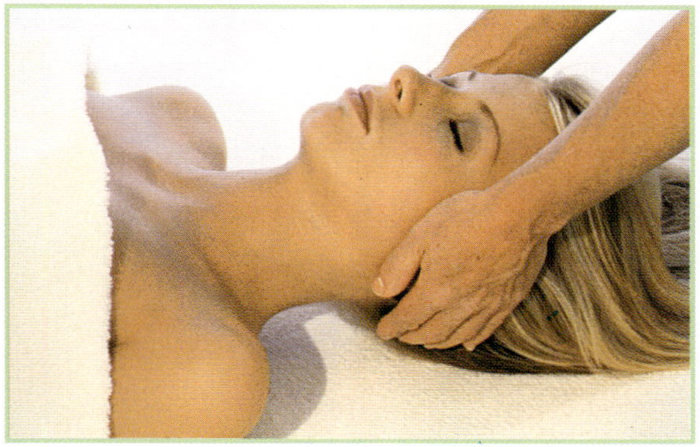

3 Nun drehen Sie Ihre Finger nach unten und wölben Ihre Hände über seine Ohren. Schirmen Sie Ihren Partner ein paar Sekunden lang so von allen Geräuschen ab.

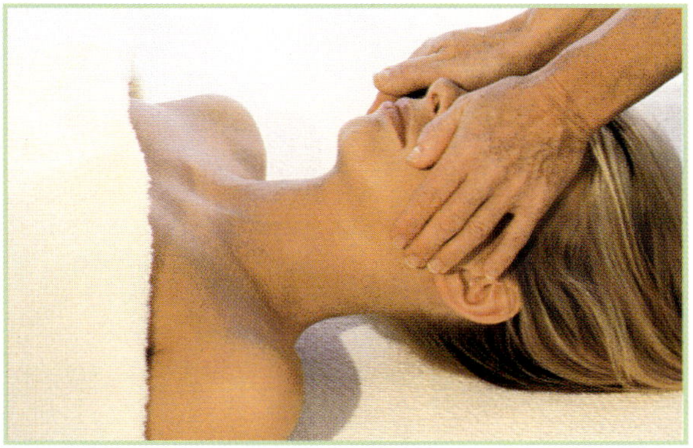

4 Ziehen Sie Ihre Handflächen nach oben und bedecken Sie seine Augen. Bleiben Sie wieder ein paar Sekunden lang so und schirmen Sie seine Augen vor dem Licht ab.

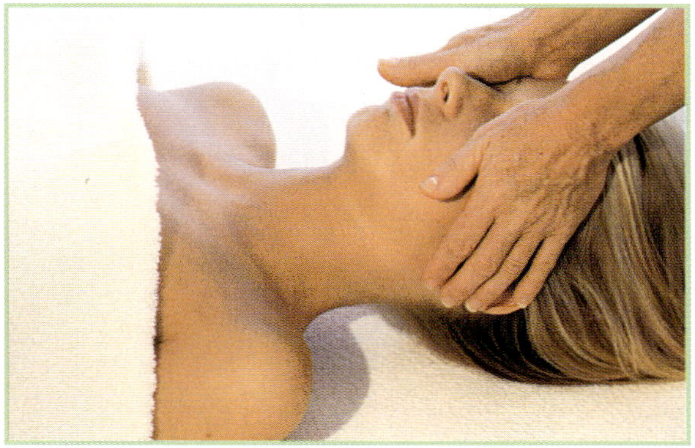

5 Lassen Sie Ihre Hände langsam auseinandergleiten. Dann streichen Sie mit den Muskeln Ihrer Daumenwurzeln leicht über seine Augenlider und nach außen zu den Schläfen hin.

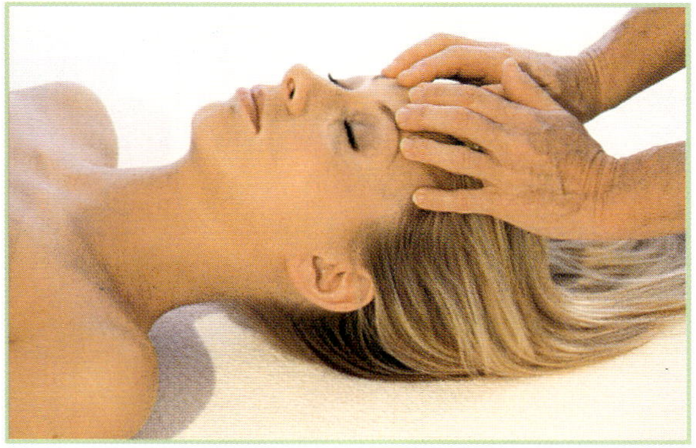

6 Legen Sie Ihre Finger auf seine Augenbrauen. Dann ziehen Sie die Finger über die Stirn und durchkämmen damit sein Haar.

Massage im Sitzen

Bei schwangeren Frauen lassen Sie Schritt 7 weg

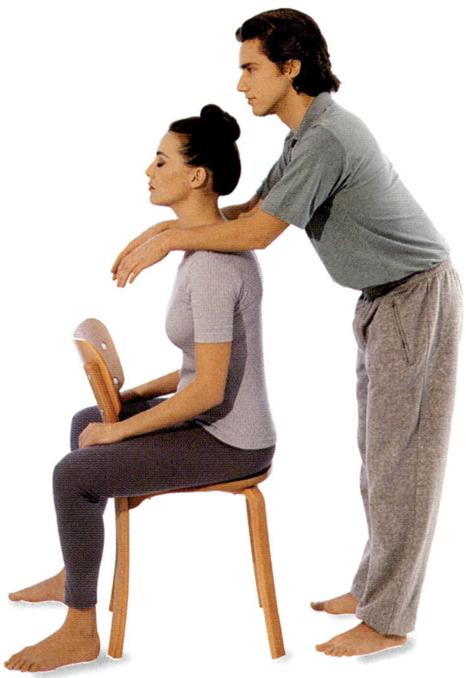

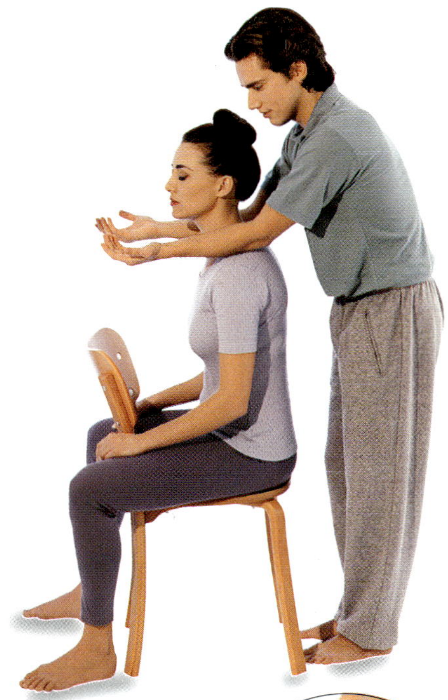

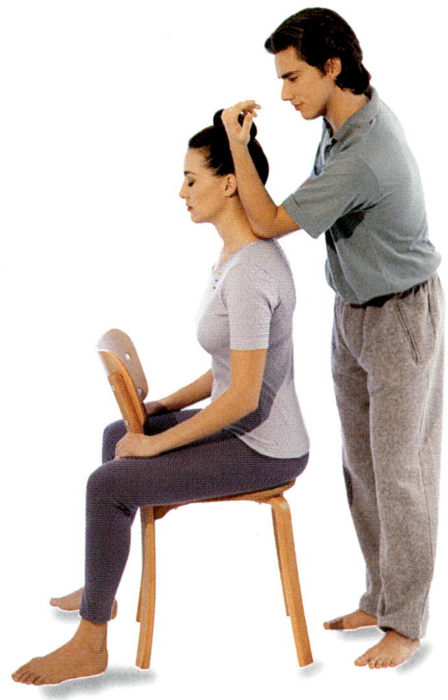

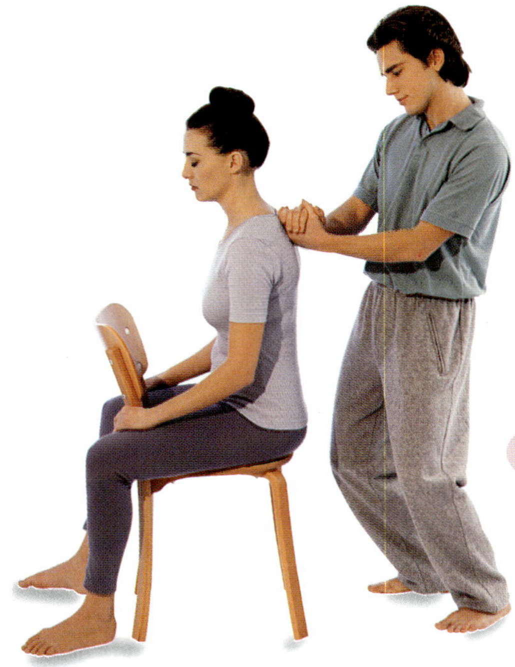

5 Legen Sie Ihrem Partner die Unterarme auf die Schultern. Ihre Handflächen zeigen dabei nach unten. Drücken Sie mit Ihrem Körpergewicht abwechselnd beide Schultern nach unten – zuerst ganz sanft, dann allmählich mit immer stärkerem Druck. Fragen Sie Ihren Partner, wieviel Druck er verträgt.

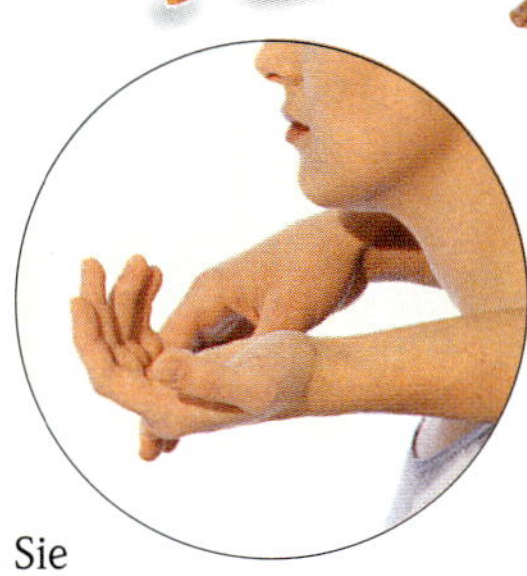

6 Nun drücken Sie Ihre Unterarme nach unten, rollen sie dabei auseinander und drehen die Handflächen nach oben. Wiederholen Sie dies und rollen Sie Ihre Arme danach so, daß abwechselnd eine Handfläche nach oben und die andere nach unten zeigt und mal auf die rechte, mal auf die linke Schulter Druck ausgeübt wird.

7 Legen Sie Ihre rechte Hand auf die rechte Schulter Ihres Partners und Ihren linken Ellbogen auf den höchsten Punkt seiner linken Schulter, in der Nähe des Nackens. Entspannen Sie Hand und Handgelenk, während Sie mit dem Ellbogen nach unten Druck ausüben und ihn zur Mitte der Schulter verschieben. Wiederholen Sie diese Bewegung auf der anderen Seite.

8 Verschränken Sie Ihre Hände ineinander und schlagen Sie mit einem der Handrücken quer über die Hinterseite der Schultern und die obere Rückenpartie. Sie sollten dabei hören, wie die Luft zwischen Ihren Handflächen entweicht.

Die Körperteile von Kopf bis Fuß miteinander verbinden

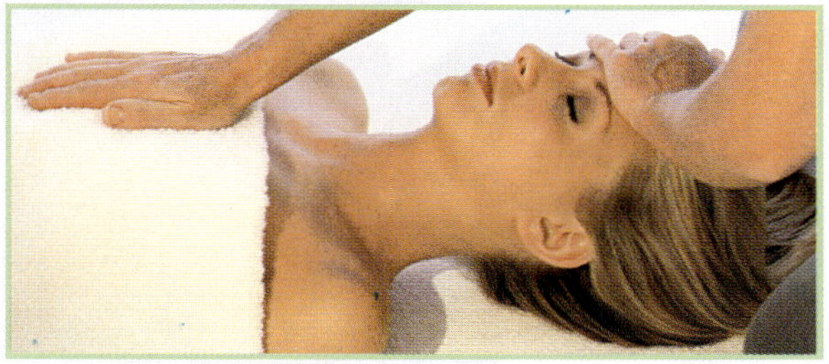

1 Legen Sie Ihre linke Hand sanft quer über die Stirn Ihres Partners und die rechte auf seine Brust; Ihre Finger zeigen zu seinen Füßen. Bleiben Sie ein paar Sekunden lang so und beobachten Sie seine Atmung. Sobald er einatmet, nehmen Sie vorsichtig Ihre Hände weg.

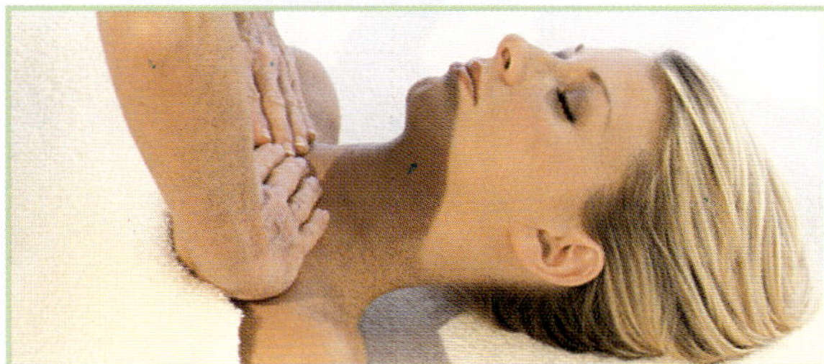

2 Nun gehen Sie rechts neben Ihren Partner und legen Ihre Hände oben auf seinen Brustkorb. Ihre Finger zeigen dabei zueinander. Ziehen Sie ihre Hände nach außen zu den Schultern, an den Armen entlang nach unten und über die Hände weg von seinem Körper.

3 Legen Sie Ihre Hände wieder auf seine Brust, die Finger zeigen nach oben. Ziehen Sie sie erst übers Brustbein nach unten, dann nach rechts und links außen über die Hüften. Streichen Sie über die Oberseiten seiner Beine und zum Schluß über die Zehen hinweg.

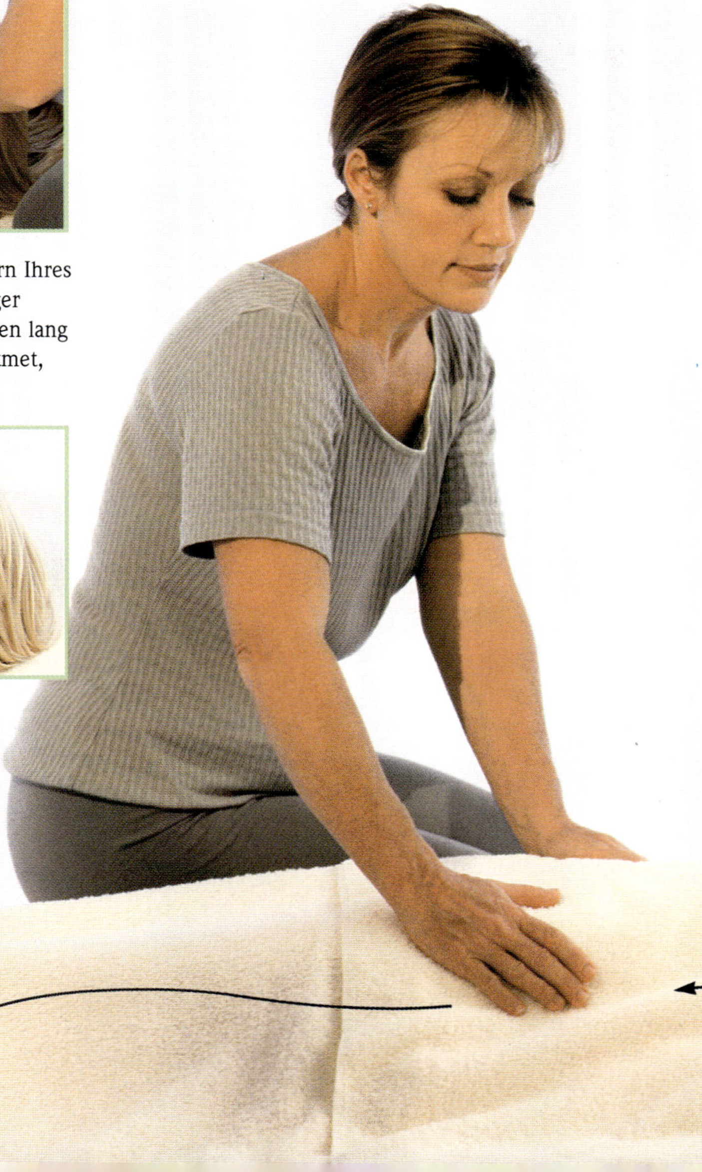

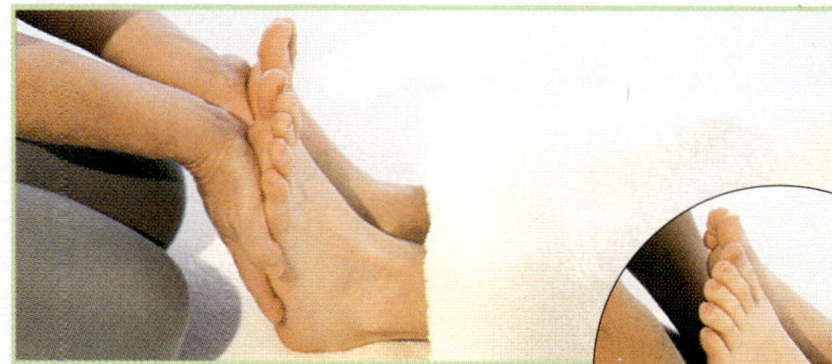

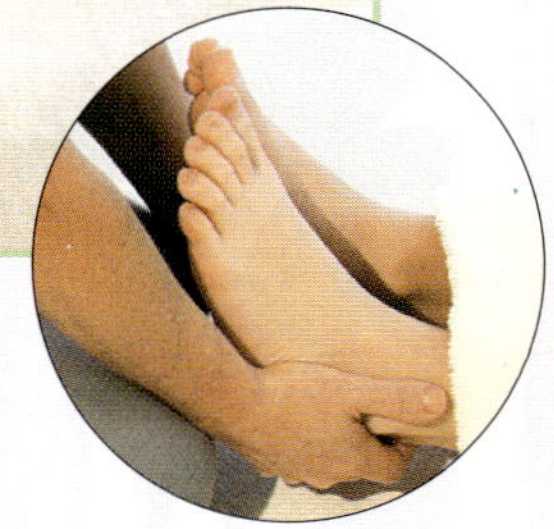

4 Setzen Sie sich ans Fußende Ihres Partners und legen Sie Ihre Handflächen an seine Sohlen. Dann schieben Sie Ihre Hände unter seine Fersen und ziehen sie sanft zu sich hin.

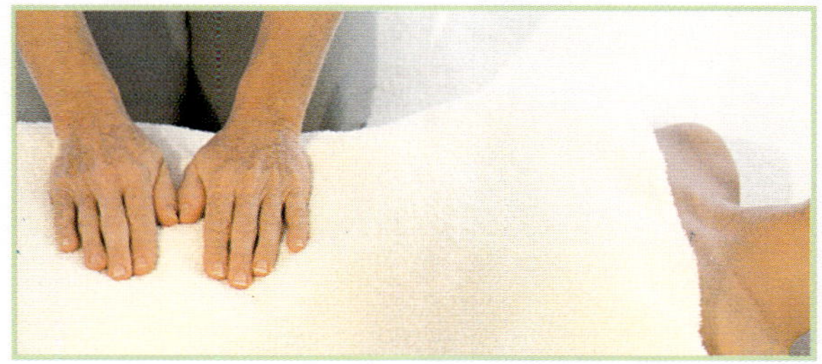

5 Nun setzen Sie sich rechts neben Ihren Partner. Legen Sie beide Hände auf seinen Bauch und bleiben Sie ungefähr eine Minute lang so. Dann nehmen Sie sie sanft weg. Lassen Sie Ihren Partner ausruhen und ein Gefühl inneren Friedens genießen.

Massage im Sitzen

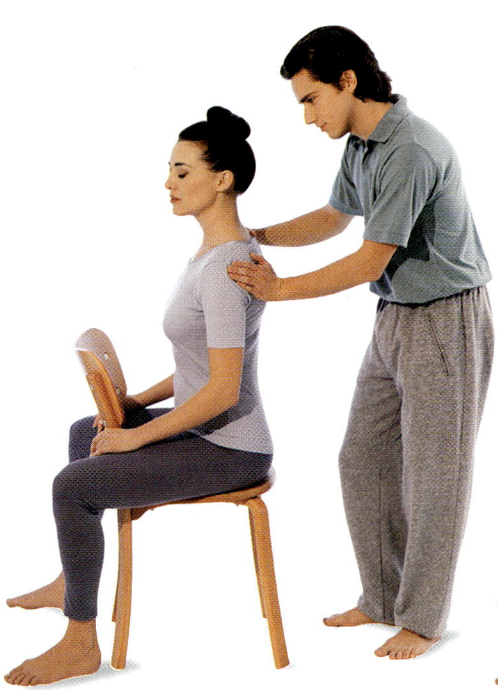

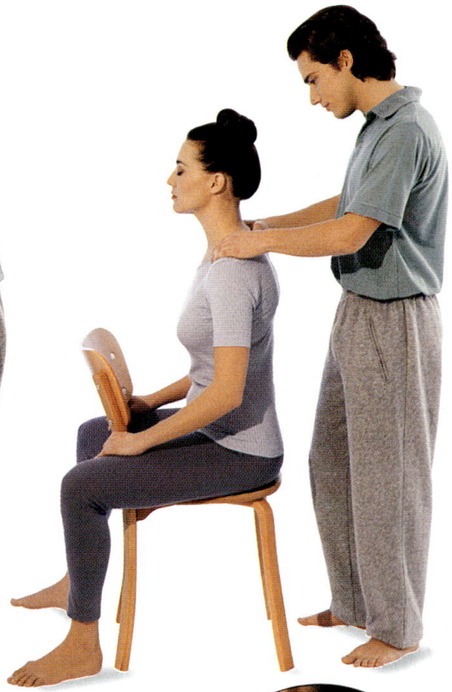

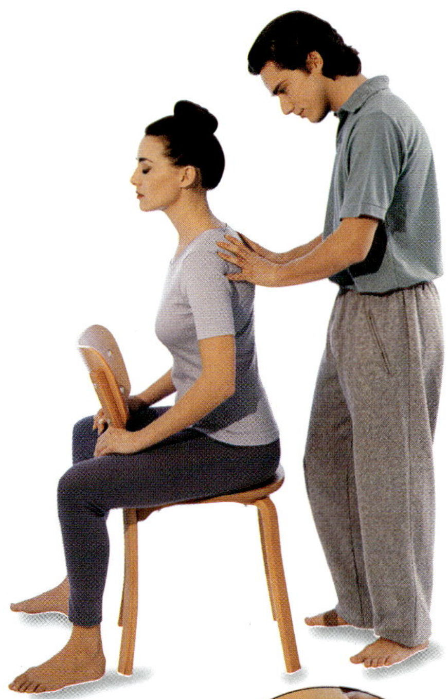

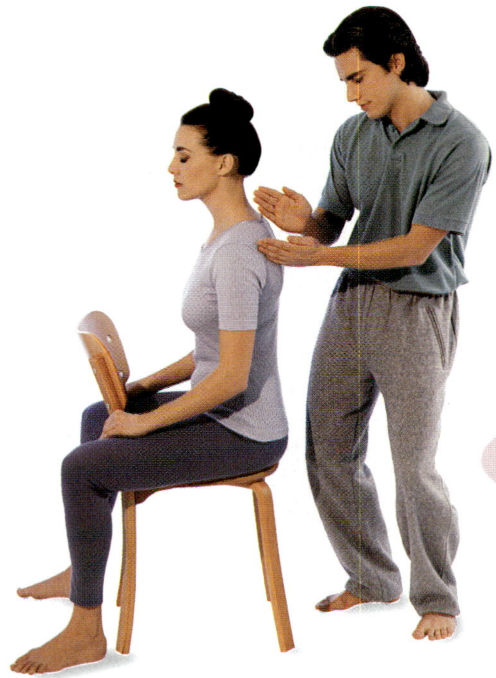

1 Bitten Sie Ihren Partner, sich »verkehrtherum« aufrecht auf einen Stuhl zu setzen. Stellen Sie sich hinter ihn und reiben Sie Ihre Hände etwa eine Minute lang über Ihrem Kopf. Dann legen Sie sie Ihrem Partner auf die Schultern, entspannen sich und atmen tief ein und aus. Lassen Sie die Wärme Ihrer Handflächen in seinen Körper strömen und bleiben Sie 30 Sekunden lang regungslos so stehen. Dann reiben Sie mit den Handflächen über die Oberseite seiner Schultern, rund um und auf den Schulterblättern.

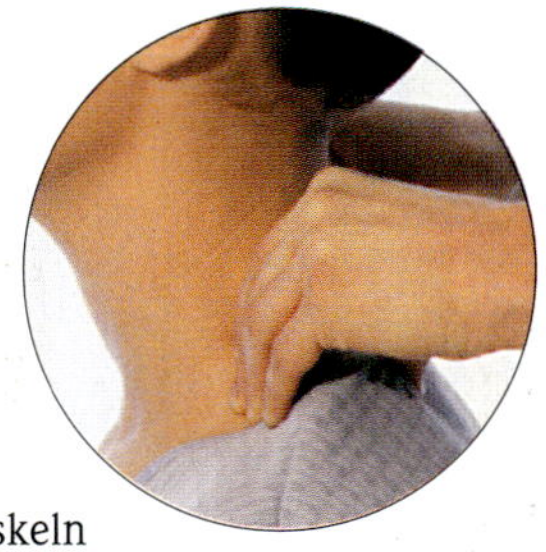

2 Kneten und drücken Sie mit beiden Händen die Muskeln an der Oberseite der Schultern. Dann fassen Sie die Muskeln und heben sie ab, als wollten Sie sie von den Knochen wegziehen.

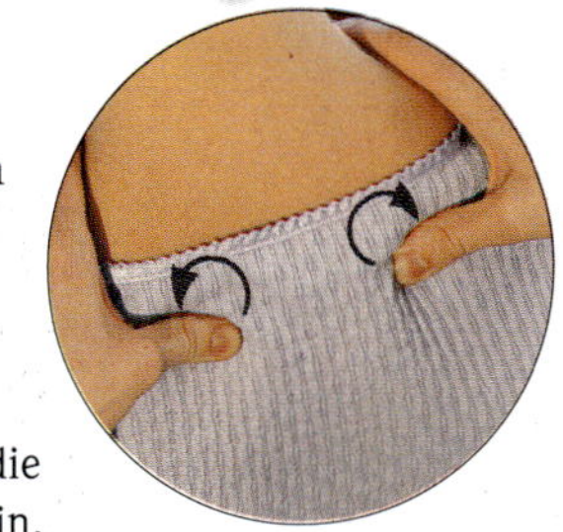

3 Legen Sie Ihre Daumen rechts und links der Wirbelsäule an und kneten Sie mit Kreisbewegungen in die Muskulatur hinein. Massieren Sie die Wirbelsäule so bis zum unteren Ende hinab.

4 Nun legen Sie Ihrem Partner wieder die Hände auf die Schultern, umfassen die Muskeln und »schütteln« sie. Dann lockern Sie Ihre Handgelenke und Finger und schlagen mit den Handkanten in Karate-Manier quer über die Ober- und Hinterseiten der Schultern.

GLOSSAR

ÄTHERISCHE ÖLE Öle, die aus Teilen aromatischer Pflanzen extrahiert werden. Sie haben verschiedene Eigenschaften, die bei physischen oder emotionalen Problemen helfen können.

DRACHENMAUL-POSITION Eine Massagetechnik, die an den Beinen eingesetzt wird. Dabei hält man die Finger geschlossen, spreizt den Daumen ab und drückt die Hand an Knie und Unterschenkel entlang.

DRUCKPUNKTE Ein Punkt auf einem Meridian, an dem man die hindurchströmende Energie erreichen und beeinflussen kann, was spezifische heilende Wirkungen auf Körper und Geist hat.

EFFLEURAGE Französisches Wort für »streichen«. Diese Technik setzt man zu Beginn einer Massage am ganzen Körper ein, um die Muskeln aufzuwärmen und auf einen tieferen Druck vorzubereiten. Am Ende der Massage entspannt man damit die Muskulatur.

HACKEN Eine Klopfmassagetechnik, bei der man mit den Handkanten in Karate-Manier rasch auf das Fleisch einschlägt.

KLATSCHEN MIT DEM HANDRÜCKEN Eine Klopfmassagetechnik, bei der man mit den Handrücken auf das Fleisch schlägt.

KLOPFMASSAGE Rasche, federnde Massagegriffe, die man an fleischigen und muskulösen Körperpartien einsetzt. In knochigen Bereichen, auf blauen Flecken und Krampfadern sollte man sie nicht anwenden.

KNETEN Eine Massagetechnik, die an sehr fleischigen Körperteilen wie Gesäß und Schultern eingesetzt wird. Dabei drückt und schiebt man mit den Händen abwechselnd das Fleisch, als wolle man Teig kneten oder ein nasses Tuch auswringen.

LYMPHDRAINAGE Eine Massagetechnik zur Verbesserung der Ableitung von Abfallstoffen und überschüssiger Flüssigkeit aus dem Organismus.

LYMPHE Eine Flüssigkeit, die weiße Blutkörperchen, Fette und Eiweiße enthält. Die Lymphe wird aus dem Blutstrom herausgefiltert, sammelt sich in den Körpergeweben und fließt dann in die Lymphgefäße hinein.

LYMPHSYSTEM Gefäße, Knoten (»Lymphdrüsen«) und Organe, die dazu beitragen, das richtige Flüssigkeitsgleichgewicht in Blut und Geweben aufrechtzuerhalten, und gleichzeitig an der Immunabwehr beteiligt sind.

MERIDIANE Ein Netz von Energiebahnen, die bestimmten Organen zugeordnet sind und sich durch den ganzen Körper hindurchziehen.

OBERFLÄCHLICHE MUSKULATUR Die Muskeln, die direkt unter der Haut und der Fettschicht darunter liegen.

PETRISSAGE Eine Massagetechnik mit mittelstarkem Druck, bei der das Fleisch gegen den darunterliegenden Knochen gedrückt wird. Dazu gehören Daumenkreisen und Daumenrollen.

RAUPENGANG Eine Technik, bei der man den Daumen abwechselnd beugt und streckt und wie eine Raupe vorwärtsbewegt. Sehr wirkungsvoll am Fußgewölbe.

REFLEXZONEN In der Fußreflexzonentherapie Bereiche innerhalb von zehn Längszonen der Füße, die bestimmten Körperregionen entsprechen.

SCHLAGEN MIT HOHLER HAND Eine Klopfmassagetechnik, bei der man die Hände wölbt, als wolle man Wasser schöpfen, und damit auf das Fleisch trommelt.

TIEFE MUSKULATUR Die Muskeln, die unterhalb der oberflächlichen Muskulatur liegen.

TROMMELN Eine Klopfmassagetechnik, bei der man die Hände locker zu Fäusten ballt und damit in raschen Schlägen gegen das Fleisch trommelt.

VENÖSER BLUTKREISLAUF Der Strom des Blutes durch die Venen zurück zum Herzen.

VERBINDEN Die Energien verschiedener Körperteile zusammenfließen lassen.

ZUPFMASSAGE Eine Massagetechnik, bei der man mit den Fingern ins Fleisch kneift und daran zupft.

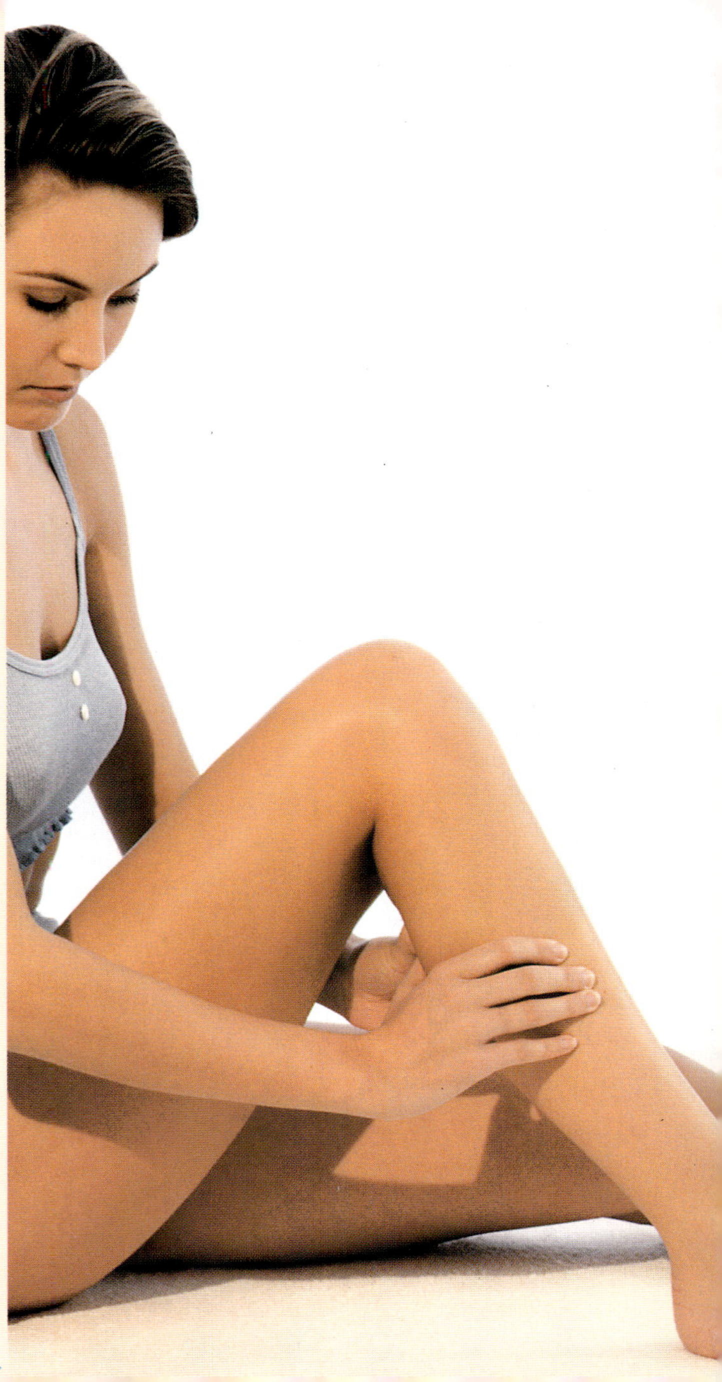

INDEX

A
Arme 24, 27
  Massage im Sitzen 43
  Selbstmassage 53
Aromatherapie VIII
Asthma 71
Ätherische Öle IX
Atmung 30

B
Bauch 30–31
  Selbstmassage 55
Beine
  Hinterseite 11
  Knie 11
  Selbstmassage 56
  Vorderseite 16
Brust 30, 32
  Massage im Sitzen 44
  Selbstmassage 52

D
Daumen
  Kreisen XI
  Rollen XI
Dehnübungen 73
Druck XI
  Brust 30
  Füße 20
  Gesäß 2
  Hände 25
  Hinterseite
    der Beine 11
  Kreuz- und Steißbein 2
  Nacken 33
  Nieren 2
  Schulterblätter 2
  vierköpfiger
    Schenkelstrecker 16
  Wirbelsäule 2
Drücken XI
  Arme 27, 28
  Füße 21
  Hände 26
  Ohrläppchen 37
  Rücken 7
  Vorderseite
    der Beine 17
Durchblutung, Anregung
  Füße 20
  Hinterseite
    der Beine 11
  Vorderseite
    der Beine 16

E
Effleurage X
Energie
  -ausgleich 64
    Füße 23
    heilsame
      Dehnungen 73
  Schneller
    Energiespender 60
Erkältungen 67

F
Füße 20
  Selbstmassage 59

H
Hacken XIII
  Hinterseite
    der Beine 15
  Schultern 40
  Vorderseite
    der Beine 19
Halsschmerzen 67
Hände 24
  Selbstmassage 54
Husten 71

I
Ischiasnerv 11

K
Klatschen mit dem
  Handrücken XIII
Klopfmassage XII
Knetmassage XI
  Brust 32
  Oberschenkel 13
  Schultern 40
  Waden 13
Kopf 10, 33, 36
  Massage im Sitzen 45
  Selbstmassage 49
Kopfhaut 33, 36
Kopfschmerzen 33, 66
Krampfadern 11

L
Lymphdrainage XII
  Füße 20
  Hinterseite
    der Beine 11
  Oberarm XII
  Unterarm XII
  Unterschenkel XII
  Vorderseite
    der Beine 16

M
Massagetechniken
  Effleurage
    (Streichung) X
  Hacken XIII
  Klatschen mit dem
    Handrücken XIII
  Klopfmassage XIII
  Lymphdrainage XII
  Petrissage XI
  Schlagen mit hohler
    Hand XIII
  Trommeln XIII
  Zupfmassage XIII
Menstruationsprobleme 70

N
Nacken 9, 10, 33, 34
  Massage im Sitzen 45
  mit dem Kopf
    verbinden 38
  Selbstmassage 50
Nasennebenhöhlen-
  entzündung 67
Nervosität 65

R
Rücken 2
  Massage im Sitzen 42
  Selbstmassage 51
Rückenschmerzen 68

S
Schädel 35, 36
Schaukelbewegungen 3
Schlafstörungen 65
Schlagen mit hohler
  Hand XIII
Schneller
  Energiespender 60
Schulter
  Dehnung 29
  im Sitzen 40
  Partnermassage 34
  Selbstmassage 50
Selbstmassage 46
  Arme 53
  Bauch 55
  Brust 52
  Füße 59
  Gesicht 47
  Hände 54
  Kopf 49
  Nacken und
    Schultern 50
  Oberschenkel 57
  Rücken 51
  Unterschenkel 56
Sportverletzungen 72
Streichung X
Streß 65

T
Techniken XI
Therapeutische
  Massagen 64
Trommeln XIII
  Hinterseite
    der Beine 15
  Oberschenkel und
    Waden 19

U
Umgebung für eine
  Massage XIV

V
Verbinden
  Gesicht und Nacken 38
  Körper 39
Verstopfung 69
Vorbereitung auf eine
  Massage XV

Z
Zupfmassage XIII